L'uretere: malattie e sintomi

Saverio Pagano

L'uretere: malattie e sintomi

Con la collaborazione di
Paolo Rovellini e Pantaleo Ruggeri

Presentazione a cura di
Giuseppe Martorana

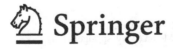 Springer

Saverio Pagano
Direttore UO di Urologia e Andrologia
Ospedale di Rho, Rho (Mi)

Con la collaborazione di
Paolo Rovellini (Capitolo 11) e di Pantaleo Ruggeri (Capitolo 14)
UO di Urologia e Andrologia, Ospedale di Rho, Rho (Mi)

ISBN 978-88-470-1520-3   e-ISBN 978-88-470-1521-0

DOI 10.1007/978-88-470-1521-0

9 8 7 6 5 4 3 2 1

Disegni anatomici realizzati da: S. Vago, VETRARTE di Ivan Romanò, Cesano Maderno (Mi)
Layout di copertina: Simona Colombo, Milano

Redazione e impaginazione: Ferrari – studio editoriale, Milano
Stampa: Grafiche Porpora, Segrate (Mi)
Stampato in Italia

Springer-Verlag Italia S.r.l., Via Decembri 28, I-20137 Milano
Springer fa parte di Springer Science+Business Media (www.springer.com)

La gran cosa è resistere e fare il nostro lavoro
e vedere e udire e imparare e capire,
e scrivere quando si sa qualcosa; e non prima;
e, porco cane, non troppo dopo.

Ernest Hemingway

Dedicato a tutte le persone alle quali ho voluto
e voglio bene e che, a volte con pazienza e sacrificio,
me ne hanno voluto e me ne vogliono.

Presentazione

L'uretere e l'urologo sono "amici molto stretti"... non passa giorno, infatti, che nelle sal operatorie urologiche, l'uretere non venga in qualche modo trattato (per via endoscopica per togliere i calcoli o tumori, a cielo aperto per essere reimpiantato, suturato, modellato per essere bombardato per via extracorporea ecc). L'uretere è sicuramente uno dei primi reperi anatomici del chirurgo urologo ed è una specie di spauracchio per molti altri chirurghi che urologi non sono.

È, però, per così dire, molto dispettoso e da tutti pretende grosso rispetto!

Nonostante la sua importanza urologica (e non solo!), riveste un ruolo secondario nelle pubblicazioni degli stessi urologi; poche ricerche in generale lo riguardano e molto sul suo conto viene ignorato o dato per scontato.

Da quando le tecniche mini-invasive endoscopiche si sono evolute, grazie ai nuovi strumenti ottici miniaturizzati, rendendo più facili le manovre endoluminali, sono senza dubbio aumentate le attenzioni cliniche e   gli aspetti di pratica clinica che lo vedono protagonista; tuttavia l'uretere, in quanto organo a sé stante, non riceve quelle attenzioni speculative che meriterebbe e che invece altri organi dell'apparato (rene, vescica, prostata) da sempre hanno ricevuto.

Esistono pochi lavori scientifici o monografie dedicate interamente all'uretere, e, così, dal punto di vista didattico-formativo, se si vuole indirizzare lo specializzando ad approfondirne le varie tematiche, si deve rimandarlo di volta in volta ai libri di anatomia, di radiologia, di endourologia, di chirurgia pediatrica, di uroginecologia, di oncologia ecc.

Quando Saverio Pagano mi chiese di scrivere la presentazione del suo libro "L'uretere: malattie e sintomi" accettai entusiasta. Era un onore oltre che un piacere accogliere la richiesta di un vecchio amico che stimo per la serietà e professionalità. Cresciuti per alcuni anni insieme, avendo frequentato lo stesso liceo classico, dopo esserci persi di vista, ci siamo ritrovati ad aver scelto la stessa professione medica e la stessa specialità, l'urologia. Abbiamo seguito percorsi diversi e vissuto in città diverse, ma è sempre rimasto vivo tra noi una sorta di filo "di terra" che ha alimentato la nostra amicizia.

Questo libro sicuramente lascerà "il segno" perché viene a colmare un vuoto: per la prima volta in un testo vengono affrontate tutte le problematiche riguardanti l'organo in maniera sistematica, "dal punto di vista dell'uretere", come simpaticamente ha detto l'Autore stesso, ma mi permetterei di aggiungere, anche dal punto di vista di chi deve con lui cimentarsi.

Esso riporta il frutto di una lunga esperienza acquisita in tanti anni di attività clinica urologica che hanno permesso la raccolta di tante osservazioni, di rari casi clinici, di spunti e particolarità dei quadri patologici e sintomatologici di questo organo un po' "trascurato".

Magistrale, oneroso e, perciò, tanto più encomiabile il lavoro per volgere tutto questo in una trattazione organica atta a mettere a disposizione dei Colleghi questa esperienza e a fornire loro un punto di riferimento letterario sulla materia.
La fatica sarà ripagata dall'interesse del lettore, ne sono certo.

Bologna, febbraio 2010   *Giuseppe Martorana*
Direttore della Cattedra di Urologia
dell'Università di Bologna

"L'uretere rappresenta l'estensione tubulare del sistema collettore renale atto a collegare il rene alla vescica urinaria". È la definizione che dà dell'uretere il famoso trattato di urolo-gia di Campbell. Riflette, in fondo, la riduttiva considerazione riservata a questa struttura anatomica, raramente definita in letteratura come un "organo". Infatti, se anche ne descrive efficacemente la funzione, la definizione citata incorre, di certo inconsciamente, in un er-rore di tipo embriologico (perché, al contrario, sono il bacinetto renale e i calici che si svi-luppano come estensione tubulare dell'estremità su periore dell'uretere) e concorre a minimizzare l'importanza di questo tratto della via escretrice le cui inte grità e buona fun-zionalità giocano un ruolo fondamentale nel mantenimento di una funzione renale normale.

L'aver gestito quest'organo come un semplice tubo di colle gamento o, pe ggio, l'averne ignorato la presenza ha, non di rado, comportato per clinici di varie specia-lità il dover affrontare complesse problematiche chirurgiche, pesanti sequele cliniche e, non infrequentemente, gravi conseguenze medico-legali.

Per la sua estensione in lunghezza, l'organo ha rapporti anatomici complessi, poi-ché riguardano numerosi altri organi del corpo situati a differenti livelli, della cui sva-riata patologia può risentire per il suo naturale rapporto di vicinanza.

L'esilità della struttura anatomica e la fisiologia, tutto sommato non complessa, ne condizionano una fragilità intrinseca ai vari processi patologici che quasi tutti, in ma-niera acuta o cronica, procurando un danno parietale o un'occlusione luminale, fini-scono per con dizionare la conse guenza più grave, la stenos i, per le ripercussioni temibili della stessa sull'unità nefrogenica o sulla funzionalità renale globale.

Lo sviluppo delle tecniche endourologiche dell'alta via escretrice, se da un lato ha rappresentato un brillante avanzamento tecnologico nel nome della chirurgia mini-in-vasiva, espone di contro l'uretere al rischio di dover sopportare una maggiore invasi-vità chirurgica che deve essere costantemente tenuta presente per evitare conseguenze a volta peggiori della patologia trattata. A questo proposito, va rilevato come la dispo-nibilità attuale dei moderni tutori ureterali sia digrande aiuto ai fini della prevenzione degli esiti stenotici di molte patologie e di molte procedure.

L'aumento progressivo della vita media della popolazione impone una particolare attenzione nell'approccio della patologia renale e di quella della via escretrice, al fine di preservare l'integrità della funzione da un potenziale decadimento osservabile so-prattutto nelle ultime decadi di vita.

Dal punto di vista epidemiologico, la sopravvenuta promiscuità delle popolazioni sta riportando in auge patologie finite nel dimenticatoio, come quelle infettive specifiche e parassitarie, che possono incidere pesantemente sullo stato di salute dell'uretere.

L'organo non ha mai avuto sin qui una trattazione, per così dire, autonoma delle sue patologie, tale da abituare a una presa visione che non fosse quella abituale de-scritta nel contesto di patologie di altri organi di apparato come il rene e la vescica e di altri organi di apparati diversi.

Abbiamo ritenuto che riscrivere i vari capitoli di patologia ureterale, per così dire, "dall'ottica dell'uretere" potesse risultare molto utile, oltre che a descrivere le malattie specifiche di organo, da un lato a evidenziare il suo coinvolgimento diretto in molte patologie intrinseche di apparato, dall'altro a porre nel giusto risalto il peso clinico giocato nel caso di coinvolgimento da parte di patologie estrinseche di apparati diversi. In questi casi l'uretere, interessato uni- o bilateralmente, entrato in scena come "sintomo", non infrequentemente finisce con il diventare protagonista nel quadro clinico generale.

Tutto questo senza volere minimamente appannare il concetto secondo cui in presenza di qualsiasi patologia della via escretrice, a qualsiasi livello interessata, questa meriti necessariamente una valutazione e una visione clinica nel suo totale complesso pena l'esporsi a pesanti errori clinici.

La materia è trattata in modo sistematico. Capitoli specifici sono dedicati alla descrizione dello sviluppo embriologico dell'organo, indispensabile per spiegare l'eziopatogenesi delle numerose malformazioni, alla descrizione dell'anatomia e dell'anatomia chirurgica, le cui peculiarità rivestono un ruolo determinante nella fisiopatologia di molte patologie, alla scarna ma particolare fisiologia per le dirette conseguenze sulla purtroppo scarsa disponibilità di farmaci ad azione specifica.

Nel capitolo che riguarda lo studio diagnostico, viene esposto quanto di nuovo le moderne tecniche di indagine hanno apportato e quanto ancora di tanto utile si trovi negli esami diagnostici tradizionali. Abbiamo scelto di utilizzare gli acronimi della nomenclatura di lingua inglese per abituare sopratutto i giovani a familiarizzare con gli stessi, tenuto conto che tutta la letteratura e i congressi adottano ormai sistematicamente questa lingua.

A ogni tipologia di patologia specifica è dedicato un capitolo, così come capitoli specifici sono dedicati a tutte quelle situazioni in cui il coinvolgimento secondario, per così dire sintomatologico, dell'organo è dipendente da patologie dell'apparato genitale femminile, dell'apparato digerente, dell'apparato vascolare e da malattie sistemiche. Un capitolo specifico è dedicato alle problematiche e alle patologie conseguenti alla condizione in cui l'organo viene a trovarsi tutte le volte in cui viene eseguita una derivazione urinaria, a causa di patologie funzionali o organiche che comportino la perdita della vescica.

Nel capitolo sulla chirurgia sono illustrate le consolidate tecniche a cielo aperto, le tecniche di chirurgia endourologica con i moderni e sofisticati progressi, e le applicazioni possibili della più recente videolaparochirurgia.

Pensiamo che il testo possa fornire a medici e chirurghi delle specialità di urologia, di ginecologia e di chirurgia generale, vascolare e pediatrica elementi utili allo sviluppo di una cultura dell'uretere. Se questo potrà contribuire a suscitare una maggiore presa di coscienza "dell'esistenza" e delle specifiche peculiarità di quest'organo e, quindi, della necessità di una particolare sensibilità nel trattamento delle sue patologie e in quello delle patologie dei numerosi organi vicini, nonché di un più accurato approccio endoscopico e chirurgico all'organo che ne migliorino la salvaguardia, potremo dire di aver raggiunto lo scopo della nostra fatica.

Milano, febbraio 2010   *Saverio Pagano*

Ringraziamenti

Ringrazio sentitamente per aver stimato il nostro lavoro e consentito la pubblicazione la Springer-Verlag Italia, nella persona dell'Executive Editor dottoressa Donatell a Rizza, e per la collaborazione avuta nella preparazione del libro, la dottoressa Catherine Mazars.

Un affettuoso ringraziamento ai miei collaboratori, dottor Pantaleo Ruggeri e dottor Paolo Rovellini, ai quali ho lasciato l'onore e l'onere di scrivere due capitoli del libro, e a quest'ultimo un grazie particolare per la sua paziente collaborazione nell a preparazione delle immagini. Il mio grazie alla signora Silvia Vago va aggiunto ai vivi complimenti per la bravura nell'esecuzione dei disegni delle tecniche chirurgiche.

Un vivo ringraziamento ai dottori Giorgio Brambilla, Enrico Tavani, Massimo Polito, Fortunato Condello, Federica Pachera, Giorgio Ghinolfi, Marcello Gambacorta, Stefania Ferretti, Tiziano Zanotelli. Un riconoscente grazie va all'amico professor Giuseppe Martorana, per aver dedicato parte del suo prezioso tempo al fine di onorarmi della sua presentazione.

Indice

Acronimi

ARF	*acute renal failure*	insufficienza renale acuta
CI	*confidence interval*	intervallo di confidenza
CIS	*carcinoma in situ*	carcinoma in situ
CRF	*chronic renal failure*	insufficienza renale cronica
CT	*computed tomography*	tomografia assiale computerizzata
DUS	*doppler ultrasonography*	doppler ultrasonografia
ESUR	*European Society of Urogenital Radiology*	Società europea di radiologia urogenitale
FIGO	*International Federation of Gynecology and Obstetrics*	Associazione internazionale di ginecologia e ostetricia
GF	*glomerural filtration*	filtrazione glomerulare
GFR	*glomerular filtration rate*	tasso di filtrazione glomerulare
IUD	*intrauterine device*	dispositivo intrauterino
IVU	*intravenous urography*	urografia
KUB	*plain film of kidney, ureters, bladder*	radiografia addome a vuoto
MDCTU	*multi detector computed tomography urography*	Uro-TAC
MET	*medical expulsive theraphy*	terapia medica espulsiva
MRI	*magnetic resonance imaging*	risonanza magnetica nucleare
MRU	*magnetic resonance urography*	risonanza magnetica urografia
MSCT	*multislice computed tomography*	TAC multistrato
PET	*positron emitting tomography*	tomografia a emissione di positroni
PID	*pelvic inflammatory disease*	malattia infiammatoria della pelvi
RCUG	*retrograde cystourethrography*	cistouretrografia retrograda
RD	*diuretic renography*	renogramma diuretico
RF	*renal failur*	insufficienza renale
RI	*radionuclide imaging*	scintigrafia renale
R.I.	*resistive index*	indice di resistenza
RN	*reflux nephropathy*	nefropatia da reflusso
RNC	*radionuclide cystography*	cistografia con radionuclide
RUP	*retrograde ureteropielography*	ureteropielografia retrograda
SCT	*spiral computed tomography*	TAC spirale
SWL	*shock wave lithotripsy*	litotripsia a onde d'urto
TUR	*transuretheral resection*	resezione transureterale

URS	*ureterorenoscopy*	ureterorenoscopia
US	*ureteral stentogram*	pieloureterografia anterograda
USG	*ultrasonography*	ecografia
UTI	*urinary tract infection*	infezione delle vie urinarie
VCUG	*voiding cystourethrography*	cistouretrografia minzionale
VUR	*vesicoureteral reflux*	reflusso vescicoureterale
VUS	*voiding urosonography*	urosonografia minzionale

L'abbozzo dell'uretere ha origine intorno alla 5ª settimana di gestazione dal dotto mesonefrico di Wolf. Successivamente, crescendo, si dirige cranialmente sino a incontrare e successivamente congiungersi col mesenchima del blastema metanefrico. In questa fase l'abbozzo, divenuto uretere, proce de di par i passo co n l'allungamento del corpo e con l'ascesa del rene verso la regione lombare. L'estremità superiore, allungandosi, forma una prima dilatazione ampollare che costituisce la pelvi renale primitiva. In seguito l'abbozzo si suddivide in due rami principali, che formeranno i calici maggiori. Questi, a loro volta, suddividendosi i n diramazioni secondarie e terziarie costituiranno il sistema dei calici renali definitivi (Fig. 1.1).

È in questa fase, corrispondente allo sviluppo dell e papille, che il parenchima renale inizia il processo di collegamento con la via escretrice intaccando l'estremità di ciascuna diramazione; ed è alla fine di questo processo che residuano da cin que a sette diramazioni, le quali daranno luogo ai dotti collettori. Ne consegue

Fig. 1.1 Fase dello sviluppo embrionale del rene e dell'uretere (*Atlante di anatomia chirurgica in urologia*, di Hinman, gentilmente concesso da Verduci editore, 1995)

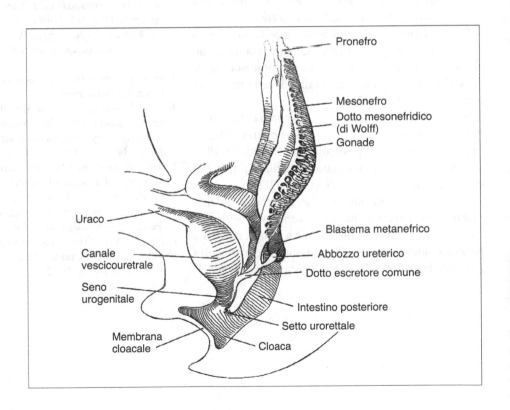

S. Pagano, *L'uretere: malattie e sintomi.*
© Springer-Verlag Italia 2010

che il numero dei calici definitivi è inferiore a quello dei calici fetali perché deriva da un processo di fusione di questi ultimi tra loro.

Questo processo è più accentuato nel polo superiore e nella porzione mesorenale rispetto al polo inferiore. Questo spiega perché, di solito, in queste porzioni vi sia un minore numero di calici e il fatto che, spesso, il polo superiore sia drenato da un solo calice lungo e sottile. Questo fenomeno di fusione interessa anche le papille renali che alla fine rimangono due o tre all'interno di ciascun calice.

Ne consegue l'indubitabile considerazione che è la ramificazione dell'abbozzo ureterale a determinare lo sviluppo e la disposizione lobare del rene.

La prima secrezione e il conseguente drenaggio d'urina avvengono intorno alla 9ª-10ª settimana e precedono la comparsa della muscolatura nell'uretere superiore, cosa che avviene intorno alla 12ª settimana quando nell'avventizia dell'uretere si assiste allo sviluppo di fibre elastiche e muscolari (Matsuno et al. 1984).

Si ritiene che il flusso possa meccanicamente stimolare la miogenesi. La muscolatura si estende a tutto l'organo alla 36ª settimana e alla nascita presenta ancora aspetti di disposizione circolare, ma il suo completamento e potenziamento e la sua conformazione a spirale avvengono sino al 12° anno di età.

È stata dimostrata durante lo sviluppo fetale a livello della giunzione uretero-pielica un'anomala muscolarizzazione sotto forma di spiccata accentuazione delle fibre circolari e di deficienza di fibre longitudinali (Antonakopoulos et al. 1985).

Se l'anomalia non si sistema nel corso dello sviluppo, nel senso che non si verifica la progressiva evoluzione verso la disposizione a elica delle fibre muscolari, può essere responsabile della comparsa di ostruzione del giunto (Kaneto et al. 1991).

Particolare l'evoluzione del lume ureterale: inizialmente si costituisce un lume che verso la 5ª settimana e mezzo si occlude completamente a cominciare dalla porzione intermedia. All'8ª settimana, sempre dalla porzione intermedia, ha inizio la ricanalizzazione del lume in entrambe le direzioni craniale e caudale e in una settimana il condotto è completamente pervio. Il fatto che la ricanalizzazione avvenga alle due estremità uretero-vescicale e uretero-pielica, più tardivamente potrebbe spiegare la frequenza delle patologie ostruttive al loro livello (Alcaraz et al. 1991).

L'uretere fetale cresce in lunghezza più velocemente dell'ascesa del rene e assorbe questo eccesso divenendo tortuoso o assumendo delle pieghe della sua parete (Ostling 1942); queste, tuttavia, non sono ostruttive e spariscono durante l'allungamento del bambino, che procura lo stiramento dell'uretere. Se una piega sporgente nel lume diventa fissa, a seguito di aderenze dell'avventizia, può trasformarsi in una valvola congenita ostruente (Maizels e Stephens 1980).

È tutta questa complessa evoluzione embriologica a giustificare l'osservazione delle numerose anomalie e malformazioni congenite dell'organo.

Bibliografia

Alcaraz, A., Vinaixa, F., Tejedo-Mateu, A. et al. (1991) Obstruction and recanalitation of the ureter during embryonic development. *J. Urol.* 145, 410-416.

Antonakopoulos, G.N., Fuggle, W.J., Newman, J. et al. (1985) Idiopathic hydronephrosis. *Arch. Pathol. Lab. Med.* 109, 1097-1101.

Hinman, F. (1995) *Atlante di anatomia chirurgica in urologia.* Roma, Verduci Editore

Kaneto, H., Orikasa, S., Chiba, T. et al. (1991) Three-D muscular arrangement at the ureteropelvic junction and its changes in congenital hydronephrosis. A stereo-morphometric study. *J. Urol.* 146, 909-914.

Maizels, M., Stephens, F.D. (1980) Valves of the ureter as a cause of primary obstruction of the ureter: anatomic, embryologic and clinical aspects. *J. Urol.* 123, 742-747.

Matsuno, T., Tokunaka, S., Koyanagi, T. (1984) Muscular development in the urinary tract. *J. Urol.* 132, 148-152.

Ostling, K. (1942) The genesis of hydronephrosis: Particularly with regard to the changes at the ureteropelvic junction. *Acta Chir. Scand.* 86(suppl), 72-74.

Anatomia normale e chirurgica

L'uretere è un organo tubulare che collega il bacinetto alla vescica urinaria. La sua lunghezza è in rapporto a quella del corpo e può var iare da pochi centimetri, come nei casi di nanismo, sino a 30-34 cm negli individui più grandi o anche più nei casi di gigantismo. Un uretere proporzionalmente più corto si riscontra nei casi di ectopia iliaca o pelvica del rene.

L'organo viene convenzionalmente suddiviso in tr e segmenti anatomici che prendono nome dalla re gione anatomica attraversata: lombare, iliaco e pelvico. Le sue due estremità configurano situazioni anatomiche particolari di collegamento: quella superiore la giunzione pielo-ureterale; quella inferiore la giunzione uretero-vescicale, in cui si individuano un tratto iuxtavescicale, un tratto intramurale e un tratto sotto-mucoso.

La sua collocazione è posteriore, retroperitoneale. Lo spazio retroperitoneale è occupato dal tessuto connettivo posto tra la parete osteomuscolare e il peritoneo posteriore, che viene convenzionalmente distinto in tre strati: esterno, intermedio e interno. Lo strato intermedio del connettivo retroperitoneale è costituito da tutto il tessuto co llocato tra la fascia trasversa le (strato esterno) e il peritoneo (strato interno) e il suo spessore dipende dall'obesità del paziente. L'uretere è contenuto all'interno di questo strato intermedio, dove decorre per un lungo tratto assieme ai vasi gonadici.

Nel suo percorso, l'uretere decorre medialmente al davanti del muscolo psoas sino al suo ingresso nel bacino, punto in cui incrocia i vasi iliaci abitualmente a livello della biforcazione delle arterie iliache esterna e interna. I vasi gonadici decorrono quasi parallelamente all'uretere sino all'ingresso nel cingolo pelvico quando lo attraversano obliquamente per portarsi lateralmente (Fig. 2.1).

L'uretere destro, decorrendo non lontano dalla vena cava, prende rapporti con il colon ascendente e il suo meso e l'appendice e, dopo l'incrocio con i vasi iliaci, non ha nel maschio rapporti significativi, mentre l'uretere sinistro mantiene rapporti costanti con il grosso intestino e i suoi mesi, il colon discendente prima e il sigma successivamente. A questo proposito va rilevato come gli ureteri tendano preferibilmente a rimanere aderenti anteriormente al peritoneo posteriore piuttosto che ai muscoli dell a parete posteriore. Poco prima del loro ingresso in vescica sono incrociati anteriormente dai vasi deferenti (Fig. 2.2).

Nella donna, dopo l'incrocio dei vasi iliaci, l'uretere si trova dietro l'ovaio e i vasi ovarici che lo incrociano al disopra, per poi penetrare nel parametrio del legamento largo dove viene scavalcato anteriormente dall'arteria uterina (Fig. 2.3).

L'uretere è ben irrorato da numerose piccole arterie che s i anastomizzano tra loro per tutta la sua lunghezza. Proven ienti dall'arteria rena le, dall'aorta, dalle arterie gonadiche, dalle arterie iliache interne, dalle arterie vescicali, dalle arterie uterine, le arterie ureterali si collocano all'esterno della guaina connettivale lassa che riveste l'organo (Fig. 2.4).

Penetrando nella guaina, le arterie ureterali si dividono in branche ascendenti e discendenti che si anastomizzano con gli identici rami dei tratti superiori e inferiori; da queste branche partono ram i secondari che attraversano l'avventizia e formano un plesso arterioso da cui si dipartono vasi penetranti più piccoli, che irrorano la parete. Un corr ispondente sistema di venule forma le vene ureterali che drenano nella vena renale, nelle vene gonadiche, nelle vene iliache, nelle vene del plesso pelvico.

S. Pagano, *L'uretere: malattie e sintomi.*
© Springer-Verlag Italia 2010

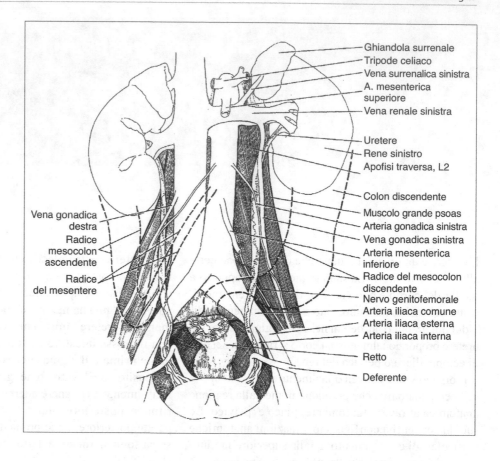

Fig. 2.1 Decorso addominale dell'uretere (*Atlante di anatomia chirurgica in urologia*, di Hinman, gentilmente concesso da Verduci editore, 1995)

Ghiandola surrenale
Tripode celiaco
Vena surrenalica sinistra
A. mesenterica superiore
Vena renale sinistra

Uretere
Rene sinistro
Apofisi traversa, L2

Colon discendente
Muscolo grande psoas
Arteria gonadica sinistra
Vena gonadica sinistra
Arteria mesenterica inferiore
Radice del mesocolon discendente
Nervo genitofemorale
Arteria iliaca comune
Arteria iliaca esterna
Arteria iliaca interna
Retto
Deferente

Vena gonadica destra
Radice mesocolon ascendente
Radice del mesentere

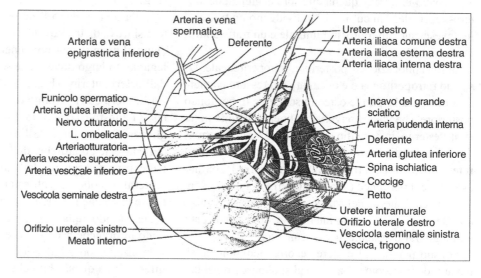

Fig. 2.2 Rapporti dell'uretere pelvico nell'uomo (*Atlante di anatomia chirurgica in urologia*, di Hinman, gentilmente concesso da Verduci editore, 1995)

Arteria e vena spermatica
Arteria e vena epigrastrica inferiore
Deferente
Uretere destro
Arteria iliaca comune destra
Arteria iliaca esterna destra
Arteria iliaca interna destra

Funicolo spermatico
Arteria glutea inferiore
Nervo otturatorio
L. ombelicale
Arteriaotturatoria
Arteria vescicale superiore
Arteria vescicale inferiore
Vescicola seminale destra
Orifizio ureterale sinistro
Meato interno

Incavo del grande sciatico
Arteria pudenda interna
Deferente
Arteria glutea inferiore
Spina ischiatica
Coccige
Retto
Uretere intramurale
Orifizio uterale destro
Vescicola seminale sinistra
Vescica, trigono

È l'esistenza di questo sistema di anastomosi vascolari longitudinali a consentire la mobilizzazione di tratti ureterali significativi senza procurare fenomeni ischemici; a condizione, naturalmente, che venga rispettata l'avventizia.

Il drenaggio linfatico è assicurato da vasi linfatici presenti nella sottomucosa e nella parete muscolare, che si riuniscono in collettori situati nell'avventizia da dove originano linfatici efferenti i quali drenano nei linfonodi delle catene iliache e cavali.

Fig. 2.3 Rapporti dell'uretere pelvico nella donna (*Atlante di anatomia chirurgica in urologia*, di Hinman, gentilmente concesso da Venduci editore, 1995)

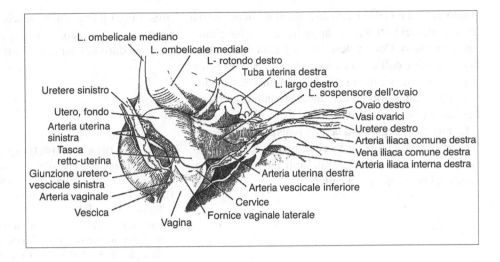

Fig. 2.4 Vascolarizzazione dell'uretere

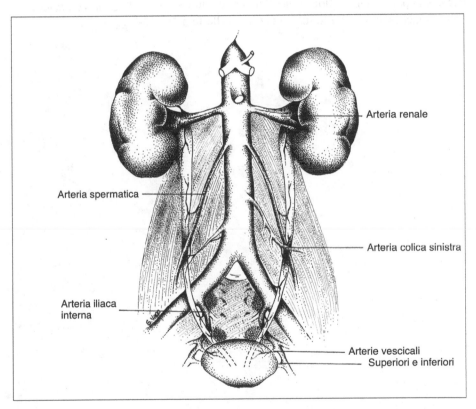

L'uretere riceve la sua innervazione dal nervo ureterale superiore proveniente dai plessi renali e aortici, dal nervo ureterale medio proveniente dal plesso ipogastrico superiore e dal nervo ureterale inferiore proveniente dal plesso pelvico.

Istologicamente la struttura della parete ureterale consta di uno strato esterno (avventizia), di uno strato intermedio (muscolare) e di uno strato interno (mucosa).

L'avventizia, costituita da fibre collagene a decorso longitudinale, contiene le fibre nervose e i plessi arteriosi e venosi periureterali; è adesa in modo lasso alla sottostante muscolare, consentendo così a quest'ultima di contrarsi liberamente.

Lo strato muscolare è costituito da cellule muscolari lisce descritte convenzionalmente in tre strati (interno, medio ed esterno) e che nel loro decorso assumono, se condo Tanagho (1971), una disposizione elicoidale o a spirale che nei vari tratti fa apparire le fibre longitudinali o circolari. Questa descrizione è stata,però, messa in discussione dall'osservazione che le fibre non avrebbero un orientamento a s pirale, ma formerebbero invece una mesh di fibre interconnesse e intrecciate senza costituire distinti strati (Goslin e Dixon 1985).

La mucosa poggia sulla lamina propria senza interposizione di sottomucosa ed è costituita da epitelio transizionale a strat i ce llulari mu ltipli più numeros i di quelli del bacinetto e dei calici.

2.1 Semeiotica clinica

Per la sua particolare collocazione l'uretere è clinicamente inaccessibile, con la sola eccezione nella femmina in cui il tratto iuxtavescicale, ingrossato per un processo patologico, può essere apprezzato come un cordone duro nel corso dell'esplorazione vaginale.

Bibliografia

Goslin, J.A., Dixon, J.S. (1985) Upper urinary tract: structure. In Whitfield, H.N., Hen dry, W.F. (eds) *Textbook of genitorurinary surgery*, Edinburgh, Churchill Livingstone, 279-285.

Hinman, F. (1995) *Atlante di anatomia chirur gica in ur ologia*. Roma, Verduci Editore.

Tanagho, E.A. (1971) Uretera l embryology, developmental anatomy and myology. In: Boyarsky, S., Gottschalk, G.W., Tanagho, E.A. et al. (eds) *Urodynamics: Hydrodynamics of the Ureter and Renal Pelvis*, New York, Academic Press, 3-27.

Fisiologia e farmacologia applicata

L'unica funzione specifica dell'organo è il trasporto dell'urina dal bacinetto renale alla vescica urinaria, mentre l'integrità della sua giunzione vescicale ha anche il compito di proteggere il rene dal reflusso.

È noto come l'uretere possa essere privato della sua innervazione senza con questo interferire sulla sua peristalsi (Wharton 1932). Pertanto le contrazioni ritmiche della sua muscolatura non necessitano di una stimolazione nervosa. Questa constatazione fa ritenere che il sistema nervoso possa giocare solo un ruolo modulatore.

La funzione di trasporto dell'urina sembra affidata esclusivamente alla peristalsi ureterale, la cui attivazione potrebbe dipendere da un meccanismo tipo pacemaker: un meccanismo, cioè, la cui attività elettrica cellulare origini spontaneamente.

Sono state scoperte (Dixon e Gosling 1982) atipiche cellule muscolari lisce a livello della giunzione del parenchima renale con i calici che agirebbero come cellule pacemaker; queste genererebbero contrazioni pacemaker-dipendenti a livello dei calici che verrebbero, poi, trasmesse al bacinetto e all'uretere. Secondo questa teoria, quindi, il pacemaker della peristalsi ureterale è localizzato nella porzione prossimale del sistema escretore, anche se sono state trovate altre aree dell'uretere, specie nel tratto prossimale, che possono agire come pacemaker latenti. A flussi renali bassi la frequenza delle contrazioni caliciali e del bacinetto è nettamente superiore a quella dell'uretere sottogiuntale; difatti, in tali condizioni è stato rilevato un blocco dell'attività elettrica a questo livello (Morita et al. 1981). Riempiendosi il bacinetto, sale la pressione al suo interno sino a provocare l'espulsione dell'urina nell'uretere sottostante collassato. A flussi maggiori di urina il blocco cessa e a ogni contrazione del bacinetto corrisponde una contrazione ureterale (Constantinou e Yamaguchi 1981).

Secondo Lapides (1948) l'urina proveniente dal rene darebbe inizio alla peristalsi stirando le fibre muscolari lisce che, essendo interconnesse, permettono la trasmissione dello stimolo elettrico da una cellula all'altra. Quando il bacinetto si riempie, l'innalzamento della pressione nel suo interno spinge l'urina nella parte iniziale dell'uretere, dove si forma un bolo di urina che l'onda di contrazione spinge in direzione distale sino alla giunzione uretero-vescicale, sfruttando il meccanismo dell'occlusione parietale al di sopra del bolo stesso (Griffiths e Notschaele 1983).

Quando il bolo giunge al livello della giunzione uretero-vescicale, la pressione contrattile ureterale supera la pressione intravescicale permettendo il passaggio dell'urina nella vescica, in ciò facilitata da una retrazione dell'uretere intramurale con un meccanismo di movimento a telescopio che riduce la resistenza della giunzione al flusso (Blok et al. 1985).

In condizioni di normalità l'uretere trasporta quantità di urina per unità di tempo. In presenza di flussi maggiori, mentre da un lato l'uretere aumenta la frequenza peristaltica, dall'altro si assiste alla formazione di boli più grandi. A flussi estremamente elevati nei casi di forzata perfusione, come nel test di Whitaker (1973), le pareti non collabiscono e un flusso continuo di urina può prendere il posto dei boli.

Tutte le dilatazioni patologiche dell'uretere possono di per sé contribuire a rendere insufficiente il trasporto dell'urina diminuendo la pressione endoluminale, nonostante le fibre mantengano la loro forza contrattile, fenomeno spiegabile dall'applicazione della legge di Laplace.

Nella parete ureterale si riscontrano pochi recettori per il dolore e l'intenso dolore della colica deriva soprattutto dalla distensione della via escretrice seconda-

S. Pagano, *L'uretere: malattie e sintomi.*
© Springer-Verlag Italia 2010

ria all'ostruzione piuttosto che dallo spasmo ureterale stesso. Il dolore è riferito a una distribuzione somatica corrispondente ai segmenti spinali che provvedono all'innervazione simpatica del rene e dell'aorta D11-L2.

La parete ureterale è innervata da terminazioni nervose parasimpatiche e simpatiche.

Gli agonisti colinergici, come acetilcolina e betanecolo, hanno un effetto di stimolo sulla contrazione ureterale; invece l'atropina, antagonista competitivo, ha scarso effetto sull'attività ureterale. Ugualmente l'agonista adrenergico norepinefrina stimola l'attività ureterale, mentre l'antagonista adrener gico fentolamina inibisce questo effetto di stimolo.

I narcotici anal gesici come la morfina e la meperi dina aumentano l'am piezza e la fre quenza delle contrazioni ureterali e per questo motivo hanno un effetto diretto negativo se somm inistrati in caso di colica; di converso, un e ffetto favorevole è dovuto all'azione a livello centrale di questi farmaci attraverso la diminuzione della soglia del dolore.

Gli antinfiammatori non steroidei inibiscono la vasodilatazione mediata dalle prosta glandine che avviene i n caso di ostruzione e che provoca aumento del flusso renale e quindi della diuresi, incidendo in tal modo direttamente sul dolore della colica. Essi, inoltre, diminuiscono la contrattilità dell'uretere (Sjodin et al. 1982).

Le prostaglandine immesse nelle urine stimolano la peristalsi ureterale.

I calcio-antagonisti, essendo le contrazioni dipendenti dall'attività elettrica delle fibrocellule muscolari mediata dal calcio, bloccando la mi grazione intracellulare di quest'ultimo, hanno dimostrato di inibire l'attività ureterale.

L'istamina ha un effetto stimolante sull'attività ureterale.

L'ampicillina procura rilasciamento dell'uretere e antagonizza gli effetti di istamina e serotonina.

Cloramfenicolo e gentamicina hanno un effetto di rilasciamento sull'uretere.

Bibliografia

Blok, C., van Venrooij, G.E.P.M., Coolsaet, B.L.R.A. (1985) Dynamics of the ureterovesical junction: A qualitative analysis of the ureterovesical pressure profile in the pig. *J. Urol.* 134, 818-824.

Constantinou, C.E., Yamaguchi, O. (1981) Mu ltiple-coupled pacemaker system in renal pelvis of the unical yceal kidney. *Am. J. Physiol.* 241, R412-418.

Dixon, J.S., Gos ling, J.A. (1982) The muscu lature o f the human renal calices, pe lvis and upper ureter. *J. Anat.* 135, 129-137.

Griffiths, D.J., Notschaele, C. (1983) The mechanism of urine transport in the upper urinar y tract: the d ynamics of the isolated bolus. *Neurol. Urodynam.* 2, 155-166.

Lapides, J. (1948) The physiology of the intact human ureter. *J. Urol.* 59, 501-537.

Morita, T., Ishizuka, G., Tsuchida, S. (1981) Initiation and propagation of stimulus from the renal pelvic pacemaker in pg kidney. *Invest. Urol.* 19, 157-160.

Sjodin, J.G., Wahlberg, J., Persson, A.E. (1982) The effect of indomethacin on glomerular capillary pressure and pelvic pressure during ureteral obstruction. *J. Urol.* 127, 1017-1020.

Wharton, L.R. (1932) The innervation of the ureter with respect to denervation. *J. Urol.* 28, 639-644.

Whitaker, R.H. (1978) Clinical assessment of pelvic and ureteral function. *Urology* 12, 146-150.

Fisiopatologia della sindrome ostruzione dilatazione

Com'è noto, gli effetti dell'ostruzione dipendono dal grado e dalla durata della stessa. All'inizio dell'ostruzione, poiché la produzione d'urina da parte del rene continua, si ha un aumento della pressione endoluminale ureterale e un aumento delle contrazioni peristaltiche. Qualora l'ostruzione persista, si assiste a una progressiva diminuzione delle stesse e, di converso, compare la dilatazione della via escretrice superiore. L'uretere pieno di urina a monte del tratto ostruito va incontro a graduale aumento del suo diametro e della sua lunghezza, nonostante la pressione al suo interno sia ormai a bassi livelli.

La parete ureterale reagisce all'ostruzione con iperplasia e ipertrofia della muscolare ma, se la stessa dura nel tempo, si assiste alla comparsa di tessuto collageno ed elastina nel contesto della sua struttura. A ciò, a livello renale, corrisponde appiattimento delle papille, dilatazione dei tubuli distali e successiva atrofia dei tubuli prossimali con perdita del 50% della midollare dopo circa un mese. Continuando l'ostruzione, s'instaura anche il danno glomerulare.

Nel caso di ostruzione ureterale completa esiste un turnover dell'urina presente nella via escretrice dilatata; urina abbandona il bacinetto attraverso i meccanismi di stravaso a livello dei fornici caliciali, reflusso pielolinfatico e reflusso pielovenoso (Rose e Gillenwater 1978). La sostituzione con altra urina filtrata dai glomeruli mantiene l'idronefrosi.

Dopo ostruzione ureterale acuta le pressioni ureterale e pielica salgono sino a 50-70 mmHg in rapporto alla diuresi in corso in quel momento. Il corrispondente rialzo della pressione nei tubuli prossimali procura una caduta del tasso di filtrazione glomerulare (*glomerular filtration rate*, GFR), progressiva in rapporto alla durata dell'ostruzione.

Esiste un rapporto diretto tra la pressione ureterale e il flusso renale in caso di ostruzione acuta. In una prima fase (circa 1,5 ore) è presente vasodilatazione mediata dalle prostaglandine; in una seconda fase (sino a 5 ore) all'aumento della pressione ureterale corrisponde una diminuzione del flusso renale da vasocostrizione postglomerulare a mediazione incerta; in una terza fase cronica si assiste alla diminuzione ulteriore del flusso coincidente con il calo della pressione all'interno dell'uretere. Con il persistere dell'ostruzione completa, la pressione all'interno dell'organo diminuisce del 50% dopo 24 ore e continua a diminuire nelle successive 6-8 settimane sino a 15 mmHg. Corrispondono riduzioni progressive del flusso renale, del GFR e delle funzioni tubulari.

L'eventuale ripristino della normale funzione renale dipende direttamente dal tempo di durata dell'ostruzione, ma non vi sono dati certi sul tempo massimo di ostruzione completa tollerabile da un'unità per conservare possibilità di un recupero completo della funzione (riportati 56-69 giorni). È stato più facilmente provato che l'ostruzione protratta produce perdita delle funzionalità del rene. Il massimo recupero della capacità di concentrazione tubulare può essere atteso dopo massimo 2 settimane di ostruzione completa e dopo un periodo simile di ostruzione è possibile attendersi un recupero massimo del GFR del 46%.

Comportamenti differenti si osservano a seconda che si sia in presenza di ostruzione ureterale uni o bilaterale. In casi di bilateralità s'instaura uno stato di anuria con ritenzione di sostanze che influiscono sul comportamento emodinamico e sulla funzione tubulare del rene. Tanto è vero che, a differenza che nell'ostruzione unilaterale in cui avviene l'opposto, nell'ostruzione bilaterale dopo 24 ore di ostruzione i

S. Pagano, *L'uretere: malattie e sintomi.*
© Springer-Verlag Italia 2010

tubuli sono perfusi, le pressioni dei tubuli prossimali e distali sono elevate, la pressione delle arteriole afferenti è elevata, la pressione dei capillari glomerulari è più elevata. L'unico dato concordante è la riduzione del flusso renale al 33% in tutte e due le situazioni. La spiegazione di questi dati non è nota.

Altrettanto contrastante è il comportamento della sindrome post-ostruttiva tra l'ostruzione unilaterale e quella bilaterale. La maggiore differenza è l'abbondante diuresi e natriuresi in caso di ostruzione bilaterale; invece, in casi di ostruzione unilaterale si ha una ridotta diuresi ed eliminazione di soluti, e dopo 24 ore un ritorno a un normale flusso di urine diluite senza natriuresi.

Il difetto di concentrazione e la diminuita capacità di riassorbimento del sodio da parte dei tubuli distali e prossimali persistono per diversi giorni. Secondo Wright e Howards (1979) ciò può essere dovuto a un danno dei tubuli collettori provocato dalle aumentate pressioni e dall'inibizione del riassorbimento del sodio da parte di un fattore non noto che è abitualmente escreto nelle urine.

Bibliografia

Rose, J.G., Gillenwater J.Y. (1978) Effects of obstruction upon ureteral function. *Urology* 12, 139-145.

Wright, F.H., Howards, S.S. (1979) Obstructive injury. In Brenner, B.M., Rector, F.C. (eds) *The Kidney*. Philadelphia, WB Saunders Co.

La diagnostica per immagini della patologia ureterale si avvale di esami il cui uso è consolidato da molto tempo , come l'urografia e l'ureterografia retrograda, e di altre metodologie più moderne affermatesi negli ultimi decenni. Purtroppo, va rilevato come queste ultime tecniche abbiano apportato, per la particolare anatomia tubulare dell'organo e per la sua posizione, un contributo molto ridotto rispetto a quello che si è avuto per gli altri organi dell'apparato, lasciando sostanzialmente invariata l'utilità e l'importanza degli esami radiologici per così dire "tradizionali".

5.1. Radiografia addome a vuoto

L'esame radiografico diretto delle regioni urinarie (*plain film of kidneys, ureters and bladder*, KUB) è fondamentale

prima dell'esame contrastografico. Le ombre renali, per la favorevole situazione di contrasto creata dal tessuto adiposo che le circonda, sono apprezzabili, particolarmente a sinistra, in tutto il loro contorno. Medialmente a esse è visibile, da ambedue i lati, la linea netta e continua generata dai muscoli psoas. Nello scavo pelvico è possibile spesso notare i profili vescicali. L'esame fornisce, altresì, importanti informazioni sugli organi addominali per la valutazione della disposizione del gas intestinale o per la rilevazione di raccolte di gas patologiche. Si rivela indispensabile per lo studio diagnostico differenziale tra le opacità di pertinenza dell'apparato urinario e altre opacità riscontrabili nella radiografia in corrispondenza del tragitto dell'apparato, ma collocate al di fuori dello stesso. Numerose, infatti, sono le formazioni radiopache che possono simulare calcificazioni intrinseche all'apparato urinario:

Fig. 5.1 **a** KUB: calcificazione in sede renale destra; **b** IVU: dimostra trattarsi di linfonodo mesenterico calcificato

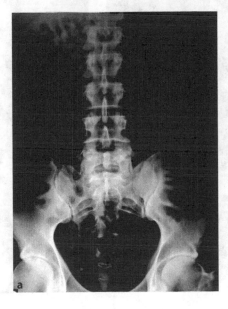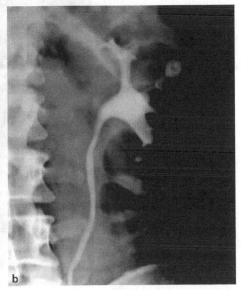

- calcificazioni delle cartilagini costali;
- aneurisma calcificato dell'arteria renale, calcificazioni dell'arteria splenica;
- calcificazioni epatiche (calcoli biliari, ascessi, cisti da echinococco);
- calcificazioni spleniche e pancreatiche;
- linfonodi mesenterici calcificati (Figg. 5.1 e 5.2);
- calcificazioni dell'aorta addominale e delle arterie iliache e pelviche (Fig. 5.3);

- calcificazioni da TBC, istoplasmosi, schistosomiasi;
- fleboliti delle vene pelviche (hanno di solito una caratteristica forma circolare e differenza nel grado di opacità tra il centro, dove è minore, e la periferia, dove è più densa (Fig. 5.4);
- fibromi uterini calcificati, carcinomi e cisti dermoidi dell'ovaio, calcificazioni dei deferenti e delle ampolle;
- materiale opaco presente nell'intestino (bario, semi, farmaci).

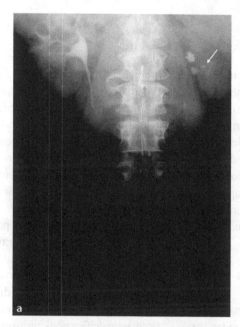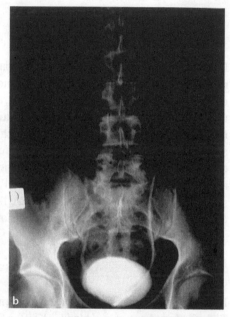

Fig. 5.2 **a** IVU: rene sinistro funzionalmente escluso, tre calcificazioni in sede renale sinistra; **b** IVU: ripresa funzionale dopo stenting ureterale, esclusione determinata dal piccolo calcolo ureterale sottogiuntale, le altre due calcificazioni sono da riferirsi a linfonodi calcificati

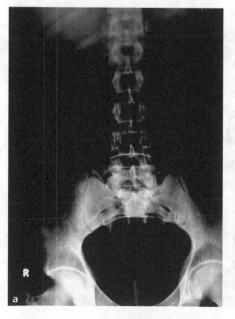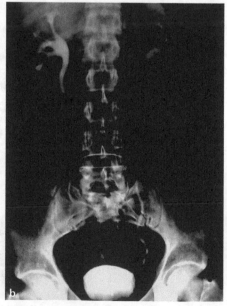

Fig. 5.3 **a** KUB: due opacità nello scavo pelvico sinistro; **b** IVU: dimostra trattarsi di una calcificazione arteriosa e di un flebolita

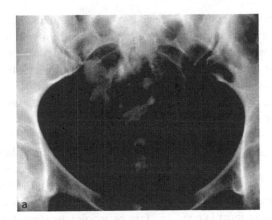 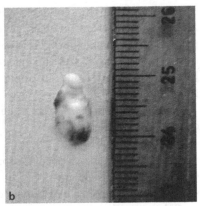

Fig. 5.4 **a** KUB: fleboliti pelvici a destra con tipica minore opacità centrale; **b** flebolita pelvico

5.2 Urografia

L'urografia (*intravenous urography*, IVU) è lo studio radiografico dell'apparato urinario ottenuto sfruttando l'opacizzazione della via escretrice mediante infusione endovenosa di un mezzo di contrasto radiopaco (mdc) eliminato dal rene. Permette lo studio morfologico della via escretrice urinaria fornendone una valutazione globale e consente di acquisire informazioni significative sullo stato del parenchima renale, perché ne dimostra anche aspetti funzionali (Fig. 5.5). Ha rappresentato per molti anni la metodica diagnostica più esaustiva per la diagnosi della patologia dell'apparato urinario e, nonostante l'introduzione di esami diagnostici più sofisticati, rimane ancora oggi un esame di grande attualità per la sua indubbia utilità clinica in tutte le patologie ureterali, per la sua semplicità e per il suo basso costo (Dunnick et al. 1991).

Crediamo che nessun urologo si sia mai pentito di aver fatto eseguire un'urografia in più, e che piuttosto si sia rammaricato in qualche occasione di averne predisposta una in meno. Nella pratica clinica l'esame viene, purtroppo, quasi sistematicamente ignorato da ginecologi e chirurghi addominali che affrontano quadri complessi di endometriosi e cancri uterini, patologie degenerative, infiammatorie e tumorali del colon senza avere prima indagato sulle condizioni dell'apparato urinario e sulle conseguenze della patologia sullo stato e sul decorso degli ureteri, con ciò esponendosi al rischio di lesioni iatrogene dell'organo o/e costringendo gli urologi a consulenze intraoperatorie al buio.

Sebbene alcune *indicazioni* siano state modificate dall'introduzione delle nuove metodiche d'immagini, si può ragionevolmente affermare che, in quasi tutti i quadri di patologia ureterale, l'esame fornisce elementi utili alla diagnosi.

Da tempo l'urografia viene eseguita con mdc triiodati, non ionici, idrosolubili, a bassa osmolarità, cioè mezzi che, pur contenendo un'alta concentrazione di iodio, sono molto meno ipertonici, essendo la loro osmolarità ridotta della metà rispetto a quella dei mdc di vecchia generazione.

La bassa osmolarità, per il conseguente ridotto effetto diuretico, consente agli agenti non ionici di produrre immagini della via escretrice a forte densità per la più alta concentrazione di iodio nelle urine, senza gli spiacevoli effetti collaterali lamentati in passato dai pazienti.

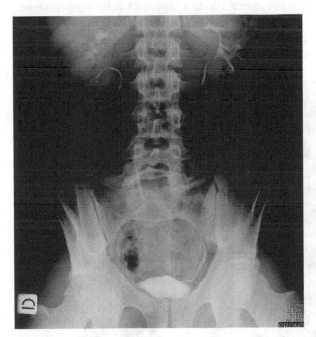

Fig. 5.5 IVU: quadro di normalità

I mdc sono quasi interamente eliminati per filtrazione glomerulare e l'intensità del nefrogramma dipende dalla loro concentrazione plasmatica. È per questo motivo che è stato abbandonato il metodo dell'infusione lenta del mdc, sostituito da quello dell'infusione rapida.

Esistono *controindicazioni* assolute e relative all'esecuzione dell'esame:

- allergia nota ai mezzi di contrasto;
- insufficienza renale grave;
- insufficienza epatica e cardiovascolare grave;
- diabete mellito, specie nei pazienti in terapia con metformina (biguanidi);
- mieloma multiplo e paraproteinemie di Waldenstrom;
- ipertiroidismo;
- gammopatie.

In queste situazioni può derivare un danno della funzionalità renale per ridotta perfusione, per effetto tossico tubulare, per gravi sindromi metaboliche (acidosi lattica nel caso della metformina).

L'uso di mezzi di contrasto a basso peso molecolare non ionico, la somministrazione di cortisonici (12 e 2 ore prima) e di antistaminici (un'ora prima), e l'infusione di liquidi prima dell'urografia possono consentire in alcuni casi l'esecuzione dell'esame, quando ritenuto indispensabile.

L'esame deve essere sempre preceduto da un'accurata preparazione dell'intestino, la cui scarsa pulizia, specie se accompagnata da abbondante meteorismo, compromette sensibilmente la qualità delle immagini. Regole dietetiche e assunzione di carbone vegetale, disinfettanti intestinali e lassativi o pur ganti si prestano bene allo scopo.

L'urografia è un tipico esame sequenziale che consta, cioè, di varie fasi:

- **fase nefrografica.** È quella iniziale: corrisponde alla diffusione del mezzo di contrasto nel parenchima renale e riveste anche un valore funzionale in rapporto alla prontezza con cui ciò avviene;
- **fase calicopielografica.** La filtrazione glomerulare e il riassorbimento idrico tubulare conducono alla formazione di urina a elevata concentrazione di iodio, che così visualizza i calici, il bacinetto e l'uretere prossimale;
- **fase intermedia** per lo studio ulteriore dell'intero uretere e della giunzione uretero-vescicale;
- **fase finale** dello studio della vescica, che può comprendere pose cistouretrografiche e pose postminzionali;
- **fase tardiva,** eseguita in caso di ritardata eliminazione del contrasto con pose a distanza anche di ore dall'iniezione del contrasto (Fig. 5.6).

Possibili errori diagnostici possono derivare da incompleto riempimento della via escretrice. Per evitare ciò può essere adottata la tecnica della compressione, quando non controindicata (ostruzioni ureterali, aneurismi aortici, chirurgia recente).

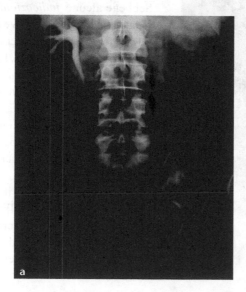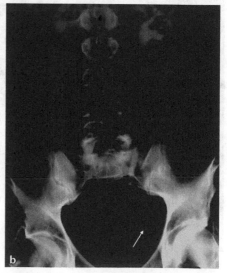

Fig. 5.6 **a** IVU: rene sinistro funzionalmente escluso; **b** IVU: posa tardiva (dopo 18 ore) che mostra ripresa funzionale del rene, ostruzione causata da calcolosi ureterale pelvica radiotrasparente

5.3 Ureteropielografia retrograda

L'ureteropielografia retrograda (*retrograde ureteropye-lography*, RUP) consente di ottenere un'uretero grafia passiva iniettando il mezzo di contrasto per via retro-grada in corso di cistoscopia attraverso un cateterin o ureterale normale o con estremità conico-olivare intro-dotto nella papilla ureterale.

Trova indicazioni nei casi in cui l'urografia non abbia fornito quadri significativi ai fini di una certa diagnosi, in caso di rene escluso, per la dimostrazione di partico-lari patologie ureterali come le lesioni iatrogene, nel-l'eventualità in cui il paziente presenti un'insufficienza renale importante o esista altra controindicazione asso-luta all'esame. Altra indicazione elettiva è come studio preliminare di procedure endourologiche o percutanee.

Avendo carattere d'invasività, l'esame va eseguito con indicazioni oculate, se possibile in fase preoperatoria, con tecnica d'iniezione a bassa pressione per evitare pos-sibili stravasi e sotto opportuna copertura antibiotica per evitare le complicazioni infettive.

Nei casi in cui venga effettuato per definire la natura di una patologia ostruttiva, è preferibile prevedere una ma-novra disostruttiva successiva o praticarlo in fase preope-ratoria per evitare di lasciare un organo non drenato dopo una manovra potenzialmente inquinante.

L'esame può presentare notevoli difficoltà di esecuzione nel caso in cui le papille ureterali non siano ben visibili (tu-mori vescicali, adenomi prostatici voluminosi) o in quello in cui la papilla abbia una sede anomala o il tragitto del tratto sottomucoso non sia compiacente o sia occluso da patologie.

Nella sua esecuzione è fondamentale evitare di iniettare bolle d'aria assieme al contrasto per non avere quadri di confusione diagnostica e seguire le varie fasi sequenziali dell'esame per riconoscere eventuali spasmi che possono essere interpretati come stenosi.

5.4 Pieloureterografia anterograda

L'esecuzione dell'ureterografia anterograda ha avuto una particolare diffusione dopo lo sviluppo delle tec-niche di nefrostomia percutanea. Quest'ultima, abitual-mente eseguita come soluzione terapeutica temporanea per risolvere un'insufficienza renale di tipo ostruttivo, consente di eseguire la pieloureterografia anterograda (*ureteral stentogram*, US) e di individuare con esat-tezza il punto dell'ostruzione ureterale; in alcuni casi, anche di avere informazioni sulla sua natura.

5.5 Cistouretrografia minzionale e retrograda

La cistouretrografia minzionale (*voiding cystourethro-graphy*, VCUG) è abitualmente eseguita come tempo finale di una IVU. La cistouretrografia retrograda (*retro-grade cystourethrography*, RCUG) viene eseguita con iniezione passiva di mezzo di contrasto per via retro-grada; le successive pose cistouretrografiche minzionali costituiscono una VCUG: consentono lo studio dell'ure-tra e della vescica e permettono di evidenziare la pre-senza di reflusso vescico-ureterale passivo o attivo.

5.6 Ecografia

L'utilizzo della metodica diagnostica per immagini che utilizza gli ultrasuoni (*ultrasonography*, USG) è ormai divenuto di routine nella diagnostica moderna grazie alla semplicità, alla rapidità, al basso costo, alla scarsa invasività e alla minima preparazione richiesta: si può dire che non vi sia paziente il quale, pervenuto in am-biente di cura per acuzie, non sia sottoposto a un esame ecografico di screening.

Vengono impiegate sonde a geometria lineare, con la variante tipo convex molto indicata per lo studio del-l'apparato urinario, e sonde a geometria settoriale, molto indicate per lo studio delle strutture profonde, con frequenza di 3,5/5/7,5 MHz.

Nella diagnostica della patologia ureterale l'utilità diretta dell'ecografia si ha nello studio del tratto ini-ziale in presenza di dilatazione e nello studio del tratto finale a livello della giunzione uretero-vescicale per evidenziare calcoli intramurali, ureteroceli o dilatazioni sostenute da patologie estrinseche o vescicali. Lo stu-dio degli altri tratti è significativo solo in presenza di cospicue dilatazioni.

L'utilità indiretta è costituita dalla documentazione delle conseguenze renali dell'uropatia ostruttiva deter-minata dall'ostruzione ureterale sotto forma di idrone-frosi più o meno gravi.

Come studio di screening per determinare la causa di un'insufficienza postrenale dovuta a ostruzione ure-terale, l'ecografia ha una sensibilità vicina al 100%.

La USG si è rilevata fondamentale per lo sviluppo delle procedure di collocazione di un drenaggio percu-taneo del rene nelle ARF ostruttive, per eseguire la pie-loureterografia anterograda e per tutte le manovre di stenting anterogrado.

5.7 Tomografia assiale computerizzata

La tomografia assiale computerizzata (*computed tomography*, CT) è una tecnica che utilizza un fascio di radiazioni sottili prodotto da un tubo radiogeno che ruota attorno al paziente ottenendo immagini di sezioni trasversali dello stesso. Le immagini sono il risultato dell'elaborazione dei valori di assorbimento del fascio nei vari organi e tessuti, eseguita dal computer raffrontando le varie densità con una scala di grigi, a sua volta caratterizzata dalla finestra selezionata.

La scansione e la ricostruzione dell'immagine digitale della struttura attraversata (*slice*) richiedono un certo tempo e il paziente avanza nel tubo a ogni scansione. Si ottengono scansioni assiali, coronali e sagittali caratterizzate da un elevato grado di risoluzione spaziale. L'esame può essere eseguito in condizioni basali o con utilizzo di mezzi di contrasto triiodati tradizionali.

Gli ureteri si evidenziano nelle scansioni assiali, grazie alla presenza del mdc nel loro lume, come immagini rotondeggianti iperdense corrispondenti alla loro sezione trasversa. La ricostruzione multiplanare consente una visione simil-urografica (Fig. 5.7).

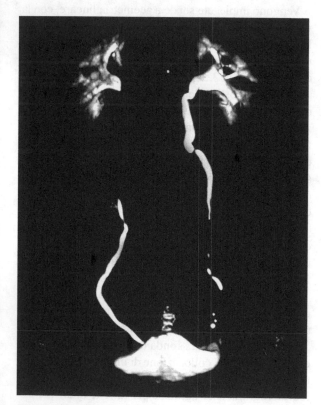

Fig. 5.7 CT: quadro di normalità

5.8 TAC spirale

La CT spirale (*spiral computed tomography*, SCT) è una CT di esecuzione molto più rapida, dato che la rotazione del sistema tubo-detettori e la traslazione del paziente avvengono contemporaneamente e perché l'esame è in grado di ottenere l'acquisizione d'immagini che, anziché riferirsi a uno strato come nella CT convenzionale, riguardano un volume corporeo (Kalender et al. 1990). Ciò consente di ottenere un complesso d'informazioni anatomiche continue, senza gli arbitrari confini di una sezione come avviene nella CT. In tempi brevissimi (24-60 sec), realizzando una singola acquisizione volumetrica, si hanno scansioni realmente contigue esenti da artefatti di movimento per gli atti respiratori, con aumento della sensibilità nell'identificazione delle lesioni e possibilità di ottenere ricostruzioni multiplanari e tridimensionali di alta qualità.

5.9 TAC multistrato

La CT multistrato (*multislice computed tomography*, MSCT) rappresenta un'ulteriore evoluzione migliorativa della CT spirale, nel senso che consente di acquisire nel corso di una rotazione i dati relativi a più di un piano (*multislice*). Si è così sviluppata la tecnologia multistrato con apparecchiature che sono in grado di eseguire quattro scansioni per ogni rotazione, quadruplicando in tal modo la velocità di acquisizione. Questo è reso possibile dal fatto che, a differenza della CT spirale in cui il fascio radiogeno colpisce un'unica corona di detettori, nella MSCT il fascio viene letto da più corone o file contigue di detettori che vanno a costituire una matrice bidimensionale di elementi sensibili, la quale permette di raccogliere tutta l'informazione lungo l'asse *z*. Per tale motivo questi apparecchi vengono anche denominati "multidetettori" (Berland e Smith 1988). Quelli più moderni hanno anche tempi di rotazione molto ridotti.

5.10 Uro-TAC

La Uro-CT (*multi detector computed tomography urography*, MDCTU) è "una tecnica CT dedicata, multifasica, utilizzata per l'imaging dell'apparato urinario, nella quale viene somministrato mezzo di contrasto per via endovascolare e nella quale vengono ottenute immagini ad alta risoluzione del parenchima renale e delle vie escretrici urinarie" (definizione proposta dal *CT Urography Working Group* dell'ESUR, van der Molen 2006).

Sono state utilizzate numerose varianti tecniche per l'esecuzione dell'esame. Tra queste, vi è quella impiegata dalla scuola di Trieste (Stacul et al. 2008): prevede la somministrazione del contrasto in due boli (*split bolus*), preceduta dalla somministrazione di furosemide (0,1 mg/kg). Il diuretico preliminare permette di ottenere un'ottimale distensione della via escretrice e un'omogenea opacizzazione non eccessivamente elevata, che consente di evidenziare agevolmente i calcoli; l'iniezione del contrasto in due boli permette di ottenere una valida nefrografia e una buona opacizzazione della via escretrice stessa.

L'acquisizione d'immagini ad alta risoluzione della via escretrice ha portato qualche Autore a mettere oggi in discussione l'utilità dell'urografia.

Nello studio di Gray Sears et al. (2002), comparativo tra MDCTU e IVU, i risultati sono migliori a favore della prima in termini sia di sensibilità (100% *versus* 60%), sia di specificità (97 % *versus* 90%) e di accuratezza diagnostica (98% *versus* 80%). Questi dati, però, si riferiscono unicamente al riconoscimento dei calcoli.

Nel 2006 Nolte-Ernsting e Cowan elencavano le seguenti indicazioni all'utilizzo della MDCTU:

- sospetta neoplasia urologica;
- traumi dell'apparato urinario;
- valutazione pre- e postchirurgica dell'apparato urinario;
- planning tridimensionale nei casi difficili di nefrolitotomie percutanee;
- infezioni urinarie complesse;
- TBC urinaria.

Gli Autori, tuttavia, concludevano che le indicazioni dell'esame rimanevano controverse non essendo stato ancora raggiunto un consenso sull'argomento.

Nel 2001, Dalla Palma elencava quali fossero le indicazioni residue dell'urografia:

- ematuria asintomatica;
- anomalie congenite dell'apparato urinario;
- diagnosi delle fistole urinarie;
- studio del rene trapiantato;

- TBC urinaria;
- sospetto di patologia ureterale;
- propedeutica a procedure endourologiche.

Queste indicazioni lasciano pochi dubbi sull'estrema attualità dell'utilizzo della IVU quando è necessario studiare l'uretere e le sue patologie.

Se, dunque, per quanto riguarda il rene e la vescica si può condividere che l'urografia abbia perso ormai del tutto significatività clinica, per l'uretere avviene esattamente l'opposto. Questa convinzione potrà essere rivista quando sarà possibile avere ricostruzioni MIP, simil-urografiche, e ricostruzioni multiplanari curve lungo tutto il decorso degli ureteri (Stacul et al. 2008).

5.11 Risonanza magnetica nucleare

La risonanza magnetica nucleare (*magnetic resonance imaging*, MRI) è una tecnica che non fa uso di radiazioni ionizzanti: ottiene immagini diagnostiche ponendo il paziente in un campo magnetico statico e, utilizzando impulsi di radio frequenza, ne devia i protoni; nella successiva fase di rilassamento dei protoni il paziente emette segnali che vengono captati ed elaborati come immagini.

Si tratta di una metodica caratterizzata dall'analisi di molteplici parametri fisici tissutali (T1, Densità Protonica, T2) e con la quale è possibile ottenere una caratterizzazione tissutale secondo l'intensità di segnale ottenuta dalle varie sequenze pesate in DP, T1, T2. Si ottengono immagini tomografiche assiali, sagittali, coronali e multiplanari. I mezzi di contrasto utilizzati sono sostanze paramagnetiche: di solito sono impiegati i derivati del gadolinio che hanno una farmacocinetica simile ai mdc iodati, con un rischio molto attenuato di reazioni allergiche rispetto a questi ultimi. Per questo l'esame può essere una valida alternativa nei pazienti francamente allergici ai mezzi di contrasto iodati.

Va ricordato che, per l'utilizzo del campo magnetico, la presenza di presidi medici metallici nel paziente controindica l'esame.

I due grossi vantaggi della MRI rispetto alla CT sono l'alta risoluzione di contrasto e la multiplanarietà; i due svantaggi, la minore risoluzione spaziale e i tempi più lunghi d'esecuzione. La possibilità di evidenziare selettivamente, con opportune sequenze, i fluidi stazionari, consente di ottenere lo studio morfologico globale della via escretrice di aspetto simil-urografico senza l'uso di

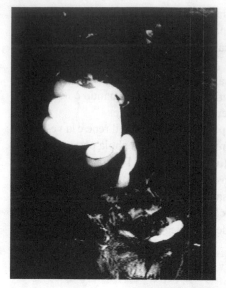
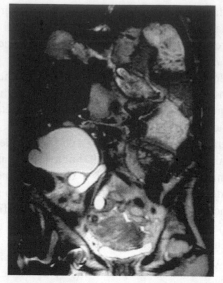
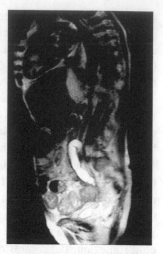
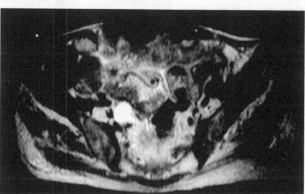
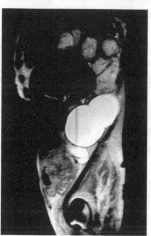

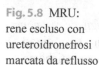

Fig. 5.8 MRU: rene escluso con ureteroidronefrosi marcata da reflusso

mdc (cosiddetta *magnetic resonance urography*, MRU; O'Malley et al. 1997). Nelle forme congrave ostruzione permette lo studio del livello e del grado di ostruzione (Fig. 5.8). L'esame può essere eseguito in corso di gravidanza, può essere ripetuto e può non costituire un problema per i soggetti allergici. Tuttavia, è poco affidabile nel rilevare la presenza di calcificazioni e di aria, oltre a essere costoso.

5.11.1 Confronto MRI-CT

La CT è l'esame migliore per lo studio della patologia intraddominale e per evidenziare le patologie addominali e retroperitoneali causanti ostruzioni ureterali. Evidenzia molto meglio della MRI le calcificazioni e la presenza di aria. Per queste prerogative la CT senza mdc viene proposta come esame di scelta dopo colica

renale per evidenziare calcoli ureterali. L 'esame è molto utile per evidenziare calcoli endoureterali radiotrasparenti.

La MRI riesce a evidenziare meglio tessuti con componenti adiposi e vascolari e ha impiego elettivo nello studio dell'apparato vascolare; è, pertanto, l'esame gold standard quando si sospetta una responsabilità vascolare dell'ostruzione. È molto efficace nel differenziare una fibrosi da una carcinosi e ben si presta allo studio de gli organi pelvici. Molto significativa nello studio delle malformazioni quaI la duplicità ureterale, gli sbocchi ectopici ecc.

5.12 Tomografia a emissione di positroni

La tomografia a emissione di positroni (*positron emitting tomography*, PET) è una tecnica diagnostica di medicina nucleare che si basa sull'uso di radiofarmaci marcati con radioisotopi (m99Tc, 67Ga) che emettono positroni. Somministrati ai pazienti, vengono captati dal tessuto patologico, particolarmente quello tumorale. Abitualmente si utilizza la colina marcata.

5.13 Esami con uso di radionuclidi

5.13.1 Scintigrafia renale

La scintigrafia renale (*radionuclide imaging*, RI) permette di valutare la perfusione renale (Tc-99mDTPA), l'analisi quantitativa della funzione renale (Tc-99DMSA) e quindi la conoscenza della quantità e qualità funzionale di ciascun rene, dato molto utile in numerose occasioni nella scelta dell'opzione chirurgica.

5.13.2 Renogramma diuretico

Il renogramma diuretico (*diuretic renography*, RD) viene giudicato un buon esame non invasivo per giudicare se una idronefrosi vada considerata ostruttiva. In questo caso, infatti, la misurazione del tempo di dimezzamento (T1/2) della clearance del radionuclide (Tc99m-DMSA) dopo somministrazione endovenosa di furosemide (*wash-out*) consente, se T1/2 è superiore ai 20 minuti, di definire ostruttiva la sindrome (Taylor e Nally 1995).

5.13.3 Cistografia con radionuclidi

La cistografia con radionuclidi (VCUG) consente di documentare la presenza di reflusso vescico-ureterale. È sensibile anche per reflussi di piccolo volume, consente la misurazione del volume a cui avviene il reflusso e prevede l'esposizione a una dose minore di radiazioni. Tuttavia i dettagli anatomici forniti sono scarsi (Resnick e Older 2000).

Bibliografia

Berland, L.L., Smith, J.K. (1988) Multidetector-array CT: once again, technology creates new opportunities. *Radiology* 209, 327-329.

Dalla Palma, L. (2001) What is left of i.v. Urography? *Eur. Radiol.* 11, 931-939.

Dunnick, N.R., Mc Callum, R.W., Sandler, C.M. (1991) *Textbook of Uroradiology*. Baltimore, Williams Wilkins.

Gray Sears, C.L., Ward, J.F., Sears, S.T. et al. (2002) Prospective comparison of computerized tomography and excretory urography in the initial evaluation of asymptomatic microhematuria. *J. Urol.* 168, 2457-2460.

Kalender, W.A., Seissler, W., Klotz, E. et al. (1990) Spiral volumetric CT with single-breath-hold technique, continuous transport and continuous scanner rotation. *Radiology* 176, 181-183.

Nolte-Ernsting, C., Cowan, N. (2006) Understanding multislice CT urography techniques: many roads lead to Rome. *Eur. Radiol.* 16, 2670-2686.

O'Malley, M.E., Soto, J.A. et al. (1997) MR urography: Evaluation of a three-dimensional fast spin-echo technique in patients with hydronephrosis. *AJR* 168(2), 387-392.

Resnick, M.I., Older, R.A. (2000) *Diagnosi delle malattie genito-urinarie*. II edizione, pp. 132-135. CIC Edizioni Internazionali.

Stacul, F., Rossi, A., Cova, M.A. (2008) CT urography: the end of IVU? *Radiol. Med.* 113, 658-669.

Taylor, A. Jr, Nally J.V. (1995) Clinical application of renal scintigraphy. *AJR* 164, 31-41.

v der Molen, A. (2006) *Extended abstract CTU recommendations*. ESUR 2006, Abstract Book, pp. 100-106.

La diagnostica endoscopica della patologia ureterale si avvale della cistoscopia e dell'ureterorenoscopia (URS).

6.1 Cistoscopia

La cistoscopia consente di valutare direttamente lo stato delle papille ureterali verificandone la normale conformazione e posizione o, viceversa, di fare rilevare le loro patologie quali le alterazioni tipiche in caso di reflusso, la più eclatante malformazione l'ureterocele, un tumore uroteliale procidente, le sedi diverse nei casi di ectopia.

La cistoscopia è poi propedeutica allo studio radiologico ascendente dell'organo (RUP) e alle prime fasi della tecnica di ureterorenoscopia.

6.2 Ureterorenoscopia

La possibilità di poter risalire con opportuni strumenti lungo l'uretere per effettuare uno studio visivo diretto (Fig. 6.1) è stata sempre un'ipotesi affascinante. La messa a punto della procedura è stata condizionata dal sottile lume dell'organo e dalla conseguenza diretta di mettere a punto strumenti di calibro ridotto ma di alta efficienza. Entrata nella pratica clinica di routine alla fine degli anni '70, l'URS si è giovata degli sviluppi tecnologici assicurati dall'ingegneria clinica, tra i quali va sottolineato il passaggio dal sistema ottico a lenti a quello a fibre ottiche, che ha permesso di poter disporre di strumenti con visione e definizione migliori. Contemporaneamente, l'affinamento delle tecniche ha consentito di raggiungere gradi elevati di sicurezza e di performance che fanno ormai dell'URS un'indagine diagnostica ubiquitaria.

Oggi sono disponibili strumenti semirigidi e flessibili di calibro sottile (5,0-7,5 Fr) che forniscono un'eccellente visione e canali operativi idonei al passaggio di sonde e guide operative ben manovrabili grazie alla deflessione attiva della punta dello strumento.

Nel porre l'indicazione alla procedura è indispensabile un'attenta valutazione del paziente attraverso una scrupolosa anamnesi di eventuali precedenti patologie o interventi, prevedendo in maniera sistematica uno studio urografico dell'intera via escretrice e tenendo ben presente come, a volte, l'anatomia possa essere modificata da patologie come l'ipertrofia prostatica nel maschio o il cistocele nella donna.

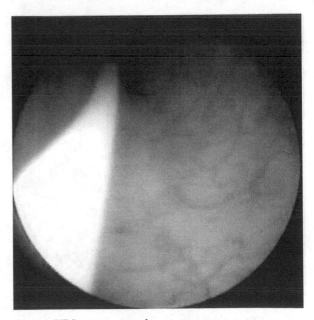

Fig. 6.1 URS: uretere normale

S. Pagano, *L'uretere: malattie e sintomi.*
© Springer-Verlag Italia 2010

6.2.1 Tecnica

Nel passaggio dello strumento esistono alcuni punti definiti "critici". Innanzitutto, il tratto iniziale sia a livello del meato sia nel tragitto sottomucoso e in quello transparietale vescicale. Altro punto critico è l'incrocio dei vasi iliaci, sovente identificabile attraverso la visibile pulsazione trasmessa alla parete ureterale, perché non infrequentemente è presente un'angolatura non facile da superare. Sono questi i punti in cui la spinta alla progressione dello strumento deve essere atraumatica e graduale, evitando qualsiasi forzatura che possa provocare lesioni iatrogene anche gravi alla parete ureterale e in successione a quella vasale.

È necessario disporre di almeno due ureteroscopi, di un sistema di irrigazione per gravità o con sistema a pompa con misuratore di pressione, di un cistoscopio, di un amplificatore di brillanza, di cateterini ureterali, stent e guide.

La posizione in cui va posto il paziente è: coscia opposta al lato interessato flessa, per consentire ampio spazio di movimento all'operatore; coscia del lato interessato abbassata al piano del corpo, per ridurre l'angolazione pelvica dell'uretere.

La tecnica che noi preferiamo è quella della doppia guida, una di sicurezza e l'altra di trasporto (Fig. 6.2). La prima rimane in situ per tutta la procedura consentendo, alla fine dell'intervento o in qualsiasi momento

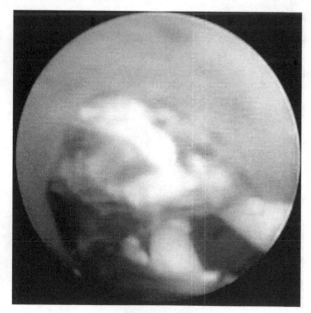

Fig. 6.2 URS: tecnica della doppia guida

questo dovesse essere interrotto per difficoltà o complicanze, di poter assicurare un drenaggio al rene. La stessa, inoltre, raddrizzando l'uretere e mantenendo sollevato il tetto dell'organo favorisce l'accesso e la progressione dell'ureteroscopio. La seconda consente di poter arrivare con facilità, rapidità e sicurezza con lo strumento sino al livello del tratto che ci interessa, per essere poi subito rimossa prima dell'inizio della fase operativa.

Con la disponibilità di strumenti sottili raramente è necessario procedere all'iniziale dilatazione della papilla ureterale, un tempo eseguita con grossi cateterini ureterali o con palloncini dilatatori tipo quelli di Marberger. Tale manovra è oggi riservata solo ai casi di stenosi dell'uretere impossibili da superare con lo strumento.

Nel caso d'impiego di ureteroscopi flessibili, vengono utilizzate le camicie ureterali; queste mantengono lo strumento dritto e gli evitano indebite forzature che accorciano l'aspettativa di vita, già di per sé breve, di questi delicati e costosi strumenti.

Con l'utilizzo del cistoscopio si procede, sempre sotto visione fluoroscopica, al passaggio della prima guida sino al rene evitando con cura di incorrere in false strade e complicando, così, da subito la procedura. Nel caso dovesse succedere, si può tentare di rimediare abbandonando la guida nella falsa strada e riprovando il passaggio con un'altra guida. Si procede, quindi, al passaggio della seconda guida quando è necessaria una maggiore cautela nella progressione per l'ulteriore riduzione del lume causata dalla presenza della prima guida. Se si dovesse incorrere nella complicazione della falsa strada (la guida mostra resistenza alla risalita) non conviene insistere ulteriormente, ma è meglio lasciare la guida in situ e procedere all'ureterorenoscopia sino al punto in cui la stessa si impunta, per poi ritirarla e collocarla facilmente nel lume sotto osservazione visiva.

La seconda guida può anche essere utilizzata come filo guida di avanzamento, facendola cioè uscire solo di pochi centimetri nel lume ureterale e utilizzandola come battistrada dell'uretroscopio.

Sulla seconda guida s'introduce l'ureteroscopio sino al meato. Per superare il meato è possibile adoperare due tecniche:

- puntandolo dall'alto e caricandone il tetto sulla punta dello strumento, ed eseguendo poi un progressivo abbassamento dello stesso;

- ruotando di 180° lo strumento in modo che l'estremità obliqua sia rivolta verso l'alto, offrendo così minore resistenza al transito nel meato.

Superato il meato, sarà possibile avanzare con sicurezza sul binario fornito dalla guida. Qualora si apprezzasse resistenza, è importante fermarsi per qualche tempo dando, così, modo all'uretere di dilatarsi. Il passaggio a livello dei vasi iliaci nel maschio può essere difficile perché l'ancoraggio della prostata al pube non consente un allineamento completo dell'ureteroscopio e dell'uretra.

Nei casi in cui non sia possibile il passaggio retrogrado della guida e coesista dilatazione a monte, è possibile eseguire un accesso percutaneo combinato. Si esegue come primo tempo la nefrostomia attraverso cui si passa la guida per via anterograda per poi recuperarla con manovra cistoscopica.

Questa tecnica è molto utile nel caso di terapia delle stenosi delle anastomosi ureterointestinali; in questi casi la guida viene recuperata nell'ansa ileale o nella neovescica.

Non sempre la procedura può essere portata a termine. Ciò avviene quando la risalita dello strumento è impossibilitata per il calibro troppo sottile dell'organo che non consente una distensione congrua, per la presenza di stenosi, per accentuata angolatura dei vasi iliaci, oppure quando la visione è deficitaria per gravi alterazioni della mucosa che rendono non chiaramente identificabile la patologia da trattare.

6.2.2 Indicazioni e complicanze

Le indicazioni all'ureterorenoscopia diagnostica sono le seguenti (Clayman et al. 1996):

- ematuria monolaterale di natura incerta;
- citologia selettiva positiva;
- sospetto di patologia tumorale dell'organo;
- follow-up delle neoplasie della via escretrice superiore trattata conservativamente.

Le complicanze si distinguono in precoci e tardive (Usai et al. 1994):

- precoci:
  - slaminamento della mucosa;
  - perforazione della parete;
  - stripping dell'uretere terminale;
  - avulsione completa dell'organo.
- tardive:
  - stenosi organiche.

Bibliografia

Clayman, R.V., McDougall, E.M., Figenshau, R.S. (1996) Endourology of the upper urinary tract: Noncalculous applications. In Gillenwater, J.Y. et al. *Adult and Pediatric Urology*. Mosby-Year Book Inc., St. Louis, vol. 1, pp. 749-827.

Usai, E., Scarpa, R.M., De Lisa, A. (1994) *Ureteroscopia Testo Atlante*. Ipsen.

Le malformazioni o anomalie dell'uretere includono tutte le alterazioni rispetto alla sua normalità: possono riguardare il suo numero, le sue estremità giunzionali, la sua struttura parietale, la sua lunghezza, il suo percorso e la sua posizione. Molte derivano da una non corretta interazione tra la gemma ureterale e il blastema metanefrogeno che, come descritto nel capitolo sull'embriologia, è fondamentale per un normale sviluppo dell'uretere, della via escretrice intrarenale e del rene stesso (Saxen 1987).

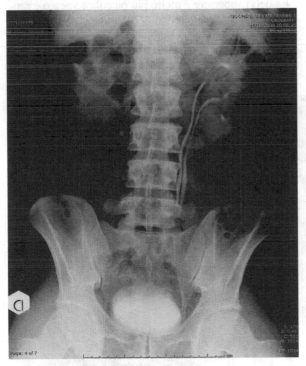

Fig. 7.1 IVU: uretere bifido iliaco sinistro (uretere a Y)

7.1 Anomalie di numero

7.1.1 Agenesia

7.1.1.1 Patologia

È conseguente al mancato sviluppo della gemma ureterale e si associa alla agenesia del rene corrispondente. In rari casi può essere compensata dalla presenza di un uretere unico drenante entrambi i reni.

L'aspetto più grave dell'anomalia consiste nel fatto che determina la situazione di soggetto monorene.

7.1.2 Unicità

7.1.2.1 Patologia

È una rarissima condizione in cui è presente un solo uretere a Y che drena entrambi i reni.

7.1.3 Bifidità

7.1.3.1 Patologia

Consiste nel fenomeno per cui l'uretere, in un qualsiasi punto del suo percorso, si biforca a Y. È conseguente a una ramificazione precoce della gemma ureterale (Figg. 7.1 e 7.2). Riportata anche una bifidità a Y invertita.

Dal punto di vista funzionale la biforcazione può costituire un segmento di stasi e, quindi, essere condizione favorente la patologia secondaria.

S. Pagano, *L'uretere: malattie e sintomi.*
© Springer-Verlag Italia 2010

Fig. 7.2 **a** CT: uretere
bifido iliaco bilaterale,
a destra con aspetto
di megauretere; **b** CT:
la sezione assiale mostra
la duplicità bilaterale
superiore

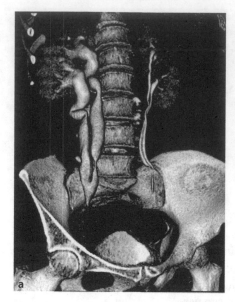

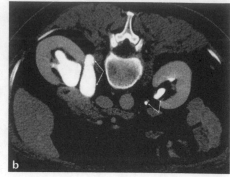

7.1.4 Duplicità

7.1.4.1 Patologia

Consiste nella presenza di un doppio uretere completo drenante un rene con venzionalmente distinto in due emidistretti. È conseguente alla formazione di una doppia gemma ureterale (Fig. 7.3).

In questo caso lo sbocco vescicale ureterale che si riferisce all'uretere drenante l'emidistretto superiore si rinviene, salvo alcune rare eccezioni in cui si colloca cranialmente, sempre in posizione distale rispetto a quello che drena l'emidistretto inferiore (legge di Weigert-Meyer).

Può essere unilaterale o bilaterale (Fig. 7.4). Sono stati riportati anche casi di triplicità.

In alcuni casi la duplicazione può essere a fondo cieco (tentativo incompleto) e avere immagine simil-diverticolare.

La pelvi superiore è molto più piccola e spesso è rappresentata solamente da un unico calice. Nel loro decorso verso la vescica, i due ureteri possono incrociarsi anche più di una volta tra loro.

Fig. 7.3 **a** IVU: duplicità
ureterale sinistra; **b** IVU:
particolare del tratto pelvico

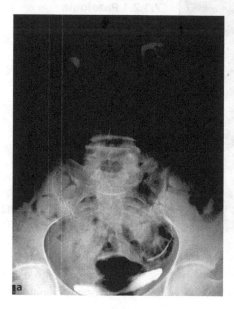

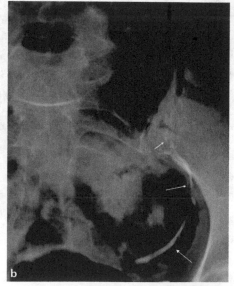

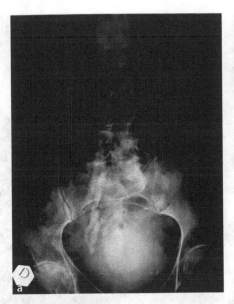
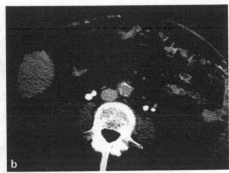

Fig. 7.4 **a** IVU: duplicità ureterale bilaterale; **b** CT: la sezione assiale dimostra i quattro ureteri

Dal punto di vista teorico l'anomalia può non comportare conseguenze, tuttavia va rilevato come la stessa si associ con frequenza ad altre anomalie che ri guardano di solito l'uretere drenante il polo superiore, quali lo sbocco anomalo e l'ureterocele.

L'incidenza di reflusso e ostruzione è, infatti, aumentata in caso di duplicità (Fig. 7.5).

Il reflusso è più comune nell'uretere del polo inferiore (Ambrose e Nicolson 1964) per un difetto del suo percorso intramurale, mentre l'ostruzione colpisce più frequentemente l'uretere del polo superiore poiché il suo sbocco è spesso ectopico. Per questo motivo è fre-

quente che il polo superiore si presenti idronefrotico con dilatazioni a volte molto marcate e con emidistretto non funzionante, quindi escluso alle inda gini contrastografiche (Fig. 7.6). In questo caso esistono se gni urografici utili a far pensare a un bacinetto che dren i solo il polo inferiore:

- i calici sono in numero minore;
- quello superiore appare corto e lontano dal contorno del polo superiore;
- può evidenziarsi un calice isolato vicino al contorno del polo superiore;

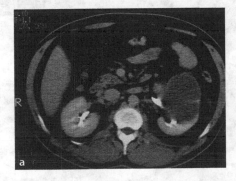
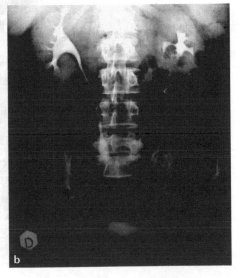

Fig. 7.5 **a** CT: duplicità ureterale sinistra con idronefrosi emidistretto inferiore, normalità dell'emidistretto superiore; **b** IVU: risultato postoperatorio (eminefrectomia inferiore)

Fig. 7.6 a IVU: duplicità ureterale sinistra con tenuissima opacizzazione dell'emidistretto superiore; **b** CT: emidistretto inferiore normale, cospicua idronefrosi emidistretto superiore, dilatazione gigante dell'uretere lombare

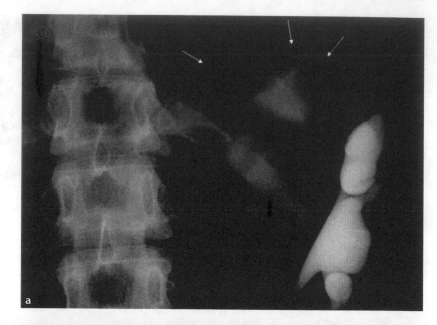

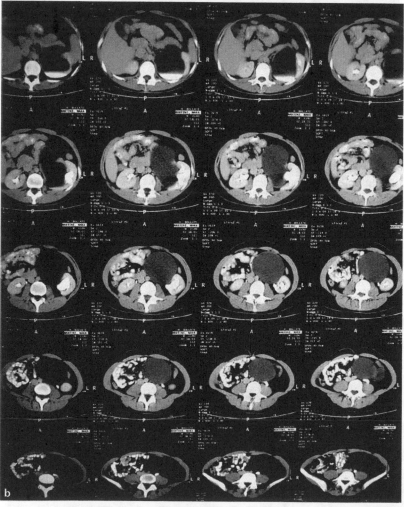

(continua →)

(continua)

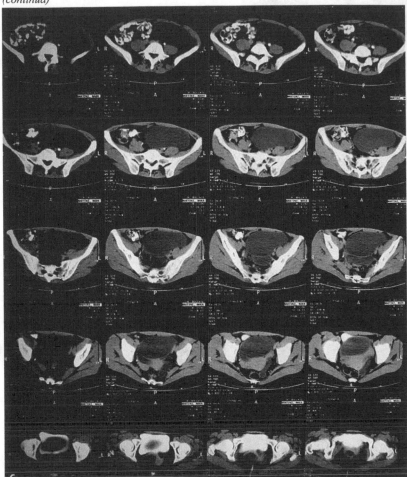

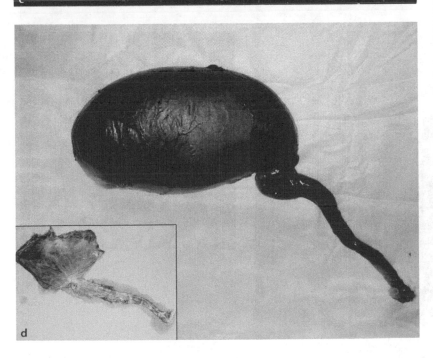

Fig. 7.6 **c** CT: marcata
ureterectasia sino in vescica
dell'uretere pelvico;
d pezzo anatomico
della nefroureterectomia
totale dell'emidistretto
superiore; **e** schema

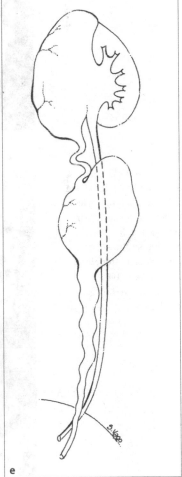

Fig. 7.7 a KUB: calcificazioni multiple lombari bilaterali; **b** IVU: apparente quadro di normalità, i contorni dei poli inferiori dei reni, molto distanti dal presunto calice inferiore visibile, fanno sospettare la duplicità di distretto; **c** RUP destra: calcolosi gigante ureterale dell'emidistretto inferiore; **d** RUP sinistra: calcolosi gigante ureterale dell'emidistretto inferiore

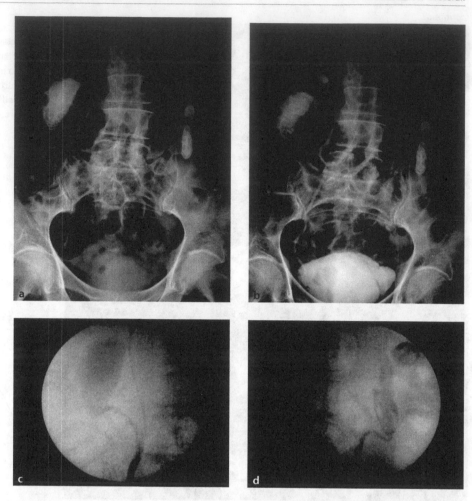

Fig. 7.8 a IVU: rene destro normale, ipoplasia del rene sinistro ptosico; **b** la CT rivela a sinistra la presenza di un emidistretto superiore con marcata idronefrosi che spinge in basso l'emidistretto inferiore ipoplasico

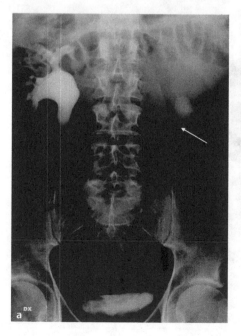

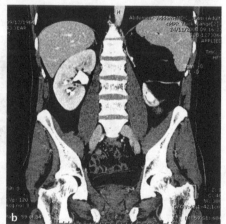

- il polo inferiore può essere ruotato e spinto inferiormente e lateralmente dal polo superiore dilatato, segno del giglio cadente.

Oltre alla dilatazione e alla perdita di funzione dell'emidistretto, non è rara la calcolosi secondaria (Fig. 7.7).

Abbiamo osservato l'associazione tra idronefrosi marcata dell'emidistretto superiore e ipoplasia di quello inferiore (Fig. 7.8).

In questi casi più complessi la CT permette di giungere facilmente alla diagnosi della patologia e delle complicazioni secondarie.

Non eccezionali i casi in cui la situazione non venga riconosciuta proponendo, così, improvvisi e delicati problemi clinici e chirurgici.

7.1.4.2 Terapia

È quella delle associate malformazioni e delle complicazioni. Frequente la necessità di ricorrere a eminefrectomie del polo superiore.

7.2 Anomalie delle estremità giunzionali

7.2.1 Inserzione alta

7.2.1.1 Patologia

Consiste nell'inserzione dell'uretere nella parte superiore del bacinetto. Nella maggior parte dei casi non è responsabile di ostruzione.

7.2.2 Stenosi del giunto pielo-ureterale

7.2.2.1 Patologia

È la più frequente causa di dilatazione delle vie escretrici intrarenali nel neonato (Brown et al. 1987), con un'incidenza di un caso ogni 1500 nati, più frequente nei maschi con un rapporto di 2:1 e nel lato sinistro; non rari i casi di bilateralità. Nell'adulto si osserva abitualmente in soggetti giovani e sino ai quaranta anni, non infrequenti casi ben tollerati per tutta la vita e scoperti incidentalmente.

L'eziologia riconosce cause di natura intrinseca e d estrinseca. Nella prima eventualità, nella maggior parte

dei casi non esiste un evidente fattore ostruttivo, mentre sono rilevabili alterazioni della costituzione parietale del giunto sotto forma di eccessiva quantità di fibre collagene e di alterazione della normale struttura delle fibre muscolari, che fanno desumere un'anomalia del normale sviluppo (Hanna et al. 1976). Queste alterazioni si renderebbero responsabili della discontinuità funzionale delle contrazioni della muscolare a livello della giunzione e del conseguente difetto di svuotamento. Le cause intrinseche ostruttive sono rappresentate dalle stenosi congenite, dalle valvole e dai polipi ureterali.

La causa estrinseca per eccellenza è quella dovuta a vasi anomali o accessori che premono sull'uretere o addirittura lo angolano ad amo a livello della giunzione, comprimendone così il lume. Spesso questi vasi finiscono per processi di peripielite con l'aderire al bacinetto dilatato.

Alcune forme di ostruzione del giunto possono trovarsi associate a ostruzione della giunzione uretero-vescicale organiche o funzionali da reflusso e in tal caso sono conseguenti all'eccessivo allungamento e al *kinking* dell'uretere dilatato.

La conseguenza dell'ostruzione è un deficit di svuotamento dell'urina e il successivo instaurarsi di dilatazione del sistema calicopielico (Koff 1990), con quadri di idronefrosi di varia intensità, sino a gradi estremi in cui il rene può presentarsi ridotto a una sacca con scarsissimo parenchima residuo.

Possono corrispondere quadri più o meno accentuati di insufficienza renale cronica (CRF).

L'uso ormai sistematico del monitoraggio ecografico in gravidanza ha portato all'identificazione prenatale dell'idronefrosi e la 28ª settimana è considerata l'epoca più idonea per la valutazione delle vie urinarie nel feto (Gunn et al. 1995). Identificata la condizione, purtroppo, non ci sono esami disponibili per distinguere le forme ostruttive da quelle moderatamente ostruttive e compatibili (Thomas 1998).

La situazione va, pertanto, monitorata nel tempo valutandone l'evoluzione nell'ulteriore decorso della gestazione, prendendo in contemporanea valutazione le ripercussioni sul parenchima renale, il comportamento vescicale, volume e svuotamento, e il volume del liquido amniotico.

Alla nascita i casi più gravi e quelli bilaterali devono essere indagati per escludere la contemporaneità con altre malformazioni; nel 25% dei casi si associa il reflusso vescico-ureterale (Thomas 1998). Oltre all'USG

Fig. 7.9 **a** IVU: idronefrosi
da stenosi del giunto pielo-
ureterale destro;
b RD: accumulo nel
bacinetto dell'urina
marcata con il radionuclide

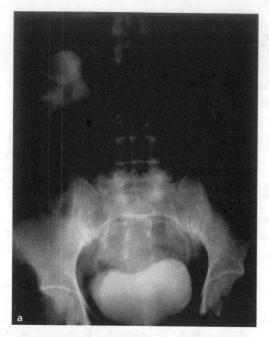
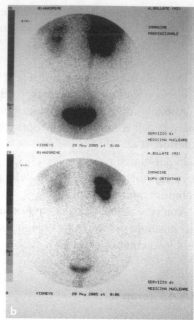

Fig. 7.10 CT: idronefrosi
da stenosi del giunto pielo-
ureterale sinistro

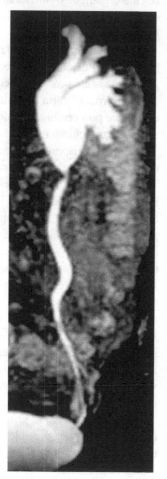

si eseguono la VCUG e la RD ai fini di decidere quali
pazienti avviare a uno stretto follow-up e per quali, invece, porre indicazione all'intervento correttivo di ureteropieloplastica. Quest'ultimo s'impone decisamente
nei casi che mostrano nei primi mesi o anni di vita i
segni clinici delle complicazioni sotto forma di dolori
lombari, infezioni del tratto urinario (*urinary tract infection*, UTI) ricorrenti, ematuria, peggioramento della
funzione renale.

7.2.2.2 Clinica

Le osservazioni nell'adulto corrispondono o a casi
sfuggiti all'accertamento pre- e perinatale e dell'infanzia o a forme tollerabili, perché è possibile che un rene
idronefrotico mantenga una buona funzione rendendo
questa condizione latente.

Sono, poi, le complicazioni sovrapposte, in genere
infezioni e litiasi secondarie, a rendersi responsabili
della comparsa di sintomi clinici come dolori sordi o
tipo colica, ematuria, comparsa di ipertensione nefrova-
scolare, i quali portano alla scoperta della sindrome.

Nell'adulto la diagnosi si avvale dell'USG e dell'IVU:
oltre a dimostrare l'entità della dilatazione della via
escretrice intrarenale, questi esami mettono in evidenza
lo stato di sofferenza del parenchima renale dimostrato
dall'appiattimento dei fornici caliciali e delle papille re-

Fig. 7.11 **a** MRI:
idronefrosi da stenosi
del giunto pielo-ureterale
sinistro; **b** MRI: risultato
postoperatorio

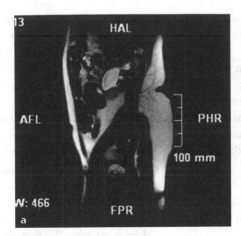

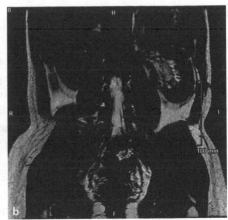

nali, dalla riduzione dello spessore della cornice parenchimale e dalla presenza di cicatrici corticali esiti delle
poussée pielonefritiche (Fig. 7.9). La diagnosi può giovarsi anche della CT (Fig. 7.10) o della MRI nei casi di
pazienti allergici ai mdc iodati (Fig. 7.11).

Nei casi di dubbia entità in cui l'ostruzione è intermittente essendo precipitata dalla diuresi, molto utile
lo studio con RD in cui la curva di wash-out può evidenziare un'idronefrosi latente (Kass e Fink-Bennett
1990). In alcuni casi in cui non si ha la visualizzazione
dell'uretere in corso di urografia, per valutare l'organo
è possibile ricorrere alla RUP eseguita con tempistica
preoperatoria.

Non si è in possesso di un'ipotesi eziopato genetica
certa. Si ritiene possa essere conseguenza dell'incompleto riassorbimento della membrana di Chwalle, una
membrana transitoria che divide la gemma ureterale dal
seno urogenitale; di un arresto segmentale della miogenesi embrionale (Tokunaka et al. 1981); di uno stimolo
accrescitivo abnorme dell'estremità distale dell'organo
(Stephens 1971).

È più frequente nelle donne (4:1) e nel 10% dei casi
è bilaterale (Fig. 7.12).

Costituisce un severo problema di patologia nell'infanzia, dove si osservano le forme più gravi perché si
rivelano spesso ostruttive. La diagnosi non infrequentemente può essere posta con l'USG eseguita in epoca

7.2.2.3 Terapia

Nei casi lievi la condizione può essere tollerata tutta la
vita, trattando con terapia medica la piccola complicazione. Nei casi più gravi è invece necessario intervenire prima che s'instaurino alterazioni gravi della via
escretrice intrarenale e del parenchima renale. L'intervento consiste nell'ureteropieloplastica chirurgica e videolaparoscopica o nel trattamento endourologico.

7.2.3 Ureterocele

7.2.3.1 Patologia

È definito anche dilatazione cistica dell'uretere terminale. Interessa nell'80% dei casi l'uretere del polo superiore di un rene con doppio sistema, verso cui, in
genere, si comporta come fattore ostruttivo.

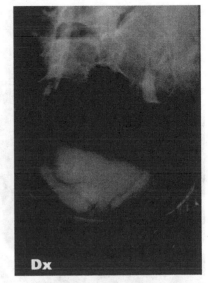

Fig. 7.12 IVU: ureterocele bilaterale,
tipico aspetto "a testa di cobra"

prenatale, che permette di evidenziare l'idronefrosi secondaria e la dilatazione c istica intravescicale (Teele e Share 1991).

La classificazione dell'ureterocele è sem pre stat a controversa. Piuttosto sintetica era quella proposta da Ericsson (1954), che distingueva la forma **semplice**, insistente all'interno del lume vescicale, dalla form a **ectopica**, estesa a l collo vescicale o a ll'uretra. Molto più complessa la classificazione proposta da Stephen (1971) che distingueva :

- l'ureterocele **stenotico** (40%), localizzato all'interno del lume vescicale e caratterizzato da unpiccolo orifizio ureterale;
- l'ureterocele **sfinterico** (40%), confinato comunque all'interno dello sfintere interno e in ogni caso ectopico, con or ifizio ureterale normale o anc he largo e responsabile di reflusso;
- l'ureterocele **sfinterostenotico** (5%), localizzato al collo vescicale o anche più distalmente e quindi di tipo ectopico, con orifizio stenotico;
- il **cecoureterocele**, localizzato al collo ma con un a proiezione linguiforme dentro l'uretra.

Dal punto di vista clinico, pragmaticamente si può tenere in conto la più semplice classificazione in:

- ureterocele **semplice** o **ortotopico** Rappresenta il 15% dei casi e si osserva quasi esclusivamente nelle femmine. È piccolo, intravescicale e correlato a un s istema renale s ingolo, senza o con modica dilatazione (Fig. 7.13);
- ureterocele **ectopico**. È la forma più comune (80% dei casi) e nel 40% dei casi è bilaterale. È di solit o voluminoso, dissociante il tri gono e tendente a lo - calizzarsi verso il collo vescicale e l'uretra, sino a protrudere a lcune vo lte ne lla femmina dal meato uretrale. L'orifizio dell'uretere è più frequentemente piccolo, ma può essere anc he norma le o largo. L'uretere corrispondente al polo inferiore è sollevato e spesso refluente o com presso, determinando un megauretere ostruttivo. Il polo superiore è alterato , displasico, poco funzionante o escluso; l'uretere cor- rispondente è un me gauretere. Una duplicazione di sistema controlaterale è presente nel 50% dei casi. *Case report* personale: ureteroce le ectopico cervi- cale (Fig. 7.14).

I casi osservati negli adulti, di solito, interessano un rene con un unico sistema escretore e per questo ven- gono definiti ureteroceli semplici; sono meno inclini a dare ostruzioni severe, per cui possono passare inos- servati. Abitualmente, alla loro diagnosi si perviene per le complicanze litiasiche e infettive, o, incidentalmente, durante lo studio per altre patologie.

7.2.3.2 Clinica

È noto come la severità della sindrome da ostruzione conseguente sia più accentuata nei casi osservati ne i bambini rispetto agli adulti e nei casi in cui sia present e il doppio distretto. Nell'infanzia si possono, così, ma- nifestare sotto forma d'idronefrosi a volte così cospicue da evidenziarsi come masse a ddominali, o con infe- zioni urinarie recidivanti.

Non infrequente ne lla femmina lo s bocco ectopico vulvare o vaginale che può dar luogo a sintomatologia d'incontinenza.

Un grosso ureterocele può determinare stasi sulla pa- pilla controlaterale causando idronefrosi contro late- rale; può provocare ostruz ione del co llo vesc icale dando luogo a sintomi disurici o addirittura prolassarsi dall'uretra dando luogo a tumefazione visibile.

L'USG è a bitualmente l'esame iniziale: può ev iden- ziare un sistema escretore doppio in un rene visibilmente più grande con dilatazione del sistema del polo superior e e dimostrare l'immagine cistica dell'ureterocele.

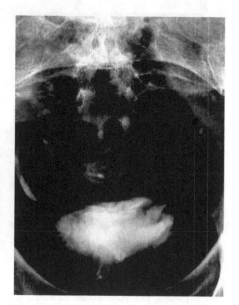

Fig. 7.13 IVU: ureterocele semplice sinistro

Fig. 7.14 **a** IVU:
ureterocele ectopico
cervicale destro: il calice
superiore nettamente
staccato e vicino al polo
fa sospettare la presenza
di doppio distretto;
b aspetto endoscopico:
l'impianto dell'ureterocele
anche sul versante
controlaterale del collo
configurava un aspetto
"ad *arc de triomphe*",
attraverso cui si accedeva
all'uretere ampiamente
dilatato; la particolare
configurazione
anatomopatologica era
causa di disectasia del
collo; **c** VCUG
postoperatoria (TUR
dell'ureterocele): reflusso
vescicorenale completo
nell'emidistretto superiore,
megauretere segmentario
pelvico; **d** schema

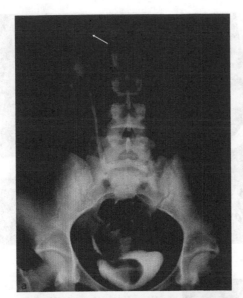
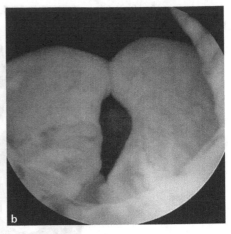
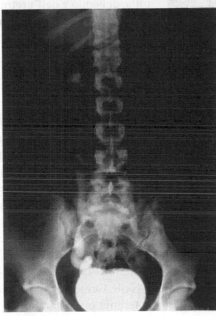
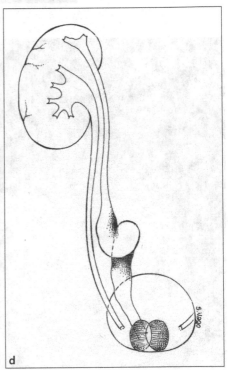

Non sempre l'esame consente di far diagnosi, come nei casi in cui non si abbia dilatazione essendo il distretto superiore non funzionante e l'ureterocele è l'unico segno evidente della duplicazione del sistema; questo tipo è stato definito "ureterocele sproporzionato" (Share e Lebowitz 1989). Può, di converso, generare un errore diagnostico, in alcuni casi in cui un uretere ectopico dilatato appare intravescicale dando un'immagine di pseudoureterocele (Sumfest et al.1995).

Nei casi dubbi l'IVU può fornire immagini dirimenti. Può evidenziare un polo superiore che elimina in ritardo o appare idronefrotico, spingendo inferiormente e lateralmente il polo inferiore (segno del giglio cadente). Nel caso il polo superiore sia escluso, segni indiretti come il ridotto numero di calici, l'uretere del polo inferiore deviato e tortuoso, possono orientare sulla diagnosi.

La VUCG mostra il difetto di riempimento vescicale di varia grandezza, spesso evidenziando le immagini tipiche definite "a testa di cobra" o "a *spring onion*", determinate dal difetto di riempimento dovuto alla parete dell'ureterocele circondato da un caratteri-

Fig. 7.15 a MRI: duplicità
ureterale sinistra; **b** MRI:
ureterocele dell'emidistretto
superiore

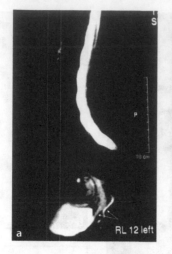 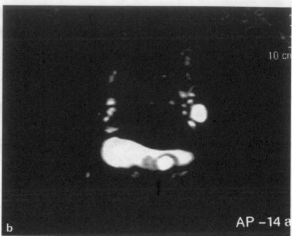

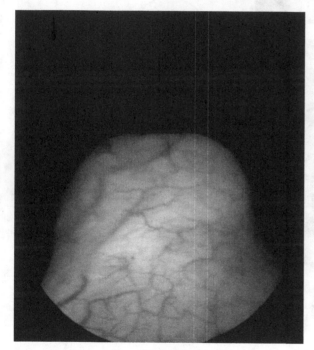

Fig. 7.16 Aspetto endoscopico di ureterocele ortotopico

La cistoscopia mostra in corrispondenza della papilla, del collo e dell'uretra una tumefazione di vario volume e forma, ricoperta da mucosa trans lucida, con orifizio ureterale di vario aspetto (Fig. 7.16).

7.2.3.3 Terapia

La scelta dell'atteggiamento terapeutico da tenere dipende da alcuni fondamentali elementi: l'età del paziente, lo stato funzionale del rene, la presenza di un singolo o di un duplice distretto, la posizione intra- o extravescicale dell'ureterocele, lo stato della vescica, il grado della dilatazione ureterale, la presenza di reflusso vescico-ureterale.

In caso di ureteroceli piccoli e non condizionanti effetti ostruttivi, tipici dell'età adulta, ci si limita a un follow-up.

Nelle forme più conclamate, tipiche dell'infanzia, la terapia gold standard è l'incisione endoscopica, consistente in una piccola incisione di 2-3 mm praticata nella parte bassa della parete anteriore dell'ureterocele che si presenta a ppena so pra al coll o vescicale. L'incisione decomprime l'ureterocele, trasformandolo in un lembo a valvola che previene il reflusso. Nei casi di ureterocele intravescicale viene riportato un r isultato favorevole ne l 90% dei cas i (Blyth et al. 1993). Nel follow-up i casi di insuccesso devono essere sottoposti all'intervento di reimpianto antireflusso.

La terapia endoscopica non sempre è opportuna o è, addirittura, da escludere nei casi più accentuati di ureterocele ectopico.

stico alone negativo. L'esame può, altresì, dimostrare l'eventuale reflusso, o il contemporaneo reflusso nel polo inferiore ipsilaterale nel 54% dei casi, o un reflusso controlaterale nel 28% dei casi, qualora coesista displasia del trigono (Sen et al. 1992)

La CT e la MRI giocano un ruolo non rilevante nella diagnosi della patologia, ma si rivelano molto utili nella diagnosi nei casi di doppio distretto ch e riescono a ben definire (Fig. 7.15).

In presenza di dilatazione marcata dell'uretere, diventa indispensabile l'intervento di reimpianto dell'uretere, eventualmente rimodellato , con tecnica antireflusso; viene consigliata la tecnica di Cohen per evitare di reimpiantare l'uretere nell'area vescicale che deve essere ricostruita dopo l'espianto dell'ureterocele (Gillenwater et al. 1996).

In caso di doppio distretto con uretero idronefrosi di uno di essi, un'alternativa è rappresentata dalla ureteropielo- o dalla uretero-ureterostomia.

In presenza di compromissione severa dell'emidistretto si dovrà procedere a eminefrectomia.

La resezione transuretrale dell'ureterocele può essere impiegata in caso di piccolo e funzionalment e irrilevante emidistretto con finalità disostruttive.

7.2.4 Sbocco ectopico

7.2.4.1 Patologia

Si definisce "ectopico" uno sbocco dell'uretere in sede diversa da quella tipica trigonale, che abitualmente si rinviene a livello del collo vescica o anche più distalmente in una delle strutture derivate dal dotto mesonefrico.

L'eventualità è più frequente nelle femmine (3:1), nelle quali l'anomalia è associata nell'80% dei casi alla duplicità ureterale, mentre nei maschi, di solito, interessa un sistema singolo. Nel 7, 5-17% dei casi è bilaterale (Ellerker 1958).

Nel maschio la sede più frequente di sbocco ectopico è all'interno dell'apparato urinario, nell'uretra posteriore o nell'otricolo prostatico, quella più rara è nelle strutture dell'apparato genitale più frequentemente nelle vescicole seminali, o nei dotti eiaculatori e nei vasi deferenti.

Nella femmina le sedi più comuni di sbocco ectopico sono, nell'ordine: l'uretra, il vestibolo vaginale, la vagina, il collo uterino e il dotto di Gartner.

L'età della scoperta diagnostica è varia. In caso di ostruzione severa si stabilisce una grave idronefrosi che può permettere con l'USG la diagnosi in epoca prenatale.

Più lo sbocco è nascosto e paucisintomatico, più alte sono le possibilità di alterato sviluppo del rene o del suo danneggiamento. Nel caso di uretere duplice sono molto frequenti i danni da patologia ostruttiva del sistema del polo superiore, per il deficit di svuotamento dell'uretere.

7.2.4.2 Clinica

La presentazione clinica è differente nei due sessi.

Nella femmina, se la sede è al di fuori dell'apparato urinario, si manifesta come sindrome d'incontinenza di urina o come perdita vaginale persistente (Freedman e Rickwood 1994). La paziente può evidenziare difficoltà di sviluppo e riferire storia di UTI ricorrenti. L'uretere coinvolto è spesso refluente e ciò può dare luogo a una sindrome di pollachiuria e urgenza minzionale.

Nel maschio, in cui non si ha mai uno sbocco esterno, non si osserva mai incontinenza. I sintomi più frequenti sono: infezioni urinarie ricorrenti, pollachiuria, urgenza minzionale, epididimite (molto sospetta se insorta in età prepuberale) e, nell'adulto, sconforto all'eiaculazione e infertilità (Squadrito et al. 1987).

La diagnosi può avere un riscontro obiettivo quando nella femmina può essere osservato l'ostio ureterale nel setto uretrovaginale.

L'USG dimostra la dilatazione del sistema escretore del polo superiore e la dilatazione distale dell'uretere come un'area ipoecogena dietro la vescica.

L'IVU dimostra l'esclusione o la scarsa o pacizzazione del sistema del polo superiore che può essere massivamente idronefrotico. In alcuni casi esso spinge in basso il polo inferiore dando l'immagine descritta come di "giglio appassito". In caso di polo escluso, alcuni segni radiologici possono indirizzare verso la diagnosi di duplicità ureterale: i calici del polo inferiore sono pochi, il calice superiore del distretto inferiore è molto lontano dal contorno renale superiore, la pelvi e il bacinetto inferiori sono più lontani dalla colonna rispetto al lato opposto, l'uretere inferiore può essere tortuoso. Particolare attenzione va posta nell'escludere che anche nell'altro lato non coesista un uretere ectopico o una duplicità ureterale.

La cistografia può dimostrare un reflusso, presente in circa la metà dei casi, evidenziando contemporaneamente la sede dello sbocco.

La CT e la MRI sono molto utili per dimostrare la presenza di un polo superiore piccolo e mal funzionante o non funzionante (Braverman e Lebowitz 1991).

Con l'esame cistoscopico può, a volte, essere identificato l'orifizio ureterale ectopico. La prova del blu di metilene in vescica può essere un utile mezzo diagnostico differenziale nei casi di sbocco esterno. La scintigrafia è utile per verificare la funzionalità del polo superiore.

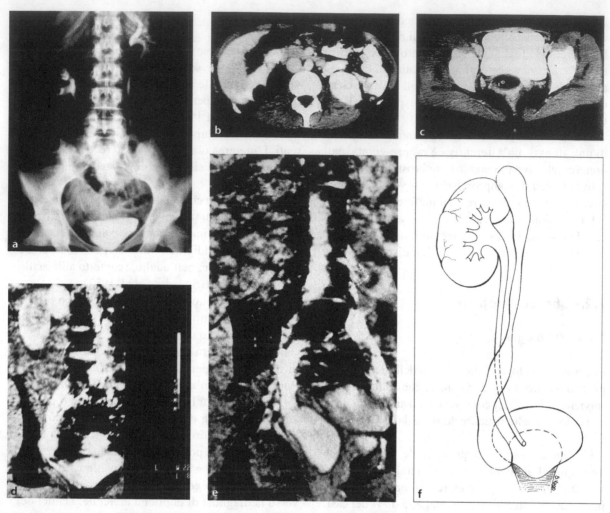

Fig. 7.17 **a** IVU: apparente quadro di normalità, l'ampia distanza del calice superiore dal contorno del polo superiore del rene destro fa sospettare il doppio distretto; **b** la CT dimostra un emidistretto superiore idronefrotico non funzionante; **c** CT: l'uretere dell'emidistretto superiore termina con una cospicua dilatazione sacculare a contatto con la parete vescicale e la vagina; **d** la MRI conferma la duplicità distrettuale con emidistretto superiore non funzionante; **e** la MRI evidenzia la dilatazione sacculare distale dell'uretere superiore; **f** schema

Case report personale: duplicità di distretto con sbocco ectopico vaginale osservato in paziente di anni 30 (Ruggeri et al. 1995) (Fig. 7.17).

7.2.4.3 Terapia

Se le condizioni del polo superiore sono compromesse, la terapia consiste nell'eminefrectomia superiore eseguita per via lombotomica o con tecnica di videolaparochirurgia. Se il polo superiore è in buone condizioni si può praticare una ureteropielostomia o un reimpianto vescicale, indispensabile in caso di reflusso.

7.3 Anomalie di struttura

7.3.1 Stenosi ureterale congenita

7.3.1.1 Patologia

È conseguenza di un disturbo di sviluppo della muscolatura ureterale: questa presenta alterazioni strutturali, forse conseguenza di compressioni subite dall'organo da parte di vasi fetali che possono essere poi non rinvenibili alla nascita per il loro riassorbimento prima della stessa (Allen 1970). Le alterazioni parietali determinano il restringimento del lume. Si presenta più frequente -

mente a livello della giunzione pielo-ureterale, della giunzione uretero-vescicale e a livello iliaco all'ingresso nel cingolo pelvico. Sono stati osservati casi in cui l a stenosi era presente in più punti facendo sospettare che il difetto di sviluppo interessi tutta la gemma.

I sintomi e le com plicazioni dipendono dall'entità della stenosi.

7.3.2 Valvola ureterale

7.3.2.1 Patologia

È costituita da una membrana mucosa contenente fibre muscolari con as petto anulare o a diaframma con apertura puntiforme. Si rinviene più frequentemente nel terzo medio o alla giunzione pielo-ureterale.

Pieghe o cuspidi mucose sono presenti nel 5% dei neonati; abitualmente scom paiono con la crescita . Le valvole potrebbero essere determinate dalla loro persistenza. Secondo Foroughi e Turner (1959) si riscontrano nel 5-10% delle autopsie e possono essere anche bilaterali.

Maizels e Stephens (1980) hanno riportato una casistica di 15 casi di valvole ureterali: 12 a sinistra, 3 a destra; 5 a livello della giunzione ureterale, 1 a livello ureterale alto, 9 a livello dell'uretere distale. Coesisteva associazione con megauretere in 3 casi ed era presente reflusso vescico-ureterale in 4 casi.

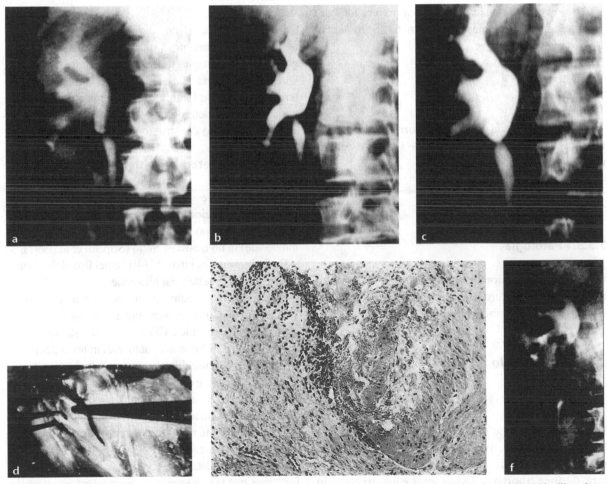

Fig. 7.18 a IVU: moderata idroureteronefrosi destra da ostacolo a livello di L3; **b** RUP: nella fase d'iniezione del mdc la dilatazione è meno accentuata; **c** RUP: nella fase di svuotamento la dilatazione è sovrapponibile a quella dell'uro grafia; **d** foto intraoperatoria: valvola a nido di rondine; **e** esame istologico: rivestimento epiteliale e componente muscolare della valvola; **f** IVU postoperatoria: resezione della valvola e ureterorrafia su stenting. Riprodotto con autorizzazione da J. Urol. Néphrol. 83(10-11), 863-867

7.3.2.2 Clinica

Condiziona un fattore ostruttivo e, quindi, può determinare un   quadro d'idronefrosi   più o men o grave.

La diagnosi è possibile con l'IVU e la RUP; queste evidenziano una lesione che determina ostruzione e dilatazione al di sopra della stessa, in assenza di qualsiasi segno di ostruzione a valle, con la caratteristica del ritardo del transito del mdc in corso di urografia e dalla facile risalita dello stesso nella sua iniezione retrograda.

Solo con l'esame istologico è possibile differenziare una vera valvola con genita dalle pseudovalvole infiammatorie: infatti, solo la valvola con genita presenta la componente muscolare nella sua struttura.

Case report personale: valvola dell'uretere lombare osservata in paziente maschio di anni 53 (Sorboli et al 1977) (Fig. 7.18).

7.3.2.3 Terapia

Resezione della valvola e ureterorrafia, resezione ureterale e anastomos i ureterale term ino-terminale.

7.3.3 Torsione

7.3.3.1 Patologia

Consiste nella torsione a spirale lungo il suo asse di un tratto dell'uretere. La conse guenza è il fattore ostruttivo e la possibile idronefrosi.

7.3.4 Diverticolo

7.3.4.1 Patologia

È un'estroflessione della parete e può essere un "vero" diverticolo, avente cioè nella sua parete tutti gli strati anatomici, che viene considerato un uretere duplice abortivo. Esiste anche un diverticolo "acquisito", costituito in questo caso solamente da mucosa, di solito associato a stenosi, calcoli o conseguente a traumi.

7.3.4.2 Clinica

Può essere un fattore favorente infezioni. In alcuni casi può raggiungere un cospicuo volume e condizionar e idronefrosi.

7.3.4.3 Terapia

Se comporta comp licazioni è necessar io intervenire con resezione semplice e ureterorrafia o con resezione ureterale e uretero-ureteroanastomosi.

7.3.5 Megauretere primitivo

7.3.5.1 Patologia

Consiste nella dilatazione di tutto l'uretere (megauretere totale) o solamente di uno o più tratti di esso (megauretere segmentario) determinata da cause congenite. Questa definizione serve a distin guerlo dal me gauretere *secondario* dell'adulto conseguente a ostruzioni di varia natura che determinano la dilatazione dell'uretere a monte del punto di ostruzione stessa.

7.3.5.2 Megauretere primitivo ostruttivo

L'ostruzione può essere determinata da una stenos i intrinseca della porzione terminale (ostruzione organica) o dalla presenza di un se gmento aperistaltico (ostruzione funzionale) in un qualsiasi tratto (Sripathi et al. 1991).

È più frequente nei maschi (4:1) e nel lato sinistro;può essere nel 15-25% dei casi bilaterale.

Il se gmento a dinamico corr isponde a gli ultimi 3-4 centimetri dell'organo che non permettono il passaggio dell'onda peristaltica. Ciò avviene nonostante il tratto sia di calibro e di lume adeguato. Nel tratto ureterale di passaggio dalla parte dilatata a quella non dilatata la muscolatura parietale è disor ganizzata o assente, sostituita in gran parte da tessuto collageno. L'alterazione non consente di conseguenza il normale transito del bolo di urina e si comporta come un fattore ostruttivo determinando la dilatazione a monte.

Il grado della dilatazione è variabile. In caso di bilateralità è possibile la coesistenza di megauretere ostruttivo da un lato e megauretere non ostruttivo dall'altro (Fig. 7.19).

Può coesistere con un'ostruzione del giunto pielo-ureterale (Peters et al. 1989) (Fig. 7.20).

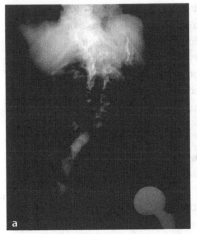
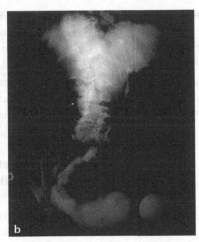
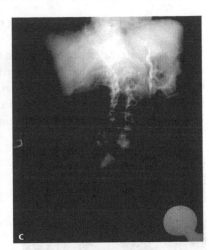

Fig. 7.19 **a** IVU: megauretere segmentario pelvico destro; **b** IVU: ureteroidronefrosi destra per la prerogativa ostruttiva del megauretere; **c** IVU: presenza di megauretere segmentario pelvico anche a sinistra di tipo non ostruttivo. Riprodotta con autorizzazione da Acta Urol. Ital. 9, 371-374

Fig. 7.20 **a** IVU: idronefrosi sinistra con calcolosi secondaria, megauretere segmentario destro; **b** IVU: presenza di megauretere segmentario anche a sinistra; si osserva lo svuotamento del segmento di megauretere a destra; **c** IVU: megauretere di sinistra in fase di distensione; **d** IVU: svuotamento del segmento di megauretere sinistro

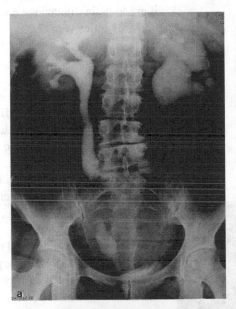
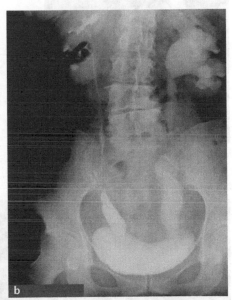
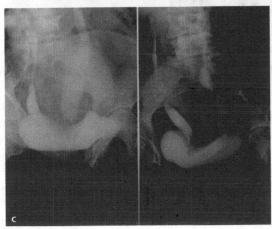
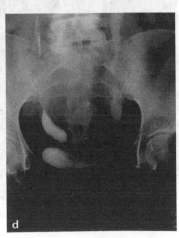

7.3.5.3 Megauretere primitivo da reflusso

È un megauretere determinato da una malformazion e
che interessa solo la giunzione uretero-vescicale e che
determina incompetenza congenita del meccanismo antireflusso. La stessa consiste in un'insuf ficienza della
lunghezza e nella distrofia del tunnel ureterale, e l'alte-

razione è spesso bilaterale, al contrario di quanto avviene
nel megauretere ostruttivo dove di solito è unilaterale. Il
conseguente reflusso persistente determina la comparsa
del megauretere di vario grado ed estensione in rapporto
all'età di osservazione. Nel tempo, l'uretere dilatandosi
può divenire tortuoso e determinare ostruzione secondaria della giunzione uretero-pielica (Fig. 7.21).

7.3.5.4 Megauretere primitivo non ostruttivo e non refluente

La causa di questo tipo di megauretere non è nota. Potrebbe essere la stessa intrinseca alterazione di sviluppo
di un segmento, ma si pensa possa essere espressione di
precedente ostruzione risoltasi lasciando come reli -
quato la dilatazione. Di solito l'intero uretere è dilatato,
il grado della dilatazione è var iabile, l'uretere distale
non è stenotico (Fig. 7.22).

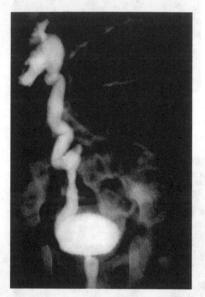

Fig. 7.21 RUP: megauretere da reflusso

7.3.5.5 Diagnosi

Le inda gnostiche di base sono l'IVU e l   a
VCUG. Queste sono in grado di differenziare un megauretere da reflusso da uno non re fluente e di identificare se   la causa ostrutt iva è da attr ibuirsi ad
alterazione intrinseca dell'uretere corrispondente al
segmento adinamico o di identificare cause ostruttive
come le valvole o l'ureterocele che danno origine al
megauretere secondario.

Nei neonati l'uso della RI può evitare l'IVU. L'utilizzo della RD si rileva utile per differenziare un megauretere realmente ostruttivo da un megauretere non
refluente e non ostruttivo.

7.3.5.6 Terapia

In caso di me gauretere primitivo c'è un'elevata pos -
sibilità (8 5%) di poter assistere a una remissione
spontanea dello stesso. Uno studio che confermi un
buon drenaggio ureterale, in assenza di infezioni urinarie ricorrenti e di peggioramento della funzione renale, giustifica un atteggiamento conservativo (Peters
et al. 1989).

Negli altri casi è necessario l'intervento, che consiste nella plastica riduttiva e nella resezione del tratto
distale stenotico o/e nel reimpianto ureterovescicale.

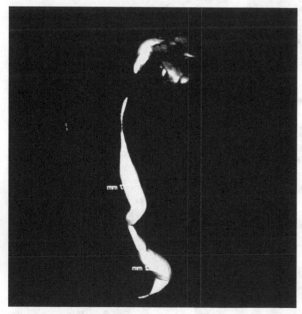

Fig. 7.22 CT: megauretere segmentar io non ostrutt ivo e non
refluente

7.3.6 Uretere nella "prune belly syndrome"

7.3.6.1 Patologia

È una sindrome caratterizzata dall'assenza o dalla marcata ipoplasia della muscolatura della parete addominale che si associa a grave ipotonia vescicale e a criptorchidismo bilaterale. Si tratta inoltre di una sindrome rara, che interessa quasi esclusivamente i maschi e a eziologia incerta (ostruzione dell'uretra posteriore, disgenesia prostatica e ascite fetale, errore di sviluppo mesodermico).

Displasia renale e idronefrosi si hanno nel 50% dei casi. L'uretere o gli ureteri sono allungati, dilatati e tortuosi con interessamento prevalente del tratto distale rispetto a quello prossimale. Quest'ultimo, infatti, è meno patologico e non infrequentemente ha aspetto quasi normale, fattore molto importante ai fini della chirurgia correttiva. Microscopicamente si dimostra nella parete dell'organo un ridotto numero di fibre muscolari lisce, sostituite da tessuto fibroso (Palmer e Tesluk 1974). Questo comporta funzionalmente un netto deficit dell'attività peristaltica.

La maggior parte di questi ureteri presenta reflusso vescico-ureterale; raramente si riscontrano segmenti ureterali ostruenti, anche se qualche Autore ha riportato l'osservazione di valvole distali (Maizels e Stephens 1980).

7.3.6.2 Terapia

La terapia è di tipo chirurgico ricostruttivo.

7.4 Anomalie di lunghezza

7.4.1 Ectopie renali

7.4.1.1 Patologia

Anomalie di lunghezza si riscontrano in quelle situazioni in cui il rene non si trova nella sua sede abituale, la loggia renale, configurandosi in tal modo i casi di ectopia renale. Abitualmente il fenomeno è unilaterale, rari i casi di bilateralità.

Un uretere più lungo si ha nei casi di ectopia toracica, di ectopia sottodiaframmatica secondaria a omfalocele e in quelli di ectopia crociata.

L'ectopia crociata può essere (A beshouse e B hisitkul 1959):

- unilaterale senza fusione;
- unilaterale con fusione: è la possibilità più frequente e il rene ectopico si colloca sempre inferiormente;
- unilaterale di rene unico;
- bilaterale.

Il tipo più frequente di fusione renale è comunque il **rene a ferro di cavallo**, classificato abitualmente tra le ectopie: è la condizione in cui i due reni sono fusi per i loro poli, quasi sempre quelli inferiori, con un ponte chiamato istmo. L'anomalia determina un dimorfismo della via escretrice intrarenale con proiezione mediale dei calici e mal rotazione del bacinetto; gli ureteri, che decorrono anteriormente ai bacinetti e all'istmo, assumono anomale inserzioni e angolature (Fig. 7.23). Vi è un'elevata incidenza di pielectasie e conseguentemente di complicazioni infettive oppure litiasiche (Fig. 7.24).

Ci si trova in presenza di un uretere più corto nei casi di ectopia ipsilaterale addominale, iliaca (Fig. 7.25) o pelvica.

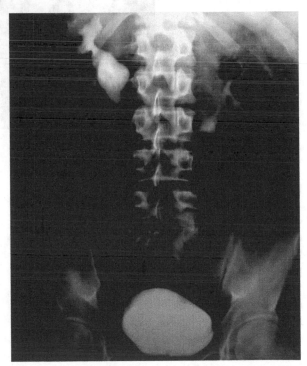

Fig. 7.23 IVU: rene a ferro di cavallo; ureteri medializzati con anomale inserzioni

Fig. 7.24 **a** CT: rene a ferro di cavallo, calcolosi caliciale multipla e pielica destra; **b** CT: idronefrosi destra con calcolosi secondaria, rotazione del rene sinistro

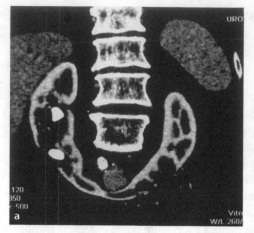 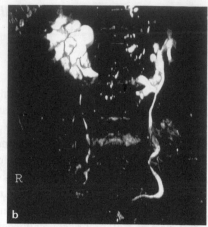

Fig. 7.25 **a** CT: ectopia renale iliaca destra; **b** CT: ectopia renale iliaca sinistra

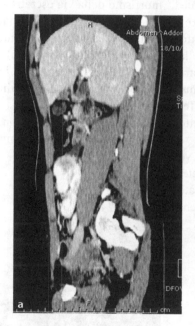 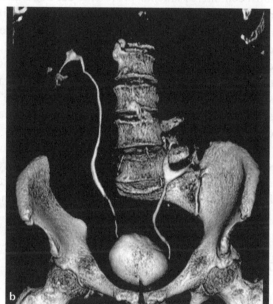

Un uretere più corto acquisito si ha in caso di trapianto renale.

Come fattori che impediscono la normale ascesa del rene sono stati invocati un anomalo sviluppo della gemma ureterale, un difetto del tessuto metanefrogeno, alterazioni genetiche, malattie materne, fattori teratogeni.

I reni ectopici sono generalmente più piccoli e mal rotati e con displasia della via escretrice intrarenale. In più del 50% dei casi si presentano idronefrotici per stenosi della giunzione uretero-pielica o ureterovescicale, per reflusso di grado elevato o per conseguenza ostruttiva della mal rotazione (Gleason et al. 1994).

7.4.1.2 Clinica

I reni ectopici possono essere asintomatici se non intervengono complicazioni, frequenti in caso di ectopia pelvica per anomala inserzione dell'uretere e per la facile presenza di vasi anomali ostruenti. Si possono, così, rinvenire idronefrosi, infezioni e calcolosi secondarie (Fig. 7.26).

Nei casi di ectopia iliaca e pelvica, l'esordio clinico con sintomatologia dolorosa acuta pone delicati problemi di diagnosi differenziale con forme acute addominali di competenza appendicolare, annessiale o colica, specie nei casi in cui sia palpabile una massa addominale di natura non identificata, sostenuta dal rene ectopico.

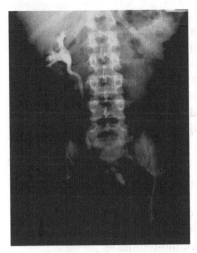

Fig. 7.26 IVU: ectopia renale pelvica sinistra con marcata ureteroidronefrosi

La diagnosi con l'utilizzo di USG, CT, IVU e RI è agevole. Più complicata nei casi acuti o nei casi di trauma addominale, ai quali il rene ectopico è più esposto perché viene a perdere la sua naturale sede protettiva.

Case report personale: rene sinistro in ectopia controlaterale sottorenale con fusione in paziente con neoplasia uretere premurale destro (Fig. 7.27).

7.4.1.3 Terapia

Consiste nel trattamento delle ripercussioni sulla via escretrice e delle complicazioni conseguenti.

7.5 Anomalie di percorso e di posizione

7.5.1 Uretere retrocavale

7.5.1.1 Patologia

È un'anomalia congenita, definita anche uretere circumcavale, in cui l'uretere destro a livello lombare ha un percorso retrocavale. Si ritiene conseguenza della mancata regressione della vena cardinale poste-

Fig. 7.27 **a** CT: idronefrosi destra, ectopia crociata rene sinistro con fusione; **b** CT. idronefrosi destra, quadro di normalità del rene ectopico; **c** CT: l'uretere sinistro scavalca la linea mediana per scaricare in sede normale; **d** CT: neoplasia uretere pelvico destro (Cis) condizionante la ureteroidronefrosi

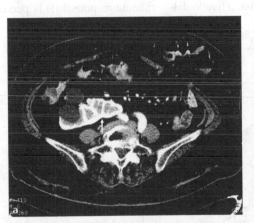
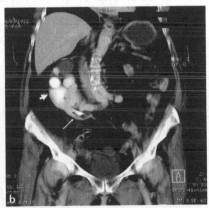
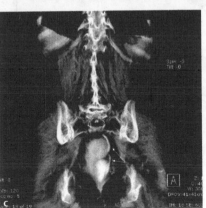
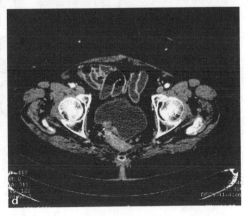

riore e della sua persistenza come porzione sottorenale della vena cava inferiore. Predomina nel sesso maschile (3:1).

7.5.1.2 Clinica

Può decorrere asintomatico ed essere scoperto incidentalmente o, per fenomeni di compressione, provocare una sindrome ostruttiva. In questo caso i sintomi di solito compaiono alla quarta decade di vita sotto forma di dolori, UTI, ematuria.

All'urografia si osservano la pelvi renale e l'uretere lombare allungati e dilatati con immagine ureterale, ritenuta tipica, a "J" rigirata o "ad amo di pesce", sino al livello della 3ª-4ª vertebra lombare.

Alla RUP si evidenzia un'immagine a "S" italica dell'uretere.

La CT è in grado di confermare la diagnosi evitando di ricorrere alla RUP (Murphy et al. 1987).

Ne è stata proposta una classificazione in due tipi: *low loop* e *high loop* (Bateson e Atkinson 1969). Nel tipo *low loop*, il più comune, la porzione prossimale dell'uretere dilatata ha la tipica forma a "J" rivoltata, a livello della terza vertebra lombare passa dietro la cava e riemerge di calibro normale medialmente per incrociare i vasi iliaci e riportarsi lateralmente. Nel tipo *high loop* l'uretere subito sotto il giunto pielo-ureterale si dirige verso e passa sotto la cava (Fig. 7.28).

È stato anche distinto un tipo I, con quadro ostruttivo d'idronefrosi, da un tipo II con leggero grado di dilatazione (Kenawi e Williams 1976).

7.5.1.3 Terapia

Dipende dal grado d'idronefrosi e dall'importanza delle patologie secondarie. Resezione ureterale e anastomosi ureterale termino-terminale.

7.5.2 Uretere retroiliaco

7.5.2.1 Patologia

È un'anomalia congenita in cui l'uretere a livello dei vasi iliaci ha un percorso posteriore rispetto a questi ultimi. È ritenuta responsabile la persistenza dell'arteria ombeli-

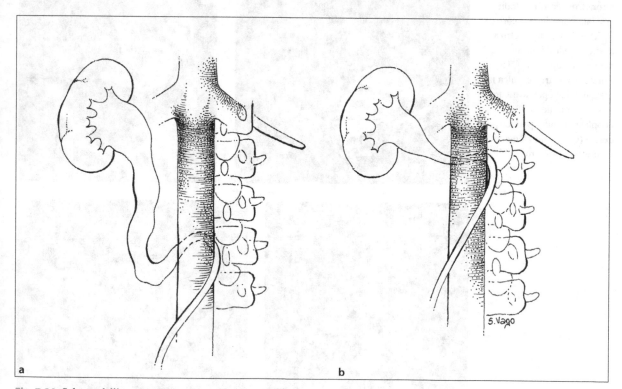

Fig. 7.28 Schema dell'uretere retrocavale: **a** tipo low loop; **b** high loop

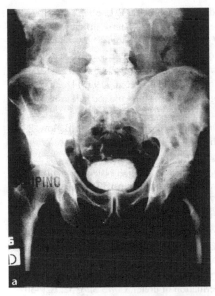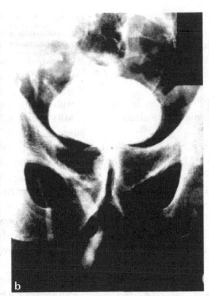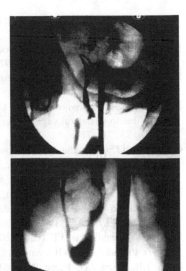

Fig. 7.29 **a** IVU: ptosi renale destra e idronefrosi; **b** IVU: l'uretere erniato compie un percorso discendente e ascendente nello scroto; **c** RUP: esteso difetto di riempimento nel tratto erniato ascendente dell'organo, gentilmente concesso da M. Polito et al.

cale prossimale (Gray e Skandala 1972). L'ostruzione occorre a livello di L 5-S1 ed è causata dalla com pressione dell'arteria. Sono stati descritti casi di bilateralità.

7.5.2.2 Terapia

Resezione ureterale e anastomosi ureterale termino-terminale.

7.5.3 Ernie ureterali

Le ernie ureterali rappresentano cas i clinici eccezionali. Riportate ernie ureterali inguinali, inguino-scrotali e femorali. Secondo Sharma et al. (2009), sono 14 i casi di ernie ureterali inguino-scrotali descritti, si - nora, in letteratura. Generalmente sono paraperitoneali associate a un sacco erniario peritoneale, osservate anche forme extraperitoneali non accompagnate da un sacco. Condizione favorente è la ptosi renale. Di solito asintomatiche, possono evidenziarsi per l'idronefrosi secondaria alla uropat ia ostrutt iva determinata dall'anomalo percorso dell'organo (Eilber et al. 2001).

Straordinario il caso di ernia ureterale inguino-scrotale destra descritto da Polito et al.(2009) esordito con sindrome di scroto acuto sostenuto dallo sviluppo di un

urotelioma G3 nel tratto di uretere erniato (Fig. 7.29).

Osservate forme congenite presenti alla nascita, ma in genere sono forme acquisite determinatesi col meccanismo delle ernie da scivolamento.

Descritti anc he cas i di ern ie interne e sc iatiche (Oyen et al. 1987).

Bibliografia

Abeshouse, B.S., Bhisitkul, I. (1959) Crossed renal ectopi a with and without fusion. *Urol. Internat.* 9, 63-91.

Allen, T.D. (1970) Congenital ureteral strictures. *J. Urol.* 104, 196-205.

Ambrose, S.S., Nicolson, W.P. (1964) Ureteral reflux in duplicated ureters. *J. Urol.* 92, 439-444.

Bateson, E.M., Atkinson, D. (1969) Circumcaval ureter: A new classification. *Clin. Radiol.* 20, 173-177.

Blyth, B., Passerini-Glazel, G., Camuffo, C. et al. (1993) Endoscopic incision of ureteroceles: intravesical versus ectopic. *J. Urol.* 149, 556-559.

Braverman, R.M., Lebowitz, R.L. (1991) Occult ectopic ureter in girls with urinary incontinence. Diagnosis by using CT. *AJR* 156, 365-366.

Brown, T., Mandell, J., Lebowitz, R.L. (1987) Neonatal h ydronephrosis in the era of ultrasonography. *AJR* 148, 959-963.

Eilber, K.S., Freedland, S.J., Ra jfer, J. (2001) Obstructive uropathy secondary to ureteroinguinal herniation. *Rev Urol* 3, 207-208.

Ellerker, A.G. (1958) The extravesical ectopic ureter. *Br. J. Surg.* 45, 344-353.

Ericsson, N.O. (1954) Ectopic ureterocele in infants and children. *Acta Chir. Scand.* (Suppl.) 197, 8-14.

Foroughi, E., Turner, J.A. (1959) Congenital ureteral valve. *J. Urol.* 81, 272-274.

Freedman, E.R., Rickwood, A.M.K. (1994) Urinary incontinence due to unilateral vaginally ectopic single ureter. *Br. J. Urol.* 73, 716-717.

Gillenwater, J.Y., Grayhack, J.T., Howard, S.S. et al. (199 6) *Adult and Pediatric Urology*. Vol. 3, 2213. Third edition. Mosby-Year Book Inc.

Gleason, P.E., Kelalis, P.P., Husmann, D.A. et al. (1994) Hydronephrosis in renal ectopia: Incidence, etiology and significance. *J. Urol.* 151, 1660-1661.

Gray, S.W., Skandalakis, J.E. (eds) (1972) *Embriology for Surgeons*. Philadelphia, WB Saunders Company.

Gunn, T.R., Mora, J.D., Pease, P. (1995) Antenatal diagnosis of urinary tract abnormalities b y ultrasono graphy after 28 weeks' gestation: incidence and outcome. *Am. J. Obstet. Gynecol.* 172(2Pt1), 479-486.

Hanna, M.K., Jeffs, R.D., Sturgess, J.M. et al. (1976) Ureteral structure and ultrastructure. Part II. Congenital ureteropelvic junction obstruction and primary obstructive megaureter. *J. Urol.* 116, 725-730.

Kass, E.J., Fink-Bennett, D. (1990) Radioisotopic evaluation of the dilated urinary tract. *Urol. Clin. North. Am.* 17, 273-289.

Kenawi, M.M., Williams, D.I. (1976) Circumcaval ureter: A report of four cases in children with a review of the literature and a new classification. *Br. J. Urol.* 48, 183-192.

Koff, S.A. (1990) Pathoph ysiology of ureteropelvic junction obstructions. *Urol. Clin. North. Am.* 17, 263-272.

Maizels, M., Ste phens, F.D. (1980) Valves of the ureter as a cause of primary obstruction of the ureter: Anatomic, embryologic and clinical aspects. *J. Urol.* 123, 742-747.

Murphy, B.J., Casillas, J., Becerra, J.C. (1987) Retrocaval ureter: Computed tomography and ultrasound appearance. *J. Comput. Assist. Tomogr.* 11, 89-93.

Oyen, R., Gielen, J., Baert, L. et al. (1987) CT demonstration of a ureterosciatic hernia. *Urol. Radiol.* 9, 174-176.

Palmer, J.M., Tesluk, H. (1974) Ureteral patholo gy in the prune bell syndrome. *J. Urol.* 111, 701-707.

Peters, C.A., Mandell, J., Lebowitz, R.L. et al. (1989) Congenital obstructed megaureters in early infancy: Diagnosis and treatment. *J. Urol.* 142, 641-645.

Polito, M., d'Anzeo, G., Cantoro, D. et al. (2009) Scrotal mass in an inguino-scrotal ureteral hernia. JAS 16, 133-136.

Ruggeri, P., Pagano, S., Stabile, F. et al. (1995) Double ureter with ectopic vaginal opening: diagnostic role of CAT and MRI. *Acta Urol. Ital.* 9, 371-374.

Saxen, L. (1987) Organogenesis of the kidney. In Barlow, P.W., Green, P.B., Wylie, C.C. (eds) *Development and cell biology series*. Cambridge, University Press.

Sen, S., Beasley, S.W., Ahmed. S. et al. (1992) Renal function and vesicoureteral reflux in children with ureterocele. *Pediatr. Surg. Int.* 7, 192-194.

Share, J.C., Lebowitz, R.L. (1989) Ectopic ureterocele without ureteral and calyceal dilatation (ureterocele disproportion). Findings on urography and sonography. *Am. J. Roentgenol.* 152, 567-571.

Sharma, R.K., Murari, K., Kumar, V et al. (2009). Inguinoscrotal extraperitoneal herniation of ureter. *Can J Surg* 52: E29-30.

Sorboli, G., Pagano, S., Meazza,A. (1977) Valvule urétérale congénital chez un adulte. *J. Urol. Néphrol.* 83(10-11), 863-867.

Squadrito, J. Jr, Rifkin, M.D., Mulholland, S.G. et al. (1987) Ureteral ectopia presenting as ep ididymitis and infertility. *Urology* 30, 67-69.

Sripathi, V., King, P.A., Thompson, M.R., Bogle, M.S. (1991) Primary obstructive megaureter. *J. Pediat. Surg.* 26, 826-829.

Stephens, D. (1971) Caecoureterocele and concepts on the embryology and aetiology of ureteroceles. *Aust. N.Z. J. Surg.* 40, 239-248.

Sumfest, J.M., Burns, M.W., Mitchell, M.E. (1995) Pseudoureterocele: potential for misdia gnosis of an ectopic ureter as a ureterocele. *Br. J. Urol.* 75, 401-405.

Teele, R.L., Share, J.C. (1991) *Ultrasonography of infants and children*. Philadelphia, WB Saunders Company, p. 234.

Thomas, D.F. (1998) Prenata lly detected uropathy: epidemiological consideration. *Br. J. Urol.* 81 (suppl. 2), 8-12.

Tokunaka, S., Gotoh, T., Koyanagi, T. et al. (1981) Morphological study of the ureterocele: A possible clue to its embryogenesis as evidenced by a locally arrested myogenesis. *J. Urol.* 126, 726-729.

Weigert, C. (1877) Ulbeteinige bil dunfehter der uretera. *Virchows Arch.* 70, 490-496.

8.1 Patologia

Il reflusso vescicoureterale (VUR) è la condizione in cui l'urina pervenuta in vescica risale nuovamente nell'uretere o/e nella via escretrice intrarenale in maniera passiva o in modo attivo durante la contrazione minzionale della vescica. È un'anomalia molto fre quente nell'infanzia (1 su 150 bambini).

Il reflusso *primario* è dovuto a un'anomalia congenita della giunzione uretero-vescicale, con una riconosciuta base genetica (Murawski e Gupta 2006), causata dalla distrofia della muscolatura longitudinale dell'uretere intravescicale e del trigono che altera il normale meccanismo antireflusso. Va distinto dal reflusso *secondario*, che è causato dall'ostruzione organica o funzionale del basso apparato urinario.

Nell'infanzia sono responsabili l'ureterocele, le valvole uretrali, la vescica neurologica.

Nell'adulto sono invece responsabili la malattia del collo vescicale tipica dei giovani adulti (Fig. 8.1), la sclerosi postoperatoria del collo vescicale e dell'uretra posteriore (Fig. 8.2), l'ipertrofia prostatica con ritenzione cronica, la dissiner gia vescicosfinterica (Fig. 8.3), la vescica neurologica.

Il reflusso può essere anche conseguenza d'infezioni recidivanti o croniche delle vie urinarie, sebbene l'infezione possa essere, a sua volta, sostenuta dal reflusso.

Circa l'1-2% dei bambini ne soffre e la patologia si rinviene nel 25-40% di quelli che presentano pielonefriti acute (Fanos e Cataldi 2004). Nei neonati ai quali era stata diagnosticata in epoca prenatale un'idronefrosi, la responsabilità del reflusso è del 15% (Phan et al. 2003).

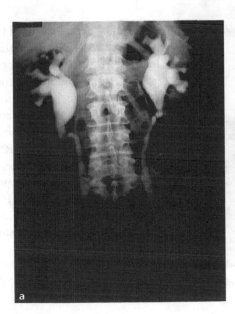
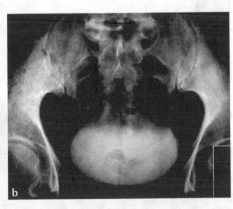

Fig. 8.1 **a** IVU: reflusso vescicoureterale attivo bilaterale; **b** VCUG: malattia del collo vescicale

S. Pagano, *L'uretere: malattie e sintomi.*
© Springer-Verlag Italia 2010

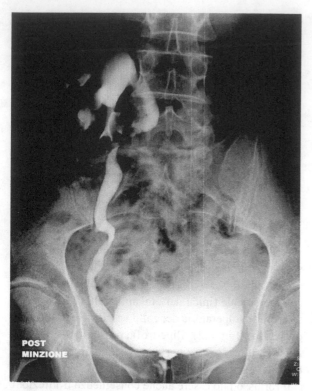

Fig. 8.2 VCUG: reflusso vescicoureterale da sclerosi del coll o postoperatoria

Il reflusso intrarenale di urine infette può danneggiare il rene instaurando quella che viene definita nefropatia da reflusso (RN), forma dipielonefrite cronica causa di ipertensione dell'infanzia e nel 1 5-30% dei casi di CRF nell'infanzia e neigiovani (Ardissino et al. 2004).

In rapporto alla sua intensità, è stata proposta dall'International Reflux Study Committee (Lebowitz et al. 1985) una classificazione in gradi:

- 1° grado: il reflusso è limitato all'uretere, che presenta dilatazione modica;
- 2° grado: interessa anche il bacinetto e i calici, che non presentano dilatazione;
- 3° grado: è presente modesta o moderata dilatazione di tutta la via escretrice superiore con minimo appiattimento dei fornici caliciali;
- 4° grado: è presente dilatazione maggiore con accentuato appiattimento dei calici e moderata tortuosità ureterale;
- 5° grado: è presente marcata dilatazione, con grave appiattimento delle papille renali e comparsa di *kinking* ureterale.

Si distingue un reflusso *attivo* da un reflusso *passivo*, a seconda che si evidenzi durante la fase minzionale o si evidenzi nella fase di riempimento vescicale retrogrado in corso di cistografia.

8.2 Clinica

La diagnosi per immagini si basa su metodiche radiologiche ed ecografiche (Darge e Riedmiller 2004). Tra le prime, la VCUG con m dc permette di valutare il grado e il tipo di reflusso, e consente lo studio della vescica e delle modalità del suo svuotamento nonché lo studio dell'uretra. È considerata l'esame diagnostic o gold standard. Può essere eseguita con introduzione di un radionuclide in vescica (RNC): in tal caso si ottengono immagini meno precise, anche se si ha il vantaggio di esporre il paziente, soprattutto se minore, a una dose inferiore di radiazioni. È possibile anche ricorrere all'urosonografia minzionale (VUS) introducendo in vescica una sostanza contrasto ultrasonografica.

Si manifesta abitualmente con infezioni ricorrenti delle vie urinarie. In alcuni casi può essere riferito il segno clinico caratteristico: dolore lombare in corso di minzione.

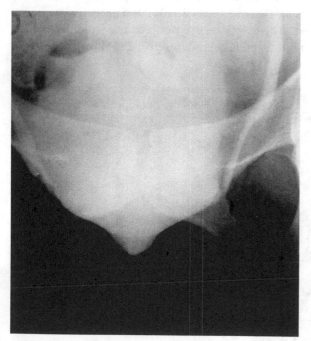

Fig. 8.3 VCUG: reflusso vescicoureterale bilaterale da dissinergia vescicosfinterica in donna di anni 28

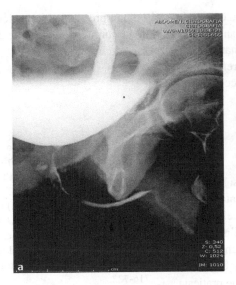
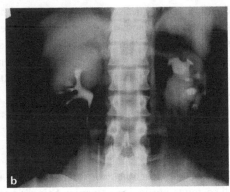

Fig. 8.4 **a** RCUG: reflusso passivo sinistro di 3° grado; **b** IVU: nefropatia sinistra da reflusso

L'USG può evidenziare dilatazione delle vie urinarie superiori.

L'IVU può dimostrare un uretere parzialmente o totalmente contrastato dopo la posa minzionale, i segni della nefropatia da reflusso sotto forma di distorsioni e dilatazioni caliciali (Fig. 8.4) e di assottigliamento della cornice parenchimale. L'uretere può essere molto dilatato con aspetto di megauretere e formare *kinking* nelle forme più avanzate (vedi Fig. 7.21, p. 42).

Con la cistoscopia è possibile riscontrare l'aspetto "a buca di golf" o "a ferro di cavallo" della papilla incompetente.

8.3 Terapia

La terapia del reflusso vescicoureterale può essere conservativa o chirurgica.

8.3.1 Trattamento in età pediatrica

Il trattamento standard del reflusso in età pediatrica comporta l'utilizzo di antibioticoterapia mirata per prevenire o trattare le UTI, monitorando il decorso delle stesse e lo stato della funzionalità renale, provvedendo periodicamente a verificare con esami diagnostici se il reflusso si sia spontaneamente risolto.

Alcuni studi randomizzati, tuttavia, hanno evidenziato come non vi siano particolari vantaggi all'uso preventivo degli antibiotici, mettendo però in risalto come questa

strategia possa indurre alla sottovalutazione del problema nel senso di indurre una scarsa attenzione al necessario stretto follow-up. Ciò potrebbe creare i presupposti di un reflusso latente persistente che porti all'instaurarsi di RN.

Il trattamento endoscopico viene ritenuto nell'infanzia un'opzione accettabile per cercare di evitare al piccolo paziente la morbilità e alla famiglia lo stress dell'intervento chirurgico. Naturalmente l'ureterocistoneostomia è inevitabile in caso di UTI recidivanti e ribelli alle terapie, in caso di persistenza dopo il ragionevole periodo di attesa, quando compaiono i segni del danno renale e quando è indispensabile dover procedere alla correzione di altra malformazione o patologia associata.

8.3.2 Trattamento in età adulta

Innanzitutto, in caso di reflussi secondari è indispensabile intervenire provvedendo a correggere la patologia determinante, risolta la quale, non infrequentemente, si può assistere alla conseguente risoluzione del reflusso.

La scelta terapeutica dipende dalla gravità del reflusso e dalle conseguenze che esso ha determinato sul rene e sulla sua funzione.

Il trattamento conservativo mira a prevenire gli episodi d'infezioni febbrili, essendo le *poussée* pielonefritiche dannose per l'integrità del rene. Norme dietetiche, abbondante idratazione, norme comportamentali, svuotamento vescicale regolare con l'utilizzo della doppia minzione sequenziale e profilassi antibiotica servono allo scopo di attendere la possibile risoluzione spontanea della disfunzione. In questo modo i reflussi di primo e secondo grado nei giovani possono risolversi spontaneamente. Per spiegare questa evoluzione favorevole sono stati invocati processi di maturazione dei meccanismi antireflusso durante la crescita. Naturalmente in caso d'insuccesso o nei casi più gravi è necessario intervenire.

8.3.2.1 Terapia endoscopica

La terapia endoscopica con iniezioni peri- e subureterali di sostanze particolari ("**tecnica Sting**") è stata iniziata da O'Donnell e Puri (1984) con utilizzo del teflon; ha lo scopo di restringere la parte più distale dell'uretere a monte dell'orifizio grazie ai pomfi che si ottengono con le iniezioni. Sono stati impiegati anche collagene e silicone. Anche attualmente in alcuni centri viene praticata come terapia iniziale (con destranomero/polimero acido ialuronico). In una recente metanalisi (Elder et al. 2006) di 5527 pazienti e 8101 unità renali con uno o due trattamenti, viene riportata una percentuale di successo nell'85% dei casi di reflusso non complicati.

8.3.2.2 Terapia chirurgica

La terapia chirurgica consiste nella **ureterocistoneostomia** e ha lo scopo di correggere il reflusso, ristabilendo il naturale meccanismo antireflusso. Questo si ottiene provvedendo al riconfezionamento del tragitto sottomucoso vescicale dell'uretere e al suo successivo reimpianto.

Bibliografia

Ardissino, G., Avolio, L., Dacco, V. et al. (2004) Long-term outcome of vesicoureteral reflux associated chronic renal failure in children. Data from Italkid Project. *J. Urol.* 172, 305-310.

Darge, K., Riedmiller, H. (2004) Current status of vesicoureteral reflux diagnosis. *World J. Urol.* 22, 88-95.

Elder, J.S., Diaz, M., Caldamone, A.A. et al. (2006) Endoscopic therapy for vesicoureteral reflux: a meta-analysis. Reflux resolution and urinary tract infection. *J. Urol.* 175, 716-722.

Fanos, V., Cataldi, L. (2004) Antibiotics or surgery for vesicoureteric reflux in children. *Lancet* 364, 1720-1722.

Lebowitz, R.L., Olbing, H., Parkkulainen, K.V. et al. (1985) International reflux study in children: international system of radiographic grading of vesicoureteric reflux. *Pediatr. Radiol.* 15, 105-109.

Murawski, I.J., Gupta, I.R. (2006) Vesicoureteric reflux and renal malformations: a developmental problem. *Clin. Genet.* 69, 105-117.

O'Donnell, B., Puri, P. (1984) Treatment of vesicoureteric reflux by endoscopic injection of Teflon. *BMJ* 289, 7-9.

Phan, V., Traubici, J., Hershenfield, B. et al. (2003) Vesicoureteral reflux in infants with isolated antenatal hydronephrosis. *Pediatr. Nephrol.* 18, 1224-1228.

Processi infiammatori acuti e cronici dell'uretere possono essere sostenuti da patologie organiche intrinseche come calcoli, tumori, stenosi, periureteriti o essere conseguenti a infezioni delle vie urinarie (UTI).

Un capitolo a parte è rappresentato dalle ureteriti secondarie a manovre endourologiche (URS, chirurgia endourologica). Come noto, a seguito di queste procedure la parete ureterale può ricevere danni che possono interessare la mucosa o gli strati più profondi sino all'avventizia. La flogosi che ne consegue e i successivi processi riparativi possono portare a esiti cicatriziali pericolosi.

9.1 Ureteriti batteriche

Dal punto di vista clinico non è mai identificata un'ureterite batterica isolata, essendo la stessa inserita nel quadro di un'infezione renale, pielonefrite acuta o cronica, o in quello di un'infezione vescicale. L'uretere, infatti, partecipa ai processi infettivi del rene (meccanismo discendente) e a quelli della vescica (meccanismo ascendente) nei casi di reflusso vescicoureterale. Qualsiasi patologia organica propria, di converso, può essere il fattore scatenante l'infezione ureterale che successivamente si trasmette inevitabilmente a tutto l'apparato.

Le infezioni batteriche sono sostenute nella maggior parte dei casi da enterobatteri gram-negativi quali *E. coli*, *Proteus*, *Klebsiella*, *Pseudomonas*; più raramente sono responsabili cocchi gram-positivi come *Enterococco*, *Streptococco*.

Dal punto di vista anatomopatologico le forme acute si caratterizzano per iperemia e edema della mucosa e infiltrazione flogistica superficiale, mentre nelle forme croniche si assiste all'interessamento flogistico degli strati parietali profondi con possibile evoluzione fibrotica ed esito in stenosi

9.1.1 Clinica

Nelle forme acute l'IVU può evidenziare ipotonia, alterata peristalsi e dilatazione ureterale in assenza di ostruzione. I fenomeni possono essere causati dalle tossine batteriche che diminuiscono la peristalsi ureterale. Qualche volta è dato osservare tipiche strie lineari infiammatorie. In caso di reflusso vescicoureterale gli ureteri possono apparire normali all'IVU, mentre si mostrano notevolmente dilatati, specie nel loro terzo inferiore, in corso di VCUG. Nelle forme croniche può essere riscontrato un uretere irregolare con alternanza di dilatazioni e tratti stenotici e tortuosità, espressioni degli esiti flogistici.

Nelle forme acute complicate, la stasi ureterale gioca un ruolo determinante, dimostrato dal fatto che nei casi resistenti alla terapia antibiotica il cateterismo ureterale disostruente può arrestare l'evoluzione verso forme cliniche di shock settico.

9.1.2 Terapia

Antibioticoterapia mirata. Eliminazione delle cause organiche favorenti.

9.2 Tubercolosi

9.2.1 Patologia

È noto come di fronte a un calo progressivo dell'incidenza di malattia nei paesi sviluppati sino alla completa eradicazione, lo stesso non si è verificato nei paesi in via di sviluppo, dove la tubercolosi (TBC)

S. Pagano, *L'uretere: malattie e sintomi.*
© Springer-Verlag Italia 2010

incide ancora pesantemente anche in virtù del preoccupante fenomeno dello sviluppo dei ceppi di germi resistenti alle terapie disponibili.

Sotto un altro aspetto alcuni fenomeni dell'epoca attuale, come l'espandersi dei soggiorni turistici e di lavoro di occidentali nei paesi in via di svilu ppo, il diffondersi dei processi di emi grazione con i conseguenti aspetti di promiscuità di popolazioni, la comparsa di malattie favorenti come l'HIV, l'aumento della popolazione immunodepressa a seguito di trapianti di organo, contribuiscono oggi a una r ipresa del numero di casi di malattia osservati nei paesi più sviluppati.

Il germe responsabile è il *Mycobacterium tuberculosis* di Koch pervenuto nell'or ganismo per via inalatoria o per via alimentare, nel caso di ceppo bovino. La prima esposizione al germe costituisce l'infezione primaria che comporta la bacillemia silente e l'infezione abitualmente latente in molti organi.

La TBC urogenitale è genera lmente una TBC secondaria, c ioè a partenza dalla r iattivazione di un focus di malattia presente in altri or gani, abitualmente il polmone; la batteriemia conse guente determina la successiva localizzazione urogenitale.

La TBC ureterale è considerata sempre secondaria a una TBC renale.

Il punto p iù facilmente interessato è la giunzione uretero-vescicale; raramente è interessato il terz o medio, l'intero uretere è occasionalmente interessato.

I s intomi dell'interessamento dell'apparato sono tutt'altro che ti pici: piuria acida con urine sterili , ematuria nella fase renale, pollachiuria, bruciori e tenesmo quando si instaura la cistite tubercolare, emospermia nel caso di interessamento genitale.

9.2.2 Clinica

La diagnosi si basa sulla ricerca diretta o con esame colturale del bacillo nelle urine e nello sperma.

Alla KUB, le calcificazioni dell'uretere non sono co muni come quelle renali, possono essere presenti nei vari segmenti dell'organo e in tal caso pon gono problemi d i diagnosi differenziali con quelle della bilharziosi.

All'IVU, nei casi a funzionalità conservata posson o essere e videnziate tutte le note a lterazioni della via escretrice renale (erosioni caliciali e del bacinetto, stenosi dei colletti con immagini a trifoglio, amputazioni caliciali, retrazioni cicatriziali del bacinetto segno della borsa di tabacco, comparsa di cavità e di calcificazioni)

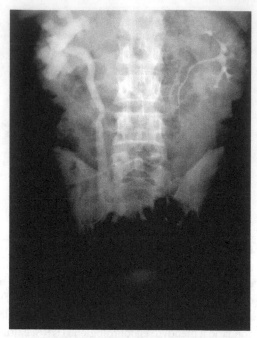

Fig. 9.1 IVU: TBC renoureterale destra: alterazioni caliciali con aspetto "a trifoglio", retrazione "a borsa di tabacco" del bacinetto, ureteroidronefrosi da stenosi della giunzione ureterovescicale

Per quanto riguarda l'uretere, i primi segni sono le irregolarità dei margini dovute ai processi inf ammatori e alle piccole ulcerazioni della parete che di solito interessano tutto l'organo. Quando è interessata la g iunzione uretero-vescicale si ha un quadro di ureteroidronefrosi (Fig. 9.1). Successivamente, a se guito dei processi di f - brosi, si osservano stenosi, raramente sin gole, più frequentemente multiple, corte e lun   ghe che possono interessare anche tutto l'organo. Sopra e sotto le stenosi, l'uretere è dilatato e questo fenomeno può dare luogo in alcuni casi all'immagine "a corona di rosario" o "a cavatappi". In alcuni casi avanzati si presenta rigido, retratto e rettilineo sino alla vescica e con lume ristretto, uretere "a cannello di pipa". Una stenosi corta singola può in rari casi essere la sola espressione. Nei casi più gravi il rene può essere non funzionante (cosiddetta auto nefrectomia).

9.2.3 Terapia

9.2.3.1 Terapia medica

Rifampicina, isoniazide, p irazinamide, etam butolo, streptomicina in varie associazioni. Gow e Liver pool (1992) propongono pirazinamide 25 mg/kg, isoniazide

300 mg, rifampicina 450 mg/die per 2 mesi; successivamente isoniazide 600 mg in dose singola 3 volte l a settimana e rifampicina 900 mg in dose singola 3 volte la settimana per 2 mesi. La streptomicina è riservata ai casi con grave sintomatologia vescicale.

9.2.3.2 Stenting

Nelle forme con interessamento ureterale può essere molto saggio far precedere all'inizio della terapia medica lo stenting dell'organo per evitare l'esito in stenosi per l'evoluzione cicatriziale di guarigione determinata dalla terapia stessa.

9.2.3.3 Terapia chirurgica

Terapia chirurgica degli esiti.

9.3 Brucellosi

9.3.1 Patologia

L'infezione sostenuta da cocco-bacilli gram-negativi si contrae con l'ingestione di latte appena munto o colpisce i lavoratori a contatto con animali o loro carni. La penetrazione avviene attraverso la cute e le mucose, e porta alla formazione di granulomi in molti organi.

Nell'apparato genitale l'organo più colpito è il testicolo, in quello urinario la vescica.

L'interessamento del rene e degli ureteri è raro e i quadri sono marcatamente s imili a quelli della tubercolosi, con cui la diagnosi differenziale è diff cile (Ibrahim et al. 1988).

9.4 Infestazioni da parassiti

9.4.1 Schistosomiasi o bilharziosi

9.4.1.1 Patologia

La schistosomiasi è una ma lattia endemica diffusa in alcune aree del pianeta; s i osserva ora con p iù frequenza nei paesi occidentali per la frequenza dei viaggi in quelle aree e per il crescente spostamento di popolazioni indigene nei paesi occidentali.

L'agente eziologico è lo schistosoma *haematobium* o *bilharzia*, il cui ospite intermedio è una lumaca acquatica.

Si hanno quattro fasi della malattia:

* momento di penetrazione della cercaria ("prurito del nuotatore");
* fase di maturazione della cercaria con inizio della deposizione delle uova (schistosomiasi acuta);
* fase conclamata di deposizione delle uova, che può durare anche anni (schistosomiasi attiva);
* fase della morte del verme e dell'evoluzione in fi brosi (schistosomiasi inattiva).

I vermi adulti abitano i plessi venosi perivescicali e pelvici, dove depon gono durante la loro vita una grande quantità di uova. La ma lattia è direttamente conseguente alla presenza delle uova e a lla risposta granulomatosa dell'ospite. La se de pre diletta è il tratto urinario basso; la formazione dei granulomi produce masse polipoidi aggettanti nel lume (forma attiva). Quando il verme muore cessa il de posito delle uova (forma inattiva); le uova intrappolate si distruggono e calcificano dando lu go a un processo di fibr - site che determina la comparsa delle tipiche lesioni mucose def nite *sandy patches*.

Le sequele più gravi della malattia sono dovute al coinvolgimento uretera le c he determina l'uropatia ostruttiva.

Nella fase acuta attiva la de posizione delle uov a può avvenire in tutto l'uretere ma è prevalente nel tratto iuxtavescicale, se guito dal tratto pelvico e d a quello lombare a livello della terza vertebra lombare. La deposizione avviene ne lle venu le della sottomucosa e la prima fase iperplastica che ne consegue porta alla formazione di noduli polipoidi protrudenti, a invaginazioni dell'epitelio con formazione di cisti da ritenzione con qua dri simili all'ureterite c istica, a llo sviluppo di ulcere.

L'ostruzione è determinata da queste lesioni e dalle alterazioni della muscolare che determinano l'ipotonia.

Nella fase cronica attiva e in quella inattiva il processo granulomatoso evo lve verso la fibrosi e la sclerosi con esito in stenosi e calcificazioni della parete (Fig. 9.2); l'ostruzione è prom inente e la stenosi, con eventuale calcolosi secondaria, è presente nell'80% dei cas i. In a ltri cas i il lume è perv io, ma la parete è rigida e determina un'ostruzione funzionale.

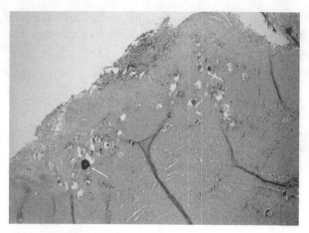

Fig. 9.2 Esame istologico (paziente sottoposto a ureterectomia parziale): nello spessore della parete ureterale presenza di uova del parassita in parte calcificate (caso delle immagini in figura 9.3)

9.4.1.2 Diagnosi

Nella fase attiva la diagnosi viene eseguita rilevando la presenza delle uova nel sedimento urinario; il campione è prelevato a mezzo giorno quando si verifica l massima eliminazione delle uova. La misurazione della quantità di uova dà una stima dell'intensità della malattia (Mott e Dixon 1982, Patil et al. 1982). La presenza di uova può essere rilevata attraverso la biopsia rettale o vescicale: la prima è preferibile.

Per la diagnosi sono disponibili anche test immunologici.

La KUB mostra le calcificazioni lineari dell'uretere distale (segno "dei binari"), mentre nelle forme più avanzate l'intero uretere può evidenziarsi calcificato , quando dilatato, assomigliare a un'ansa ileale calcificata In alcuni casi si evidenzia il quadro dell'ureterite cistica calcinosa. Si associano quasi sempre le tipiche calcificazioni vescicali. Frequenti le opacità calcolotiche.

Nell'IVU l'aspetto dell'uretere terminale fusiforme a testa di serpente è considerato tipico ed è conseguenza della stenosi dell'uretere intramurale. Altro quadro può essere quello di stenosi multiple di solito localizzate al terzo inferiore e che possono mimare una tubercolosi. Sopra la stenosi, l'uretere può essere dilatato, tortuoso e presentare *kinking*. Possono evidenziarsi multipli difetti di riempimento determinati dalla poliposi granulomatosa o dall'ureterite cistica con aspetto tipico a nido d'api in alcuni casi. La stenosi a livello della terza vertebra lombare con ureteroidronefrosi secondaria è considerata tipica (Makar 1955), così come la stenosi anulare completa . Queste lesioni sono di solito bilaterali e interessano principalmente il tratto pelvico ma, se la malattia progredisce può estendersi ai tratti superiori, al bacinetto e ai calici. Vari gradi di ureteroidronefrosi ne conseguono e nei casi più gravi il rene può essere funzionalmente escluso.

La CT può mettere in evidenza sia il livello dell'ostruzione ureterale, sia le lesioni calcifiche nella sua parete (Fig. 9.3).

Coesistono le lesioni vescicali (difetti di riempimento, alterazioni parietali sino alla vescica sclerotica

Fig. 9.3 a CT: ureteroidronefrosi sinistra (paziente nefrectomizzato a destra); **b** CT: calcificazione della parete ureterale

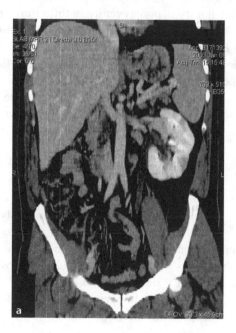

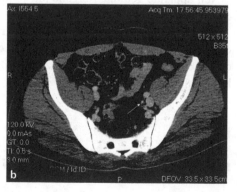

e/o parzialmente o totalmente calcificata). Il reflusso vescico-ureterale è frequente. Altresì frequente la calcolosi secondaria, non rari i casi di calcolosi gigante.

Un attento follow-up è necessario per l'alta incidenza di carcinoma vescicale di tipo sia uroteliale, sia spinocellulare e adenocarcinomatoso.

9.4.1.3 Terapia

Terapia medica: metrifonato (7,5-10 mg/kg in 3 dosi). Praziquantel 40 mg/kg singola dose.

Terapia chirurgica degli esiti.

9.4.2 Infezioni fungine

9.4.2.1 Candidiasi

Rispetto alle altre micosi, più frequentemente interessa l'apparato urinario (Wise e Silver 1993). I pazienti a più alto rischio sono quelli portatori di nefrostomia e di catetere vescicale, in trattamento prolungato con antibiotici o immunodepressi o diabetici. Le candidiasi sono sostenute da funghi del genere *Candida albicans* e *Candida tropicalis*. La crescita fungina (*fungal ball* o *bezoar*), che si estrinseca sotto forma di granulomi caseificati e ascessi, può avvenire nella via escretrice superiore e interessare l'uretere causando così ostruzione ureterale (Keane et al. 1993). I casi osservati si presentano, difatti, abitualmente con quadri di IRC o di anuria (Harbach et al. 1970).

Sono stati riportati un caso bilaterale (Scerpella e Alhalel 1994) e un caso in rene unico responsabile di anuria (Kocak et al. 1991).

Terapia

Terapia medica con amfotericina e fluconazolo. pesso si rende necessaria la derivazione temporanea con nefrostomia.

9.4.2.2 Altre micosi

Actinomicosi, aspergillosi, blastomicosi, coccidiomicosi, criptococcosi e istoplasmosi possono interessare il rene e, attraverso la formazione di agglomerati micotici, rendersi responsabili del coinvolgimento dell'uretere procurando l'ostruzione. Con più frequenza questa evoluzione è stata osservata con l'aspergillosi. Sono responsabili di casi di uropatia ostruttiva.

Terapia

Terapia medica con amfotericina. Disostruzione con nefrostomia.

9.4.3 Ureterite cistica

9.4.3.1 Patologia

È una forma patologica particolare di non certa eziologia È caratterizzata dalla presenza in sede sottomucosa di cisti che si suppone siano il risultato d'infiammazione cronica dell'organo che determinerebbe invaginazioni dell'epitelio ureterale nella sottomucosa ("nidi di von Brunn"). Le cisti sono multiple, di volume variabile da una capocchia di spillo a un seme di arachide, sessili o peduncolate.

Il processo può interessare tutto l'organo ma di solito interessa solamente il tratto superiore. Sono stati descritti casi con interessamento del bacinetto e della vescica. Coesiste uno stato infiammatorio cronico di tutta la via escretrice.

9.4.3.2 Clinica

Con l'IVU si riscontrano difetti di riempimento radiolucenti, rotondeggianti, a limiti e contorni netti che interessano un tratto o tutto l'uretere, il quale presenta alterazioni di calibro (Fig. 9.4). In alcune fasi è possibile osservare una caratteristica immagine "a festoni".

9.4.3.3 Terapia

La terapia è quella delle complicazioni.

9.4.4 Malacoplachia

9.4.4.1 Patologia

La malacoplachia è una rara ma lattia infiammatoria cronica che interessa l'apparato genitourinario, quello gastrointestinale, la cute, i polmoni, le ossa e i linfo -

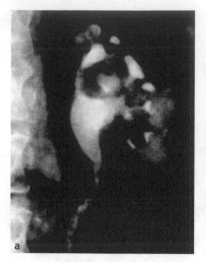
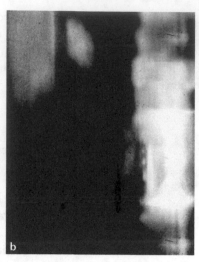
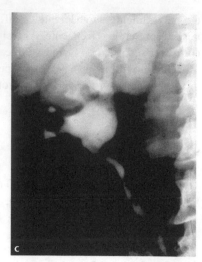

Fig. 9.4 **a** IVU ureterite cistica: difetti di riem pimento del calice su periore e dell'uretere lombare; **b** tomografia in corso di IV ureterite cistica: difetti di riempimento dell'uretere lombo-iliaco; **c** IVU ureterite cistica: difetti di riempimento del bacinetto e dell'uretere lombo-iliaco

nodi mesenterici. In una casistica di Stanton e Maxtred (1981) di 153 casi, nel 58% interessava l'apparato urinario e, tra questi, nell'11% l'uretere.

Si tratta in genere di pazienti immunodepressi con malattie croniche debilitanti e, nei casi con localizza - zione urinaria, con storia di UTI croniche da gram-negativi, quasi sempre sostenute da *E. coli*.

La malattia è catalogata fra le malattie della fagocitosi e le malattie similari come la pielonefrite xantogranulomatosa, alla quale spesso si associa (Zanotelli et

al. 1996). La patogenesi è identificata in un difetto d'azione dei macrofagi che comporta un'anomala ri - sposta immunologica, che genera lo sviluppo delle lesioni malacoplachiche.

La diagnosi è solo istologica e si basa sulla biopsia delle lesioni che dimostra il granuloma malacoplasico cost ituito da macro fagi mononuc leati di grandi dimensioni, ce llule di von Hansemann, c he contengono granulazioni basofile siderocalcifiche, i corpi di Michaelis-Gutmann.

Fig. 9.5 **a** IVU malacoplachia: difetti di riempimento multipli dell'uretere lombare e pelvico; **b** US: maggiore evidenza delle lesioni. Riprodotta da *Urologia Pratica* 4(2), 77-82, con l'autorizzazione degli autori

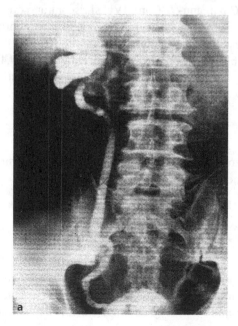
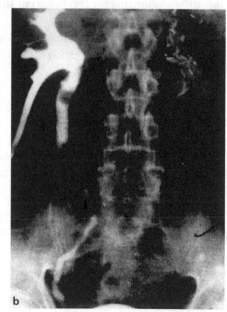

9.4.4.2 Clinica

I pazienti di solito hanno superato i 50 anni e sono in prevalenza donne (4:1) (Stanton e Maxtred 1981). La sintomatologia è aspecifica. Prevalgono i sintomi dell'interessamento vescicale come irritabilità e ematuria. Alla cistoscopia si rilevano placche e noduli mucosi giallognoli con caratteristica ombelicatura a l centro. Le stesse lesioni tondeggianti, roseo-giallastre, di dimensioni variabili, sono evidenziabili con l'URS (Zanotelli et al. 1996).

L'interessamento ureterale è dimostrato dall'IVU che mostra difetti di riempimento spesso multipli (Fig. 9.5) e presenza di restringimenti o stenosi, specie nell'uretere distale, con possibile idronefrosi secondaria (Sexton et al. 1982). Il rene può essere coinvolto nella forma denominata multifocale e presentarsi così ingrandito, con difetti di riempimento multipli. Rene escluso è riscontrabile nei casi con associazione alla pielonefrite xantogranulomatosa (Zanotelli et al. 1996).

La prognosi è legata alla sede e al grado di diffusione delle lesioni.

9.4.4.3 Terapia

La terapia medica si basa sull'eradicazione dell'infezione con antibioticoterapia mirata, sulla stimolazione dell'attività lisosomiale dei macrofagi mediante derivati colinergici come il betanecolo e la vitamina C. È stata riportata un'efficacia terapeutica della ciprofloxacina legata al suo elevato indice di uptake macrofagico (Dohle et al. 1993).

9.4.5 Ureteriti da radioterapia

9.4.5.1 Patologia

La radioterapia impiegata nel trattamento del cancro del collo dell'utero può causare ostruzione ureterale, sebbene sia riconosciuta agli ureteri una particolare resistenza agli insulti da radiazioni. Si verifica nell'1% dei pazienti trattati, nel 5% dei pazienti nei casi in cui ci sia invasione tumorale degli ureteri.

L'ostruzione può evidenziarsi subito dopo la fine del ciclo di radioterapia ed è dovuta a edema e a reazione infiammatoria dei tessuti periureterali; di solito si risolve nel giro di pochi mesi. L'ostruzione ureterale cronica e persistente si evidenzia dopo 1-3 anni dalla fine del ciclo, motivo dello stretto follow-up di cui necessitano queste pazienti (Underwood et al. 1977). È sostenuta dall'ischemia e dalla reazione fibrotica secondaria indotte dalle radiazioni e i cui effetti sono direttamente proporzionali alla quantità di dosi somministrate. Un precedente intervento demolitivo aggrava le condizioni locali e le probabilità che si sviluppi la fibrosi. Il punto più comune di ostruzione è all'incrocio con l'arteria uterina, a circa 5 cm dalla giunzione uretero-vescicale (Talner 1990).

9.4.5.2 Clinica

L'instaurarsi dell'ostruzione è subdola e con scarsi segni clinici, e la stessa può essere evidenziata quando ha già provocato gravi danni renali.

Occorre anche ricordare che nel 90% dei casi l'ostruzione ureterale tardiva dopo radioterapia è conseguenza di una recidiva del cancro (Bahrassa e Ampil 1987). La CT e la MRI sono molto efficaci per evidenziare la recidiva neoplastica.

9.4.5.3 Terapia

Se la recidiva viene esclusa mediante la biopsia percutanea, è lecito intervenire per la ureterolisi o il reimpianto dell'organo. Lo stenting ureterale è, quando possibile, un ottimo sistema palliativo di risoluzione dell'uropatia ostruttiva.

Bibliografia

Barbaric, Z.L. (1998) *Imaging genitourinario.* Salerno, Momento Medico, pp. 230-231.

Dohle, G.R., Zwartendijk, J., van Krieken, J.H.J.M. (1993) Urogenital malacoplakia treated with fluoroquinolones. *J. Urol.* 150, 1518-1520.

Gow, J.G., Liverpool, G.B. (1992) The current management of patients with genitourinary tuberculosis. *AUA Update Series*, vol. 11, lesson 26. AUA Office of Education.

Harbach, L.B., Burkholder, G.V., Goodwin, W.E. (1970) Renal candidiasis. A case of anuria. *Br. J. Urol.* 42, 258-264.

Ibrahim, A.I.A., Shetty, S.D., Saad, M. et al. (1988) Genitourinary complications of Brucellosis. *Br. J. Urol.* 61, 294-296.

Keane, P.F., McKenna, M., Johnston, S.R. (1993) Fungal bezoar causing ureteric obstruction. *Br. J. Urol.* 72, 247-248.

Kocak, T., Tunc, M., Karaman, M.I. et al. (1991) Candida albicans infection in solitary kidney presenting as anuria. *Br. J. Urol.* 68, 550.

Makar, N. (1955) *Urologic aspects of Bilharziasis in Egypt.* Cairo, Societé Orientale de Publicité Press.

Mott, K.E., Dixon, H. (1982) Collaborative study of antigens for immunodiagnosis of schistosomiasis. *Bull. WHO* 60, 729-753.

Patil, K.P., Ibrahim, A.I., Shetty, S.D. et al. (1992) Specific investigations in chronic urinary bilharziasis, *Urology* 40, 117-119.

Scerpella, E.G., Alhalel, R. (1994) An unusual cause of acute renal failure: bilateral ureteral obstruction due to candida tropicalis fungus balls. *Clin. Infect. Dis.* 18, 440-442.

Sexton, C.C., Lowman, R.M., Nyongo, A.O. et al. (1982) Malakoplakia presenting as complete unilateral ureteral obstruction. *J. Urol.* 128, 139-141.

Stanton, M.J., Maxtred, W. (1981) Malakoplakia: A study of literature and current concepts of pathogenesis. *J. Urol.* 125, 139-146.

Talner, L.B. (1990) Specific causes of obstruction. In Pollack, H.M. (ed) *Clinical Urography*, vol. 2, Philadelphia, WB Saunders Company, p. 1629.

Underwood, P.B. Jr, Lutz, M.H., Smoak, D.L. (1977) Ureteral injury following irradiation theraphy for carcinoma of the cervix. *Obstet. Gynaecol.* 49, 663-669.

Wise, G.J., Silver, D.A. (1993) Fungal infections of the genitourinary system. *J. Urol.* 149, 1377-1388.

Zanotelli, T., Simeone, G., Pezzotti, G. et al. (1996) La malacoplachia delle vie urinarie: considerazioni su due casi clinici. *Urologia Pratica* 4(2), 77-82.

10.1 Introduzione

È difficile stabilire quale sia l'esatto diametro del -
l'uretere normale per gli ampi limiti di variazioni possibili. Esso non è, comunque, un iforme ne i var i
segmenti.

Occorre ricordare che esistono tre punti di restringimento dell'organo per cosi dire "naturali": la giunzione uretero- pielica, il tratto corris   pondente
all'ingresso nello scavo pelvico, la giunzione uretero-
vescicale; esiste inoltre una dilatazione fisiologica del
segmento medio detta "fuso" (*spindle*). Anche il suo
percorso non è costante e può essere variabile, senza
per questo essere riferibile a patologia.

In con dizioni di normalità è difficile osservare un
riempimento completo di tutto l'or gano: quando ri-

scontrato, questo è spesso dovuto a ostacolo a livello
della giunzione uretero-vescicale o a casi di refluss o
vescico-uretero-renale.

10.1.1 Kinking

Gli inginocchiamenti naturali interessano il tratto superiore e sono dovuti a i permobilità o a ptosi renale
che inducono l'uretere a piegarsi (Fig. 10.1).

Come conseguenza del loro determinismo, si evidenziano in stazione eretta e possono essere indotti
dalle pro fonde inspirazioni; v iceversa, spar iscono
nella pos izione di Trendelenburg e ne lle pro fonde
espirazioni. Normalmente non vi è dilatazione patologica del sovrastante bacinetto.

Fig. 10.1 **a, b** IVU:
kinking ureterale

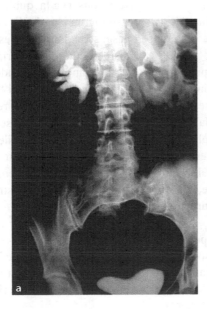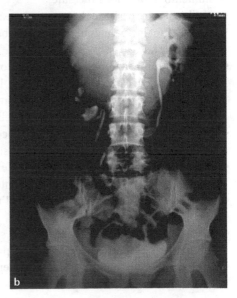

S. Pagano, *L'uretere: malattie e sintomi.*
© Springer-Verlag Italia 2010

Fig. 10.2 IVU: **a** *kinking* ureterale secondario a ureteroidronefrosi destra da calcolosi ureterale iliaca. **b** CT: il kinking ureterale dà una falsa immagine di duplicità ureterale

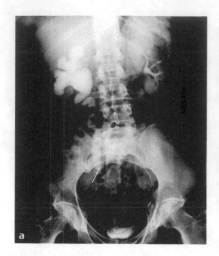

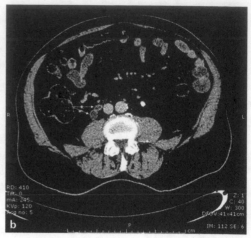

Si osservano anche *kinking* congeniti presenti alla nascita che, di solito, scompaiono con la crescita.

10.1.2 Dislocazioni

Lungo tutta la sua lunghezza l'uretere può essere interessato dalla patologia delle strutture e degli organi adiacenti che ne determinano la dislocazione.

Riguardo a questa si possono definire alcune aspettative, naturalmente non rigide (Barbaric 1998):

- l'ingrossamento dei linfonodi paraortici produce spostamento dell'uretere lombare in direzione laterale;
- l'ingrossamento dei linfonodi iliaci produce uno spostamento in direzione mediale;
- la fibrosi retroperitoneale procura la retrazione dell'uretere, principalmente il tratto lombare, in direzione mediale;
- qualsiasi tume fazione pato logica retroper itoneale (linfomi, aneurismi, ascessi, ematomi, linfoceli, tumori primitivi e secondari) può variamente dislocarlo a seconda dell'origine e della natura della massa;
- qualsiasi massa pelvica di natura ginecologica può dislocare gli ureteri lateralmente e posteriormente;
- dopo resezione addomino- perineale del retto, l'uretere distale si disloca medialmente;
- un diverticolo vescicale può spostare l'uretere pre-vescicale in direzione mediale;
- negli atleti gli ureteri possono essere spostati medialmente per ipertrofia dei muscoli psoas;
- tutte le manovre endourologiche ureterali possono determinarne lo spostamento.

10.1.3 Ureterectasie

Si osservano dilatazioni segmentarie congenite attribuite a errori di sviluppo, osservabili più frequentemente nel terzo inferiore: cosiddetta ureterectasia terminale fusiforme. L'espressione più eclatante di dilatazione congenita è il megauretere.

Abitualmente la dilatazione è secondaria a patologia ostruttiva.

Il primo segno della dilatazione è l'aumento di diametro dell'organo, il quale può arrivare anche a cospicue dimensioni se il processo c he determina la dilatazione persiste nel tempo; in questi casi l'uretere si allunga e diventa tortuoso, formando *kinking* patologici (Fig. 10.2). Nella prima fase la parete ureterale conserva la qualità della sua parete e quindi il suo tono: si parla di "idrouretere tonico"; in questa fase, se la patologia responsabile viene risolta, si assiste abitualmente al ripristino di un normale calibro dell'organo. Persistendo la causa, la parete si altera e si sfianca: si parla di "idrouretere atonico", che ha scarsa potenzialità di recupero spontaneo.

La dilatazione è di solito secondaria a patologia ostruttiva, ma è possibile anche in assenza di ostruzione in casi d'infezione o di reflusso vescico-ureterale.

In presenza di ostacolo al deflusso dell'urina si stabilisce la sindrome ostruzione-dilatazione.

10.1.4 Ostruzioni

Qualsiasi patologia che interessa l'uretere, sia di natura intrinseca sia di natura estrinseca, e che procura ostruzione al transito dell'urina ne determina la sua dilatazione al di sopra del tratto interessato. Se la patologia interessa la sua parete, alterandone la struttura, l'evoluzione inevitabile è la *stenosi ureterale*, cioè una lesione organica persistente che costituirà la causa delle retrostasi a monte del tratto interessato.

L'ureterectasia ostruttiva può essere, come detto, dipendente da patologie di apparato (intrinseche) o da patologie extra-apparato (estrinseche).

10.2 Patologie ostruttive causate da patologie dell'apparato urinario

Tra le *patologie ostruttive dell'apparato urinario*, quelle proprie dell'uretere sono rappresentate dalle patolo gie endoluminali (come calcoli e tumori) e dalle patolo gie parietali (sotto forma di stenosi infiammatorie di varia natura); quelle degli altri organi di apparato consistono nei processi patologici del basso apparato urinario condizionanti stasi e che riguardano la vescica (cancro infiltrante, ostruzioni del collo , voluminosi diverticoli , vescica neurologica), la prostata (cancro infiltrante, voluminosi adenomi, prostatite granulomatosa), l'uretra (stenosi, valvole congenite, polipi), il meato (stenosi).

10.2.1 Carcinoma della vescica

Il carcinoma della vescica che origina in vicinanza delle papille può determinare ostruzione ureterale con due meccanismi. Il primo è di natura esclusivamente meccanica, ma va comunque ricordato che il tumore di tipo papillomatoso, sebbene voluminoso, raramente occlude la papilla. Il secondo meccanismo è quello dell'infiltrazione parietale a tutto spessore da parte del tumore che finisce coll'interessare l'uretere nel suo decorso intraparietale (Fig. 10.3). È il meccanismo tipico dei carcinomi del pavimento e del trigono vescicale, che determina le ureteroidronefrosi secondarie più marcate (Figg. 10.4 e 10.5).

10.2.2 Carcinoma della prostata

Il carcinoma della prostata in fase avanzata può diffondersi al collo vescicale e al trigono procurando, con l'infiltrazione della parete, l'occlusione progressiva di uno e di entrambi gli ureteri e la conseguente ureteroidronefrosi secondaria.

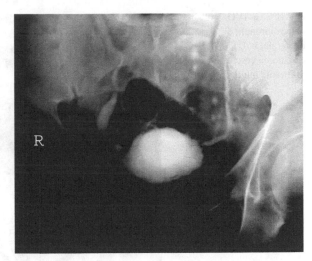

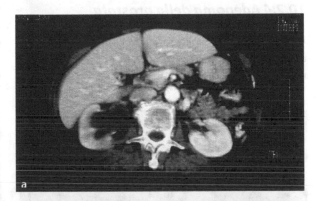

Fig. 10.3 IVU: ureterectasia destra da carcinoma vescicale infiltrante

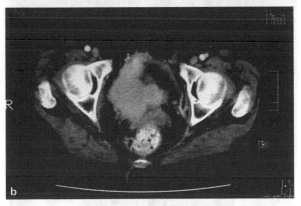

Fig. 10.4 **a** CT: ureteroidronefrosi destra; **b** CT: carcinoma vescicale infiltrante l'emivescica destra

10.2.3 Prostatite granulomatosa

Il meccanismo è simile a quello del cancro dell'organo.

Fig. 10.5 **a** IVU:
ureteroidronefrosi
bilaterale; **b** CT:
carcinoma vescicale
infiltrante multicentrico

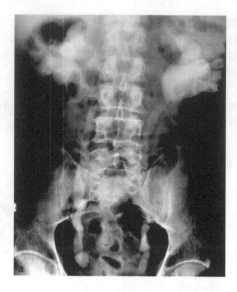

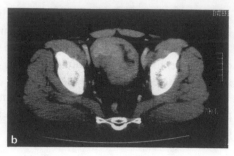

10.2.4 Adenoma della prostata

Uno dei segni più caratteristici procurato dalla presenza di un grosso adenoma è l'aspetto degli ureteri terminali nettamente sollevati e con atteggiamento "ad amo", cau-

sato dallo spostamento verso l'alto del trigono e della base vescicale da parte dell'adenoma (Fig. 10.6). Alcune volte la cospicua ipertrofia del detrusore può determinare la com pressione dell'uretere intramurale e la comparsa di ureterectasia prevescicale (Fig. 10.7).

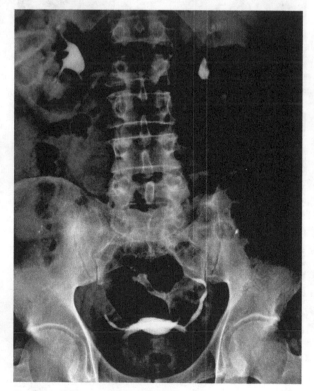

Fig. 10.6 IVU: ureteri ad amo da adenoma prostatico di calibro normale

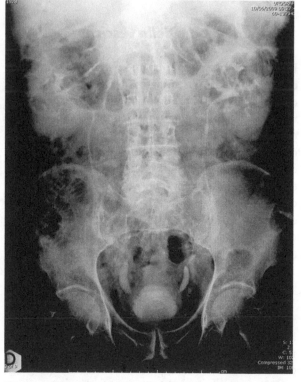

Fig. 10.7 IVU: ureteri ad amo da adenomaprostatico con ureterectasia prevescicale

Fig. 10.8 **a** CT: enorme
distensione vescicale
da ritenzione cronica
di urina da adenoma
prostatico, marcata
ureterectasia sinistra;
b CT: ureteroidronefrosi
sinistra, distanziamento
degli ureteri

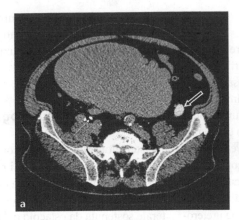
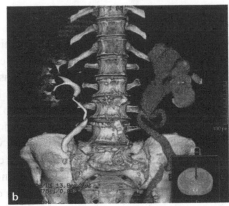

Quando la ritenzione cronica di urina determina la distensione vescicale, questa può essere responsabile della dilatazione degli ureteri. Un segno caratteristico della distensione è l'abnorme ampia distanza degli ureteri terminali tra loro (Fig. 10.8).

La ritenzione cronica d'urina può essere responsabile dell'insorgenza di reflusso vescico-ureterale (Fig. 10.9).

10.2.5 Malattia del collo vescicale. Sclerosi postoperatoria del collo vescicale

Sia la malattia del collo tipica dei pazienti adulti giovani, sia la sclerosi postoperatoria del collo e dell'uretra posteriore nei pazienti sottoposti a intervento di prostatectomia, possono agire come un fattore ostruttivo condizionando la ritenzione e la patologia ostruttiva ureterale spesso di tipo refluente (Fig. 10.10).

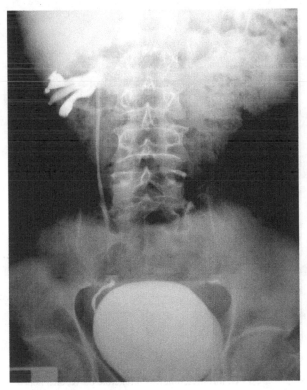
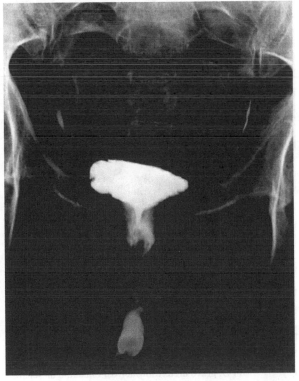

Fig. 10.9 VCUG: reflusso vescicoureterale destro secondario a ritenzione cronica d'urina

Fig. 10.10 VCUG: reflusso bilaterale passivo da sclerosi postoperatoria del collo vescicale

10.2.6 Diverticoli vescicali

Un grosso diverticolo vescicale può costituire un fattore ostruttivo ureterale. Anche un piccolo diverticolo può condizionare lo stesso effetto se l'uretere passa tra la parete vescicale e quella del diverticolo stesso. In molti casi l'orifizio del diverticolo è vicino al meato ureterale e l'uretere può essere solo dislocato, mostrando una curvatura attorno al diverticolo nel suo percorso verso la vescica, oppure può determinarsi ureterectasia conseguente alla pressione del diverticolo sulla porzione terminale dell'organo. Altro meccanismo con cui un diverticolo può procurare disturbo alla normale giunzione ureterovescicale è quello di rendere l'uretere intramurale extravescicale, determinando un effetto ostruttivo o refluente.

10.2.7 Sclerosi vescicale

Le gravi alterazioni della parete vescicale conseguenza di processi infiammatori cronici o di particolari patologie come la cistite interstiziale, o derivanti da trattamenti ripetuti come in pazienti sottoposti a numerosi trattamenti endoscopici per uroteliomi vescicali superficiali recidivanti, conducono frequentemente a meccanismi ostruttivi della giunzione uretero-vescicale (Fig. 10.11).

10.2.8 Vescica neurologica

Le alterazioni alle quali va incontro la vescica nel decorso della sindrome neurologica si ripercuotono sull'uretere. Sia nel caso di distensione da ritenzione cronica che nel caso di vescica retratta si può osservare la dilatazione ureterale sostenuta da ostacolo o da reflusso (Fig. 10.12).

10.2.9 Patologie uretrali

Qualsiasi patologia uretrale di natura organica, stenosi, valvole, polipi, o di natura funzionale, dissinergia sfinterica, che condizioni ostacolo della via escretrice, pone le condizioni per la ritenzione cronica di urina con la possibile ripercussione sugli ureteri con meccanismo simile a quello precedentemente descritto.

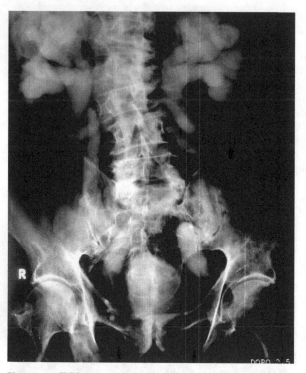

Fig. 10.11 IVU: grave uretero idronefrosi bilaterale da sclerosi vescicale esito di trattamenti endosco pici pluriennali di carcinoma vescicale superficiale

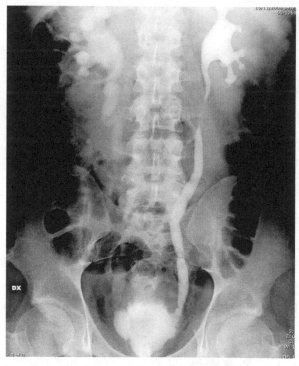

Fig. 10.12 IVU: idroureteronefrosi bilaterale da vescica neurologica

10.3 Patologie ostruttive causate da patologie di apparati diversi

Tra le *patologie ostruttive* derivate da *apparati diversi*, quindi estrinseche, si annoverano quelle dell'apparato digerente (neoplastiche e infiammatorie), del retroperitoneo (neoplasie benigne e maligne, fibrosi, malattie linfonodali sistemiche e metastatiche), dell'apparato genitale femminile (endometriosi, infiammazioni, cancro infiltrante), quelle vascolari (aneurismi aortici).

Queste patologie determinano le ostruzioni secondarie dell'uretere in cui l'organo è sano, ma è coinvolto nello scenario clinico come "**fenomeno sintomatologico**" finendo, poi, in molti casi per diventare un aspetto clinico grave, qualche volta predominante, nel quadro della malattia primitiva.

In questi casi l'IVU, se il rene è funzionante, evidenzia la presenza e il livello dell'ostruzione, ma spesso non ne chiarisce la causa; lo stesso dicasi per l'ecografia, in grado solo di mostrare la dilatazione secondaria. La CT può determinare il punto di ostruzione ma, soprattutto, ha valore nel determinare la patologia intraddominale o retroperitoneale responsabile dell'ostruzione. La MRI è molto efficace per la diagnosi di patologia vascolare e, inoltre, ha capacità di distinguere una fibrosi da una malattia carcinomatosa.

10.3.1 Patologie dell'apparato digerente

10.3.1.1 Malattia di Crohn (ileite terminale)

Patologia

Le ripercussioni della malattia di Crohn sull'apparato urinario possono essere di tipo infiammatorio, ostruttivo e a volte fistoloso. Ostruzione ureterale si riscontra nel 5-20% dei casi ed è dovuta all'estensione retroperitoneale del processo infiammatorio intestinale, sotto forma di focolai ascessuali che conducono alla compressione e all'ostruzione da periureterite fibrotica (Harlin e Hamm 1972).

La malattia interessa principalmente il segmento ileocolico ed è, quindi, l'uretere di destra a essere principalmente interessato; tuttavia, anche se più raramente, può anche presentarsi nel colon sinistro e interessare così l'uretere di sinistra o manifestarsi con idronefrosi bilaterale (Schofield et al. 1968).

Nella casistica di Siminovitch e Fazio (1980) di 2368 casi di pazienti con malattia di Crohn, 958 sono stati sottoposti a IVU, che ha dimostrato in 45 pazienti la presenza di ureteroidronefrosi: 38 casi a destra, 2 casi a sinistra, 5 casi bilaterale.

Clinica

Si tratta in genere di pazienti giovani, di entrambi i sessi, con un'anamnesi di prolungati disturbi intestinali. La presenza di complicazione fistolosa può dare luogo al sintomo della pneumaturia, che però è raramente sostenuta da una fistola ureteroileale (un solo caso su 16 nella casistica di Talamini et al. 1982). Molto spesso è possibile rilevare una tumefazione palpabile in fossa iliaca destra.

Di solito esiste una storia di accertamenti gastroenterologici che hanno portato alla diagnosi della malattia intestinale.

Il tempo medio d'intervallo tra la comparsa dei sintomi intestinali e la scoperta dell'ostruzione ureterale è di 5 anni. Solamente il 40% dei pazienti mostra segni clinici urologici e di laboratorio (frequenza, disuria, piuria, UTI) che suggeriscono le necessarie indagini urologiche, le quali svelano l'ostruzione ureterale. L'USG e l'IVU confermano come l'ostruzione si riveli a livello del cingolo pelvico e interessi uno (di preferenza il destro) o entrambi gli ureteri con ureteroidronefrosi di vario grado. Nei casi cronici l'uretere può essere tortuoso e deviato.

Terapia

La terapia medica non risolve l'ostruzione che si ottiene, quasi sempre, con la resezione dell'ansa coinvolta. Solo in pochi casi, quando è presente una fibrosi marcata, è necessario procedere anche alla ureterolisi o alla resezione ureterale.

10.3.1.2 Appendicopatie

Patologia

L'appendicite cronica, l'ascesso appendicolare, il mucocele appendicolare, con gli stessi meccanismi, possono trasmettere la flogosi al retroperitoneo e interessare l'uretere di destra determinando la periureterite ostruttiva.

10.3.1.3 Patologie del colon

Patologia

La patologia infiammatoria cronica del colon, sostanzialmente sostenuta dai processi di diverticolite e pe-
ridiverticolite, attraverso il meccanismo di piccol e
perforazioni coperte e di ascessi retroperitoneali, può
dare importanti reazioni infiammatorie retroperitoneali e per iureterali che interessano in preva lenza
l'uretere di sinistra (Kubota et al. 1988). Le osservazioni si riferiscono principalmente a soggetti anziani.

Clinica

Gli accertamenti del caso (clisma opaco, colonsco-
pia, CT) non possono presc indere dall'IVU per lo
studio dell'interessamento dell'uretere e del su o
percorso, anche in previsione dell'intervento chirurgico.

Anche nel caso di carcinomi infiltranti, ostruzione
ureterale può aversi con un meccanismo simile o per
infiltrazione diretta della neo plasia stessa *d'emblée*
o successiva a chirurgia, o per recidiva locale di neoplasia (Fig. 10.13).

Terapia

Terapia chirurgica delle patologie responsabili. Nei casi
complessi, molto utile si rivela la collocazione disten-
ting ureterale preoperatorio.

10.3.1.4 Patologie pancreatiche

Patologia

Le pancreatiti possono interessare con il loro processo
infiammatorio ed erosivo gli organi adiacenti (Sbrocchi
e Anderson 1984). Anche se le strutture fasciali forniscono all'apparato urinario una valida barriera al dif -
fondersi dell'infiammazione, il suo coinvol gimento è
stato più vo lte osservato (F ig. 10.14). Sono stat i cos ì
riportati casi di ostruzioni ureterali isolate (Morehouse
et al. 1985), di ostruzione bilaterale in cui il processo,
estendendosi al retroperitoneo, procurava necros i del
grasso periureterale e conseguente graduale progres -
siva ostruzione degli ureteri (Stone et al. 1989).

Le grosse pseudocisti pancreatiche, frequenti conseguenze delle pancreatiti croniche severe, possono per
diretta estensione interessare le strutture vicine e s vi-
luppare erosione nello spazio perirenale coinvolgendo

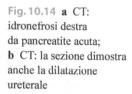

Fig. 10.13 **a** US: rene
escluso da carcinoma
del colon recidivo;
b US: stenosi ureterale
da infiltrazione a livello
del cingolo pelvico

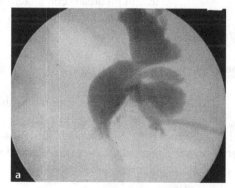
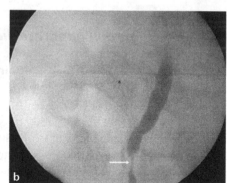

Fig. 10.14 **a** CT:
idronefrosi destra
da pancreatite acuta;
b CT: la sezione dimostra
anche la dilatazione
ureterale

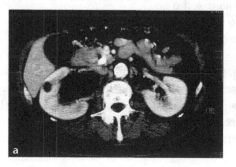
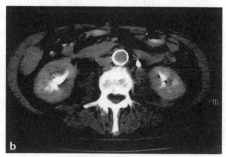

l'alta via urinaria e procurando idroureteronefrosi (Atkinson et al. 1973). Riportati anche casi d'infiltrazioni da carcinoma del pancreas.

10.3.1.5 Patologie del fegato

Abnormi aumenti di volume dell'organo, come nel caso di fegato policistico o di idrope gigante della colecisti, possono rappresentare fattori ostruttivi ureterali di destra.

10.3.1.6 Patologie della milza

Le splenomegalie importanti possono costituire un fattore ostruttivo a sinistra.

10.3.1.7 Patologie del mesentere

La mesenterite sclerosante e fibrotizzante interessa la radice del mesentere, sia del tenue sia del crasso, e si presenta a tipo di placca tumorale che può determinare conseguenze ostruttive ureterali.

10.3.2 Patologie vascolari

10.3.2.1 Periarteriti e aneurisma dell'aorta addominale

Patologia

Ostruzione ureterale può essere determinata da processi di periarterite. Il meccanismo invocato è quello di un' infiammazione (per iaortite) originata e trasmessa dal processo aterosclerotico causa dell'aneurisma o della fibrosi perianeurismatica generata da sostanze trasudate dalla parete dell'aneurisma.

Il processo di periureterite può determinare ostruzione. Il coinvolgimento degli ureteri avviene nel 10% dei casi (Darke et al. 1977).

Uno o entrambi gli ureteri possono essere più o meno dislocati in relazione alle dimensioni dell'aneurisma il sinistro spostato lateralmente, il destro attratto medialmente.

Clinica

Nel quadro dei sintomi tipici dell'aneurisma (tumefazione addominale, dolori addominali, segni di ischemia periferica) possono così associarsi dolori lombari, tipiche coliche, episodi di UTI, febbre.

Il coinvolgimento degli ureteri viene ben dimostrato dall'IVU che evidenzia la dilatazione di vario grado a monte. L'USG e la CT sono in grado di dimostrare l'aneurisma e il grado di dilatazione della via escretrice. La CT dimostra la presenza di masse di tessuto retro peritoneale mediano, avvolgente l'aorta, la cava e gli ureteri, che tardivamente dimostrano impregnazione del mdc (Fig. 10.15).

Terapia

È stato riportato un netto miglioramento del quadro clinico con riduzione della massa infiammatoria e della dilatazione ureterale con l'uso di steroidi (Feldberg e Henè 1983).

Aneurismectomia e ureterolisi: nei casi in cui coesista insufficienza renale di tipo ostruttivo, è opportuno risolvere l'ostruzione prima dell'intervento con metodiche endourologiche, per non correre il rischio di aggravare acutamente la situazione a causa della potenzialità di rischio di danno sulla funzione renale, intrinseca complicanza della chirurgia di questi aneurismi.

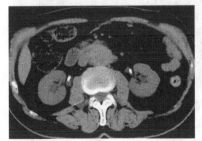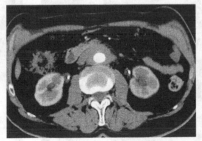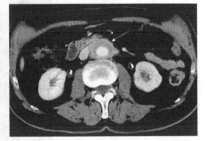

Fig. 10.15 CT: aortite e periaortite che ingloba entrambi gli ureteri (lo stenting bilaterale ha risolto l'idronefrosi): in fase tardiva il tessuto dimostra captazione del mdc

10.3.2.2 Periarterite e aneurismi dell'arteria iliaca comune o interna

Possono causare ostruzione ureterale con meccanismi simili (perivasculite) a quelli descritti per l'aneurisma dell'aorta (Fig. 10.16). Identica è la terapia.

È stata riportata ostruzione ureterale parziale sostenuta dalla compressione di un'arteria iliaca comune normale in un giovane paziente, verosimilmente sostenuta da un meccanismo di iperpressione (Yetim e Sener 1988).

10.3.2.3 Anomalie arteriose

Patologia e clinica

Anomalie arteriose, arterie collaterali, arteria ombelicale persistente (Quattlebaum e Anderson 1985) sono situazioni che, per meccanismi di compressione o di fibrosi, possono determinare l'ostruzione degli ureteri.

In questi casi la diagnosi è possibile eseguendo l'IVU simultaneamente all'angiografia o con la MRI.

Terapia

Esplorazione chirurgica, sezione del vaso e ureterolisi, resezione ureterale e rianastomosi in caso di vasi non sacrificabili.

10.3.2.4 Conseguenze della chirurgia vascolare

Patologia

Viene riportata, dopo chirurgia vascolare ricostruttiva, la possibilità di insorgenza di ostruzione ureterale: temporanea e asintomatica per risoluzione spontanea nel 12-30% dei casi, permanente nel 2-14% dei casi (Goldenberg et al. 1988).

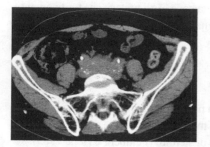
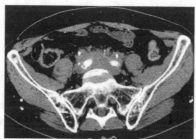
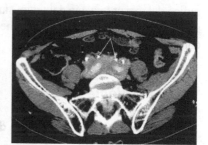

Fig. 10.16 CT: estensione del processo periarteritico agli assi iliaci comuni con medesime caratteristiche di impregnazione tardiva del mdc

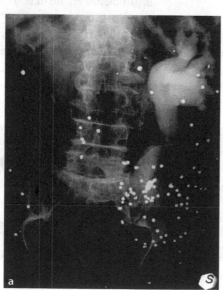
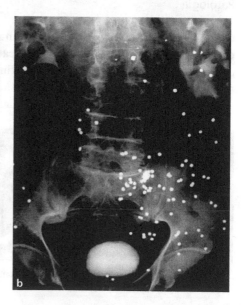

Fig. 10.17 **a** IVU: ureteroidronefrosi sinistra per esiti di bypass aortofemorale collocato anteriormente: opacità multiple da pallini di caccia; **b** IVU: risultato postoperatorio (resezione ureterale e anastomosi terminoterminale)

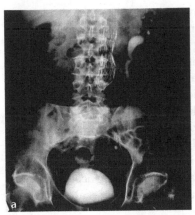
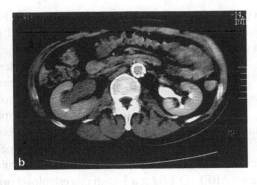
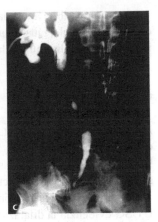

Fig. 10.18 a IVU: rene destro escluso per esiti di impianto protesico per aneurisma aortico; **b** CT: dimostra la protesi aortica e la fibrosi retro peritoneale secondaria; **c** US: stenosi ureterale multipla "a corona di rosario", serrata a livello del cingolo pelvico

I meccanismi invocati sono:

- da fibrosi retroperitoneale secondaria nel 90% dei casi conseguente a sangu inamento nel retroperitoneo e successiva organizzazione dell'ematoma con esito in fibrosi;
- da lesioni dirette col meccanismo dell'ischemia da eccessivo scollamento, da insulto termico, da le gatura nel 5% dci casi;
- da successiva formazione di pseudoaneurismi nel 5% dei casi.

È stato invocato anche il meccanismo della compressione per posizionamento anteriore del patch arterioso, che determinerebbe un effetto sandwich dell'uretere tra la protesi e il vaso iliaco trombizzato; tuttavia, l'evento si verifica indipendentemente dalla posizione della protesi e quindi non sembra essere questo il principale fattore eziopatogenetico (Sant et al. 1983).

Clinica

Salvo che nei casi di lesione diretta, che può essere rilevata nel periodo postoperatorio (fistola urocutanea, urinoma), la scoperta del problema abitualmente avviene a distanza di tempo in rapporto al meccanismo determinante. In genere l'ostruzione si presenta nel 62% dei casi entro il primo anno (11 giorni-4 anni) ed è silente nel 13% dei casi. In alcuni casi il processo può rimanere latente ed essere scoperto incidentalmente anche con quadri di grave idronefrosi (Fig. 10.17) o di rene escluso (Fig. 10.18) nel 10% dei casi (Sant et al. 1983).

Terapia

Nei casi di lesioni aperte intraoperatorie bisogna procedere all'intervento riparativo immediato. Negli altri casi, nell'eventualità di sco perta postoperatoria precoce, buoni risultati si possono ottenere, quando eseguibile, con lo stentin g ureterale protratto. Nei casi consolidati, intervento di ureterolisi o di resezione ureterale e anastomosi uretero-ureterale.

10.3.2.5 Uretere retrocavale

Vedi capitolo 7 sulle malformazioni.

10.3.3 Patologia dell'apparato femminile (uretere ginecologico)

10.3.3.1 Gravidanza

Patologia

Ostruzione ureterale unilaterale o bilaterale nel terzo trimestre di gravidanza può verificarsi nel 90-9 5% dei casi. L'interessamento è a livello del cingolo pelvico, al di sotto l'organo è norma le. La causa è sostanzialmente meccanica per compressione da parte dell'utero. Nell'80% dei casi è interessato il lato destro perché l'uretere di questo lato è più prominente a conseguenza del fatto che i vasi iliaci decorrono più superficialmente; di contro, a sinistra il colon anteposto protegge l'organo.

Ritenuta possibile anche la responsabilità di un meccanismo ormonale, giustificato dalla dimostrazione che il progesterone diminuisce la peristalsi ureterale.

Clinica

La risoluzione avviene spontaneamente poche settimane dopo il parto.

In pochi casi può essere una sindrome severa sino a causare insufficienza rena le acuta (ARF) (D'Elia et a l. 1982). I sintomi consistono in dolori, disuria, UTI, sepsi. L'USG evidenzia la dilatazione, il reno gramma isotopico può essere utilizzato per la valutazione della fun - zionalità renale e del livello dell'ostacolo ureterale.

In rari casi possono residuare esiti sotto forma di stenosi, di solito non serrata, a livello dell'uretere iliaco o pel-vico (Fig. 10.19).

Terapia

Quando la dilatazione è sostenibile, la sintomatolo gia dolorosa è lieve e la possibile complicazione infettiva controllabile con la terapia antibiotica, la *terapia medica* è sufficiente per arrivare al parto.

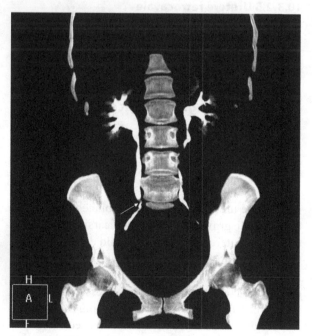

Fig. 10.19 CT: stenosi uretere iliaco destro esito di ureteroidro-nefrosi gravidica

Nei casi in cui, invece, la complicazione sia più marcata e il dolore o l'infezione siano refrattari alle terapie mediche sostenibili, è necessario provvedere al posizionamento di uno stent ureterale doppio J (Stothers e Lee 1992). La procedura è resa o ggi più a gevole per la disponibilità delle guide che permettono quasi sempre l a negoziazione completa del lume ureterale, consentendo di superare le deviazioni e le tortuosità dell'organo. Solo in sporadici casi, nei quali il cateterismo risulti impossibile o nei casi in cui il lume non sia compiacente a causa di una calcolosi impattata, è necessario ricorrere alla nefrostomia percutanea (Vansonnenberg et al. 1992).

10.3.3.2 Gravidanza extrauterina

Patologia

Nel caso, invero raro, di gravidanza ectopica cronica, ostruzione ureterale può risultare per la compressione da parte della massa o per la fibrosi periureterale reattiva.

Segnalata anche ostruzione bilaterale secondaria a rottura di gravidanza ectopica (Cummings 1988).

10.3.3.3 Sindrome della vena ovarica

Patologia

La sindrome è messa in discussione da molti poiché si manifesta nella maggior parte dei casi durante la gravidanza, venendo quindi comparata alla classica dilatazione osservabile durante la stessa (Dure-Smith 1979). L'osservazione di casi in donne nullipare o quella di casi dopo molti mesi dal parto sembrano, però, poterla confermare.

Si osserva solitamente a destra e si verifica nel punto in cui la vena, dopo l'incrocio dei vasi iliaci, scavalca l'uretere per portarsi verso la vena cava; l'ostruzione si determina, pertanto, a livello della III-IV vertebra lombare. A sinistra può succedere solo nei casi in cui la vena sia molto dilatata da patologia diversa, come la trombosi neoplastica renale.

Clinica

Il sintomo principale è il dolore in fossa iliaca che spesso peggiora durante il ciclo mestruale. A volte viene riferito dolore sordo lombare, non infrequente l'associazione con infezioni recidivanti delle vie urinarie.

Diagnosi: IVP, RUP, eventualmente con angiografia simultanea.

Terapia

La terapia è chirurgica: sacrificio della vena eventualmente associata a ureterolisi.

10.3.3.4 Tromboflebite post-partum della vena ovarica

Patologia

La tromboflebite puerperale della vena ovarica è più comune nelle multipare; si presenta prevalentemente a destra, nel 10% dei casi è bilaterale, rari i casi isolati a sinistra. L'ostruzione ureterale risulta dalla diffusione del processo infiammatorio ai tessuti periureterali.

Clinica

I sintomi possono consistere in dolori addominali nei quadranti inferiori, febbre, apprezzamento di masserelle dolorabili annesso-lombari. La diagnosi differenziale va posta con l'ascesso perinefritico, l'appendicite, l'ematoma del legamento largo con formazione di ascesso, la trombosi di massa annessiale.

La diagnosi è difficile e in passato spesso era posta alla laparotomia, causa non infrequente di fatali embolie. Oggi può essere posta con l'USG, ma soprattutto la CT (Angel e Knuppe l 1984) e la MRI, in grado di rivelare la trombosi della vena ovarica, della vena cava inferiore e del sistema venoso iliaco e permettere, così, di evitare pericolose laparotomie, avviando subito la paziente alla terapia medica. Gli stessi esami sono in grado di documentare la dilatazione della via escretrice superiore sino al terzo prossimale dell'uretere.

Terapia

Terapia medica: antibiotici, anticoagulanti.

Terapia chirurgica: legatura delle vene ovariche, in caso di rischio di trombo-embolie maggiori posizionamento di filtri cavali.

10.3.3.5 Patologia ginecologica tumorale

Fibroma uterino. Cisti ovarica

Patologia

È noto come l'ostruzione ureterale si associ con frequenza al fibroma uterino e alle cisti ovariche e come l'incidenza sia proporzionale alle dimensioni della massa patologica. Il punto abituale dell'ostruzione è a livello dell'incrocio dei vasi iliaci; il lato destro, per i motivi già esposti, è maggiormente coinvolto.

Clinica

In linea di massima gli ureteri sono deviati lateralmente e coesiste idronefrosi di vario grado.

Nell'accertamento diagnostico è indispensabile includere l'IVU per conoscere l'esatto percorso degli ureteri anche in vista dell'intervento chirurgico.

Terapia

Alla terapia chirurgica ginecologica va associata l'eventuale ureterolisi.

Carcinoma ovarico

Il carcinoma ovarico è per frequenza la terza neoplasia maligna ginecologica, ma la prima come causa di decesso per neoplasia maligna dell'apparato. Dato che la maggior parte delle pazienti si presenta all'osservazione in fase avanzata di malattia, con masse pelviche importanti e ascite, la compressione diretta della malattia primitiva o quella delle frequenti localizzazioni metastatiche peritoneali o alle pareti del bacino sugli ureteri può far evidenziare la sindrome di dislocazione o di ostruzione sugli stessi (Fig. 10.20).

Carcinoma dell'utero

Il carcinoma cervicale dell'utero è una delle più frequenti cause neoplastiche di ostruzione ureterale. Negli stadi IIb e IIIb (stadiazione FIGO), in cui c'è l'interessamento del parametrio e l'estensione alla parete pelvica, gli ureteri

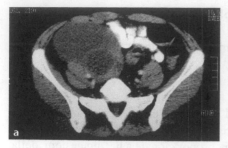

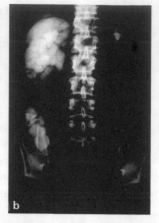

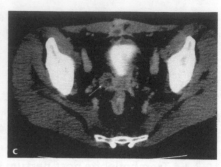

Fig. 10.20 **a** CT: massa pelvica destra da carcinoma ovarico; **b** IVU: ureteroidronefrosi destra a un anno di distanza dall'intervento di asportazione; **c** CT: identifica la causa dell'ostruzione nella recidiva pelvica

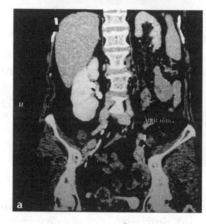

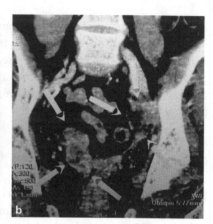

Fig. 10.21 **a** CT: ureteroidronefrosi sinistra con rene escluso; **b** CT: la responsabilità è la recidiva multipla pelvica di un carcinoma dell'endometrio

vengono inevitabilmente interessati. L'infiltrazione interessa l'uretere terminale e può essere incompleta, completa, uni- o bilaterale e da ciò di pende la rilevanz a dell'uropatia ostruttiva. L'interessamento può essere osservato al momento della prima diagnosi o comparire in seguito a c hirurgia per rec idiva tumorale. Ureterite stenosante può essere conseguenza di trattamento radioterapico di pr incipio, terap ia di sce lta propr io neg li sta di avanzati che interessano l'uretere, o di tipo adiuvante.

La diagnosi si avvale della CT e della MRI. Con la CT è difficile la differenziazione del tumore dall'utero normale. La cervice è costituita principalmente da tessuto connettivo che alla MRI presenta una bassa intensità di segnale sulle sequenze pesate in T2; il carcinoma della cervice ha, invece, un'intensità di segnale elevata ed è quindi differenziabile su questa sequenza. La C T è comunque r itenuta superiore alla MRI per la dimostrazione dell'ureteroidronefrosi.

Anche il carc inoma dell'endometrio può neg li stadi avanzati (stadio IV e IVa), quando si estende al di fuori dell'utero, interessare gli ureteri (Fig. 10.21)

10.3.3.6 Sindrome da residui ovarici

Patologia

Particolarmente dopo salpin go-ovariectomie difficoltose, res idui ovarici possono essere lasciati e impiantarsi così nel retro peritoneo, dove possono dare luogo alla formazione di cisti del corpo luteo. Il liquido follicolare determina una reaz ione infiammatoria con fibrosi secondaria.

Clinica

La sindrome si manifesta con dolori pelvici ciclici, dispareunia, presenza di tumefazione pelvica e, se il processo di fibrosi finisce con l'interessare l'uretere, presenza di ostruzione ureterale e sintomi conseguenti (Major 1962).

La diagnosi deve essere sospettata nelle pazienti con anamnesi di chirur gia ginecologica dif ficoltosa (isterectomia e/o annessiectomia per endometriosi o malattia infiammatoria pelvica) che presentano ostruzione ureterale di natura non intrinseca (Zaitoon 1987).

La diagnosi può essere posta con l'USG o/e la CT, che evidenziano la massa del corpo luteo e l'ureteroidronefrosi secondaria.

Terapia

Il trattamento è chirurgico. La chirurgia laparoscopica ben si presta al trattamento, anche se può essere difficoltosa per le estese aderenze postoperatorie.

La stenosi ureterale è risolta con l'ureterolisi.

10.3.3.7 Cisti del dotto di Gartner

Patologia

Il dotto di Wolff nel suo processo di atrofia esita nel dotto di Gartner. Se questo processo di atrofia è incompleto, l'epitelio residuo secernendo dà luogo allo sviluppo di una cisti. Questa si trova situata nella parete anterolaterale della vagina e, se le sue dimensioni sono notevoli, può dislocare l'uretere distale.

Clinica

La diagnosi è difficile. Buone possibilità di farla con la MRI.

Terapia

Il trattamento è chirurgico e consiste nell'asportazione della cisti.

10.3.3.8 Ascesso annesso-ovarico

Patologia

La malattia infiammatoria pelvica (*pelvic inflammatory disease*, PID) si riscontra con frequenza nelle pazienti portatrici di dispositivo intrauterino (*intrauterine device*, IUD). In caso di parametriti, la diffusione collaterale dei processi infiammatori può condurre a ostruzioni ureterali. La PID può anche complicarsi con l'ascesso an-

nesso-ovarico, che frequentemente si rende responsabile dell'insorgenza di ureteroidronefrosi (Phillips 1974).

L'ascesso si configura come una massa pelvica qualche volta di rilevanti dimensioni, simili a quella delle patologie uterine o ovariche. L'interessamento dell'uretere è a livello del cingolo pelvico e nel 50% dei casi è bilaterale. Nella casistica di Phillips di 44 casi studiati con IVU, 17 casi presentavano dilatazione ureterale: 9 bilaterale, 6 a destra, 2 a sinistra; in 10 casi l'uretere era spostato lateralmente e in 6 casi era presente uno spostamento mediale.

Clinica

I sintomi sono il dolore, anche tipo colica, la febbre, il vomito, i segni di irritazione peritoneale, la massa palpabile.

La diagnosi differenziale va fatta con l'ascesso appendicolare, le neoplasie benigne e maligne dell'ovaio, le neoplasie uterine, le forme ascessuali a partenza dalla patologia intestinale.

Tra gli accertamenti, oltre alla CT, l'IVU è raccomandata anche in previsione dell'intervento per conoscere l'esatta posizione dell'uretere.

Terapia

Il trattamento medico consiste nell'antibioticoterapia. Quello chirurgico in una annessiectomia uni- o bilaterale.

10.3.3.9 Idrocolpo ed ematocolpo

Sono conseguenza di imene imperforato o di atresia vaginale e possono causare ostruzione ureterale.

10.3.3.10 Prolasso uterino

Patologia

L'incidenza di ureteroidronefrosi in caso di prolasso grave di III grado, con fuoriuscita cioè della cervice fuori dall'ostio vaginale, è del 30-40% (Kontogeorgos et al. 1985). Tra i meccanismi invocati, quello della compressione degli ureteri tra il fondo dell'utero e la vescica, e quello di un effetto *sling* operato dai vasi uterini. I sintomi sono UTI, sepsi, pionefrosi, CRF.

Fig. 10.22
Ureteroidronefrosi
bilaterale da prolasso
uterino
di III grado.

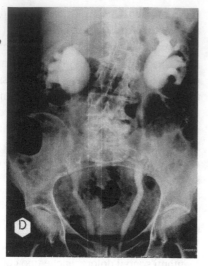

Clinica

La diagnosi viene posta dalla IVU che mostra il dislocamento vescicale e la dilatazione degli ureteri, in presenza di obiettività clinica di prolasso uterino. Utile per la dimostrazione può essere l'esecuzione dell'esame in stazione eretta.

Terapia

Consiste, di solito, nell'isterectomia vaginale e nella colpoplastica, ponendo particolare attenzione a evitare lesioni iatrogene degli ureteri. Ai fini della prevenzione di quest'ultima complicanza, utile il cateterismo ureterale preoperatorio.

Nei casi inoperabili, pessario.

10.3.3.11 Endometriosi

Patologia

È dovuta alla presenza di isole di endometrio ectopiche nell'ovaio, nel Douglas, nel legamento largo, nei legamenti uterosacrali, nell'utero (Hurst e Rock 1989). Localizzazioni extrapelviche generalmente si riscontrano nell'intestino, nell'uretere, nella vescica, nei polmoni.

Si riscontra nel 10% delle donne in età riproduttiva e nel 25-35% delle donne infertili, con picco d'incidenza tra i 20 e i 40 anni (Olive e Schwartz 1993).

Viene riportato un interessamento dell'apparato urinario nell'1% delle donne affette da endometriosi pelvica (Fitzpatrick e Elkins 1994). L'interessamento ureterale è meno frequente (10% dei casi) di quello vescicale (Yohannes 2003), ma molto più pericoloso per il potenziale danno renale procurato dall'uropatia ostruttiva. Generalmente il coinvolgimento è unilaterale ed è confinato all'uretere pelvico. Nel 15% dei casi è bilaterale.

L'uretere può essere interessato con meccanismo estrinseco, cioè per la fibrosi e le tenaci aderenze determinate dal vicino endometrioma che avviene nel 75-85% dei casi (Al Saleh 1987), oppure con meccanismo intrinseco, cioè per l'invasione della sua parete e del suo stesso lume da parte della patologia.

Clinica

I sintomi più comuni della malattia sono il dolore cronico pelvico, una storia di dismenorrea severa, l'infertilità.

Nel caso d'interessamento dell'uretere spesso i sintomi sono aspecifici, sotto forma di dolori lombari e di UTI. In presenza di endometriosi intrinseca, qualche volta è dato osservare il caratteristico segno dell'ematuria nel corso del ciclo mestruale. Per la diagnosi preliminare da non trascurare l'anamnesi e l'esame clinico che può far rilevare un nodulo dolente nel cavo di Douglas.

Non infrequente il caso in cui per la loro modestia i segni clinici urologici passino inosservati e la diagnosi venga posta quando con la IVU e la USG si documenta una grave idronefrosi o un rene escluso, o peggio quando la paziente perviene alla osservazione per una sindrome di insufficienza renale grave.

Fig. 10.23 IVU:
stenosi ureterale
da endometriosi
pelvica

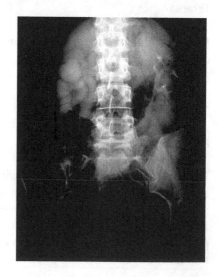

Le immagini urografiche non sono, tuttavia, specifiche e possono simulare una stenosi di natura non determinata o immagini simulanti un tumore (Fig. 10.23).

La cistoscopia consente di valutare localizzazioni vescicali associate e di eseguire la RUP utile al completamento della diagnosi. Abitualmente si dimostra una stenosi a 3-4 cm dalla papilla il cui superamento con un cateterino è di

solito difficoltoso. Nei casi in cui l'esame sia infruttuoso, nelle pazienti sottoposte a nefrostomia, la US contribuisce a evidenziare il punto di stenosi (Fig. 10.24).

L'USG e la CT sono esami essenziali per porre diagnosi, in quanto evidenziano la presenza di masserelle ovariche e quella di noduli pelvici rilevabili (Fig. 10.25).

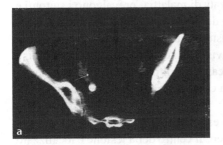
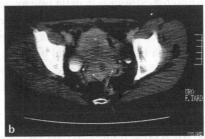
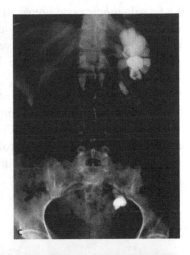

Fig. 10.24 a CT: ureteroidronefrosi bilaterale con rene sinistro escluso da endometriosi pelvica multipla; **b** CT: dimostra altri noduli endometriosici; **c** US: uretero idronefrosi sinistra con *kinking* ureterali, stenosi serrata dell'uretere pelvico

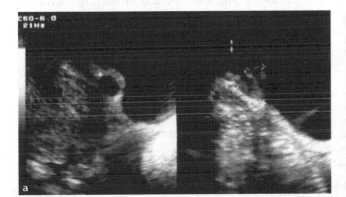
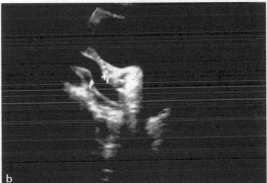

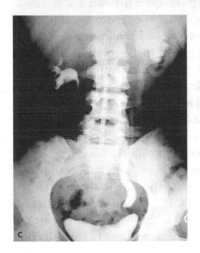
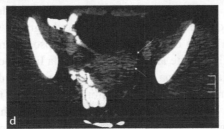
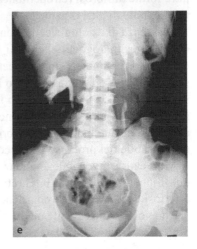

Fig. 10.25 a USG transvaginale: nodulo di endometrioma pelvico sinistro; **b** USG sovrapubica: ureteroidronefrosi sinistra; **c** IVU: stenosi ureterale iuxtavescicale sinistra; **d** CT: dimostrazione dell'endometrioma; **e** IVU postoperatoria (resezione ureterale e anastomosi termino-terminale

La laparoscopia può dimostrare la classica cisti cioccolato, costituita dall'ovaio pieno di sangue vecchio raccolto e la presenza di noduli di diverso colore (rosso, bianco o nero) corrispondenti agli endometriomi.

Terapia

La terapia medica con preparati estro-progestinici o con danazol, se può dare eccellenti risposte sull'endometriosi, difficilmente risolve l'ostruzione ureterale perché questa è sostenuta dalla densa fibros i secondaria (Rivlin et al. 1985).

L'intervento chirurgico, eseguito con tecnica di chirurgia aperta o videolaparoscopica, consiste nell'ovariectomia uni- o bilaterale, nell'asportazione dello e degli endometriomi, nell'ureterolisi o nella resezione ureterale e anastomosi ureteroureterale termino-terminale.

Non è rara la necessità di nefrectomie in caso di gravi idronefrosi infette.

10.3.4 Patologie del retroperitoneo

10.3.4.1 Fibrosi retroperitoneale idiopatica (malattia di Ormond)

Patologia

È una sindrome a eziolo gia non nota, determinat a dalla formazione di tessuto fibroso che co pre e avvolge le strutture situate nel retroperitoneo con particolare predilezione per i vasi. Va distinta da tutte le altre forme di fibrosi retroperitoneali secondarie a patologie note di altri organi.

In assenza di eziologia certa, sono state avanzate alcune ipotesi patogenetiche quali l'abuso di farmaci come antinfiammatori tipo fenacetina, come la metisergide (Weiss e Hinman 1966) o la metildopa (Iversen et al. 197 5). Il meccanismo invocato è quello secondo cui il farmaco agisca come aptene scatenando una reazione autoimmune sotto forma di una vasculite responsabile del processo fibrotico.

Altra causa invocata è una reaz ione allergica a liquidi insolubili pervenuti nel retroperitoneo da vasi arteriosi con placche ateromasiche (Bullock 1988).

Due volte più frequente nei maschi, la fascia di età preferita è tra i 40 e i 60 anni.

Clinica

In una prima fase i sintomi sono vaghi: dolori addominali variabili e di dif ficile interpretazione. Nelle fasi avanzate compaiono i segni di compressione dei grandi vasi, sotto forma di edemi degli arti inferiori e tromboflebiti.

Gli ureteri vengono inevitabilmente co involti e, nella fase avanzata di malattia, prevalgono i sintomi e le conseguenze dell'uropatia ostruttiva, che può portare sino alla insufficienza renale acuta e cronica.

Dal punto di vista anatomo-chirur gico si riscontr a un tessuto biancastro, molto duro, simil-tumorale che copre l'aorta, la cava, avvolge gli ureteri e i muscoli psoas.

Il processo si estende dal livello dei vasi renali sino al cingolo pelvico. Il centro della lesione è localizzato a livello della IV-V vertebra lombare, corrispondente alla biforcazione aortica.

Il tessuto, come detto, avvolge gli ureteri e solo occasionalmente ne invade la parete, in questo modo attraendoli medialmente a livello lombare. Ciò provoca ostruzione e quindi ureteroidronefrosi progressiva, di solito bilaterale, e conseguente insufficienza renale di vario grado se la diagnosi è ritardata.

La compressione arteriosa è rara, mentre comune è quella venosa della vena cava e delle vene iliache con comparsa di edemi ag gli art i inferiori (R hee et a l. 1994). Riportati casi di compressione della vena porta extraepatica.

L'IVU dimostra l'ureteroidronefrosi uni- o bilate - rale di vario grado con lo spostamento mediale degli ureteri (Fig. 10.26); in 1/3 dei casi si riscontra un rene escluso (Fig. 10.27).

La CT mostra una formazione tissutale a simmetrica distribuzione che da L1-L2 si estende sino alla biforcazione dei grandi vasi e che lateralmente raggiunge i muscoli psoas; sui grandi vasi è continua e non deformata da linfonodi patologici. La dif ferenza d'impregnazione del mdc può far distin guere una mass a fibrotica da una di natura maligna, sebbene nella fase infiammatoria anche la fibrosi possa mostrare una significativa impregnazione.

La MRI permette con lo stu dio mu ltiplanare di avere importanti informazioni sull'entità dell'estensione del processo a lle strutture a diacenti (F ig. 10.28). R ispetto a lla CT, s i dimostra p iù e fficace nella dif ferenziazione tra fibrosi retro peritoneale idiopatica e fibrosi di natura mali gna in base alla dif-

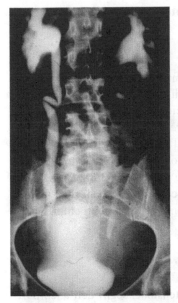
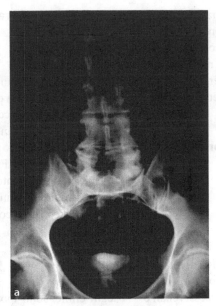
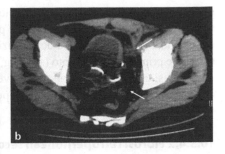

Fig. 10.26 IVU: fibrosi retroperitoneale determinante ureteroidronefrosi bilaterale

Fig. 10.27 a IVU: rene sinistro escluso; b CT: fibrosi retroperitoneale sinistra (uretere con stent)

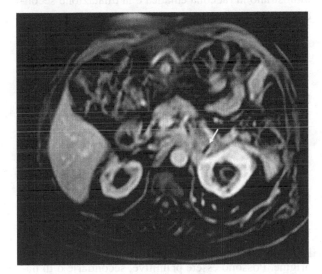

Fig. 10.28 MRI: fibrosi retroperitoneale sinistra inglobante l'uretere

ferenza di contrasto tissutale: nelle immagini T2 pesate le forme maligne hanno un'intensità di segnale molto alta, quelle non maligne invece abbastanza bassa (Arrivè et al. 1989).

La RUP viene eseguita per confermare l'assenza di patologie ureterali intrinseche e spesso nei casi acuti è seguita da endoscopia terapeutica perché, nonostante l'ostruzione, è possibile superare facilmente la

stenosi con un cateterino da 5 Fr. L'esame scintigrafico è utile nei pazienti anurici o in presenza di rene escluso.

La diagnosi differenziale va fatta con tutte le patologie responsabili di fibrosi peritoneale secondaria.

Terapia

Discontinuare l'assunzione di farmaci presunti responsabili.

Per quanto riguarda la terapia medica, il trattamento cortisonico in alcuni casi si è dimostrato efficace (Harreby et al. 1994) a risolvere l'ostruzione. È comunque utile anche come preparazione all'intervento. È stato riportato un vantaggio anche con l'uso di tamoxifene, farmaco efficace nel trattamento dei tumori desmoidi (Loffeld e van Weel 1993).

Quanto al trattamento chirurgico, la terapia di elezione è l'ureterolisi attraverso un accesso trans peritoneale mediano, seguita dalla intraperitoneizzazione degli ureteri, associata eventualmente anche all'omentoplastica. La procedura deve essere eseguita sempre bilateralmente, anche se la malattia è unilaterale, per l'alta probabilità di presentazione metacrona controlaterale della malattia. Qualche volta, per lo scarso trofismo di un tratto dell'organo dopo la sua lisi, si rende necessario procedere alla resezione ureterale e all'anastomosi ureterale termino-terminale. Se presente CRF è opportuno tentare un recupero della funzione con la derivazione prima dell'intervento (stenting, nefrostomia).

Aortolisi e lisi delle arterie iliache vengono associate in presenza di deficit irrorativo periferico.

10.3.4.2 Fibrosi retroperitoneali secondarie

Infezioni e ascessi retroperitoneali

Patologia

Ascessi retroperitoneali di natura specifica (tubercolosi, brucellosi, coccidiomicosi, actinomicosi) o aspecifica (appendicite, per idiverticolite colica, ileiti, adeniti, osteomieliti, sarcoidosi, psoiti, ascessi renali e perirenali) possono interessare l'uretere dislocandolo e inducendo processi di periureterite fibrotica.

Clinica

Oltre ai segni clinici della sepsi, può manifestarsi evidenza di dolorabilità lombare, iliaca e inguinale e possono essere riscontrabili i segni clinici della psoite.

La diagnosi differenziale non è facile. La CT e l'USG definiscono la localizzazione e l'estensione dell'ascesso, ma l'IVU è essenziale, anche perché gli ascessi dello spazio posteriore sono nel 70% dei casi di orgine renale.

Terapia

La terapia consiste nel drenaggio chirurgico. Buoni risultati sono stati ottenuti anche col drenaggio percutaneo. Scontata la necessità della terapia della patologia scatenante.

Esiti di chirurgia pelvica radicale

Patologia

Tutti gli interventi maggiori di chirurgia pelvica, sia di chirurgia intestinale, sia ginecologica e retroperitoneale, possono condizionare esiti sotto forma di fibrosi cicatriziali che possono interessare gli ureteri.

10.3.4.3 Emorragie retroperitoneali

Patologia

Sono secondarie a traumi addominali o lombari, a malattie ematologiche da difetti della coagulazione, terapia anticoagulante, accidenti vascolari, litotripsia a onde d'urto (*shock wave lithotripsy*, SWL), chirurgia ginecologica. Di solito l'uretere è solo deviato, anche se è stata riportata ARF ostruttiva da ematoma retroperitoneale in un paziente monorene (Butt et al. 1994). Rara l'ostruzione cronica da fibrosi conseguente a emorragie ricorrenti, come nel caso degli emofilici.

Clinica

I segni clinici sono ipotensione, segni dell'anemizzazione, comparsa d'ileo dinamico, comparsa di ecchimosi lombari e addominali.

La diagnosi si avvale di CT, MRI, USG e IVU, che dimostrano la raccolta ematica e la dilatazione secondaria dell'uretere.

Terapia

Nei traumi la terapia è chirurgica. Nei casi iatrogeni la risoluzione spontanea è la regola.

10.3.4.4 Tumori retroperitoneali

Patologia

Nello spazio compreso tra il peritoneo posteriore e il piano osteomuscolare si sviluppano neoplasie di varia origine. Possono essere primitive, secondarie o di natura metastatica.

I **tumori retroperitoneali primitivi** sono rari, possono essere benigni ma nel 70-80% dei casi sono maligni (Braash e Mon 1967). Possono avere diversa origine:

- mesodermica:
  - tessuto adiposo (lipoma, liposarcoma); connettivale (fibroma, fibrosarcoma, mixoma, mixosarcoma);
  - muscolare (leiomioma, leiomiosarcoma, rabdomioma, rabdomiosarcoma);

Fig. 10.29 **a** IVU: ureteroidronefrosi sinistra con uretere lateralizzato da vasta impronta; **b** arteriografia aortorenale: eteroplasia con vascolarizzazione senza caratteri di malignità (neurofibroma iliaco)

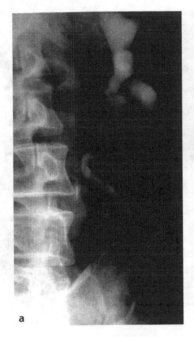

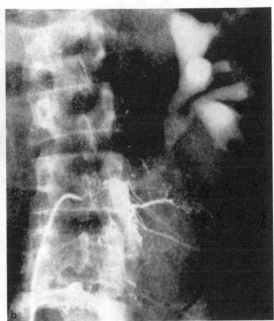

a

b

– linfatico (linfomi, linfangiomi, linfangiosarcoma);
• neurogena:
  – nervi (neurofibroma, neurolemmoma, schwam-moma);
  – sistema simpatico (ganglioneuroma, simpaticoblastoma, neuroblastoma);
• tessuto corticoadrenale e cromaffine:
  – carcinoma corticale, paraganglioma, feocromocitoma;
• residui embrionari:
  – teratomi, cordomi, cisti dermoidi, cisti disontogenetiche, cisti wolfiane e mulleriane.

Tra quelli maligni i più frequenti sono i linfomi, circa 1/3, seguiti dai neuroblastomi e dai liposarcomi; tra i benigni i più frequenti i neurofibromi, i lipomi, gli adenomi e le cisti.

Essendo il retroperitoneo uno spazio virtualmente ampio, occupato da tessuto connettivo lasso che oppone scarsa resistenza, questi tumori hanno la prerogativa di crescere molto in volume prima di renders i apprezzabili.

sione, i quali danno origine a dolori addominali vaghi, dolori lombari, masse palpabili, sintomi di malessere generale. Più raramente si rendono responsabili di dolori da infiltrazioni.

L'IVU è esame fondamentale soprattutto per avere la valutazione completa di apparato, non essendo rara la necessità del sacrificio di un rene ai fini della exeresi chirurgica completa (Cody et al. 1981).

L'uretere è raramente infiltrato, abitualmente è spostato anteriormente e medialmente (Figg. 10.29-10.31) con grado di ostruzione variabile e di solito non eclatante.

Anche il rene può essere dislocato e la pelvi compressa.

Anche se l'USG, sovente il primo esame a essere eseguito, permette di rilevare la tumefazione, l'esame diagnostico fondamentale è la CT, che dimostra l'estensione della neoplasia e la relazione con gli altri organi evidenziandone i dislocamenti. Nel caso di sarcomi, la MRI dà informazioni superiori, grazie allo studio multiplanare meglio capace di evidenziare i rapporti con gli organi adiacenti. Questi esami hanno soppiantato completamente l'angiografia, indagine abituale sino agli anni '80.

Clinica

Si presentano sovente con tumefazioni cospicue che si manifestano clinicamente per fenomeni di compres-

Terapia

Consiste nell'exeresi chirurgica, abitualmente facile in caso di tumori benigni perché nella norma si pre-

Fig. 10.30 **a** IVU: rene destro ruotato da massa che impronta l'uretere, calcificazione intratumorale; **b** arteriografia renale selettiva: vascolarizzazione senza caratteri di malignità (istiocitoma fibroso)

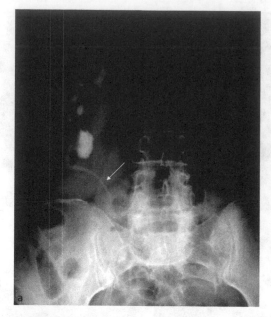 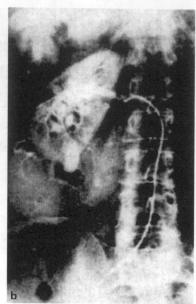

Fig. 10.31 Arteriografia aortorenale: modica ureteropielectasia, medializzazione dell'uretere, presenza di eteroplasia sottorenale (cisti disontogenetica di natura enterogena

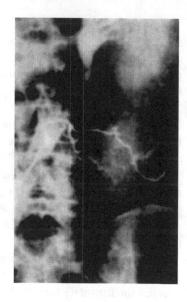

mere, dando luogo a spostamenti o ad angolazioni, oppure infiltrare la parete, dando luogo a quadri importanti di uropatia ostruttiva.

La diagnosi è di solito fatta con la CT.

I **tumori metastatici** possono essere di varia origine. Di solito derivano da neoplasie primitive di mammella, stomaco, polmone, pancreas, testicolo, tiroide, melanomi.

Abitualmente tendono ad avvolgere l'uretere dando luogo a ostruzione.

Alla CT si può osservare ispessimento della parete, obliterazione del lume per occupazione della crescita neoplastica, senza segni di massa periureterale.

10.3.4.5 Linfocele. Linfocisti

Patologia

sentano ben capsulati e nei quali, di solito, l'unico problema tecnico è rappresentato dal loro volume. Molto più complicata in caso di tumori maligni nei quali l'exeresi completa si ottiene solo nel 50% dei casi.

I **tumori retroperitoneali secondari** sono estensione diretta di neoplasie derivanti dal colon, dal retto, dal pancreas, dalla vescica, dalla prostata, dalla cervice uterina, dall'endometrio.

Qualsiasi tratto dell'organo può essere coinvolto, ma di solito è il terzo inferiore a essere maggiormente interessato. Il tumore può semplicemente compri-

Sono causati dall'interruzione delle catene linfatiche o/e dall'inadeguata chiusura dei vasi linfatici nel corso di linfadenectomie.

Sono conseguenti a linfadenectomia pelvica (Brawer et al. 1989), a chirurgia pelvica radicale.

La formazione dei linfoceli è aumentata dagli scollamenti estesi, dall'asportazione di masse voluminose, dall'asportazione di linfonodi metastatici, dall'irradiazione preoperatoria. Sono una complicazione frequente dopo trapianto renale.

Un ruolo importante nel loro determinismo hanno le alterazioni del peritoneo che comportano la perdita della capacità di riassorbimento della linfa.

È stato riportato un aumento dell'incidenza di linforrea e di formazione di linfoceli colle gato all'uso della profilassi tromboembolica con e parina (Catalona et al. 1980).

L'80-90% dei linfoceli si forma entro le 3 settimane successive alla chirurgia e la diagnosi differenziale si pone con gli ascessi, l'urinoma, l'ematoma: complicazioni che, però, s i ver ificano tutte ne l postoperatorio precoce (Letourneau et al. 1988).

La raccolta può determinare ostruzione estrinseca dell'uretere.

Clinica

I piccoli linfoceli sono asintomatici. Le raccolte più importanti possono comprimere gli ureteri, la vescica, il sigma, i vasi iliaci.

Possono comparire dolori ai quadranti inferiori dell'addome, urgenza minzionale, stipsi, edema dei genitali e degli arti inferiori, simulanti una tromboflebite. Può evidenziarsi una tumefazione addominale bassa, a volte fluttuante. Oliguria e comparsa d'insufficienza renale possono verificarsi nei linfoceli bilaterali o nei casi successivi a trapianto renale.

L'IVU mostra la dislocazione degli ureteri con vari gradi di ostruzione e compressione della vescica. La CT e l'USG sono esami molto efficaci nel dimostrare la raccolta e per se guirne l'evoluzione, ma non esiston o esami in grado di differenziarla da un urinoma, salvo l'esame diretto della composizione del liquido aspirato per via percutanea.

La maggior parte va incontro a regressione spontanea. Se è presente ostruzione ureterale, il paziente va monitorato per intervenire con lo stenting, qualora la situazione si complicasse per la comparsa di ostruzione da fibrosi secondaria o per sovrapposizione infettiva.

Terapia

La semplice metodica dell'aspirazione è destinata alla recidiva. Alte probabilità di guarigione se al l'aspirazione si fa seguire il collocamento di un catetere di drenaggio, eventualmente eseguendo una scleroterapia al momento della sua rimozione.

Se la situazione clinica lo impone, si deve ricorrere all'intervento chirurgico di drenaggio interno, marsupializzando la cisti alla cavità peritoneale. L'intervento può essere eseguito con tecnica di videolaparochirurgia. In caso di trapianto è stata praticata con successo la tecnica di marsupializzazione cutanea e zaffaggio sino a guarigione.

10.3.4.6 Lipomatosi pelvica

Patologia

La lipomatosi pelvica è un processo proliferativo dello spazio retroperitoneale pelvico sostenuto da tessuto adiposo non capsulato. Sono stati riportati pochi casi ne lle donne perché la ma lattia colpisce quasi esclusivamente uomini dai 30 ai 60 anni e nei 2/3 dei casi di razza nera.

L'eziologia è sconosciuta: sembrerebbe trattarsi di una forma di obesità localizzata , non sicuramente collegabile con altre lipodistrofie note, come l'adiposi dolorosa. Il tessuto è costituito da cellule adipose mature; si associano reazioni infiammatorie e fibrosi in assenza di qualsiasi caratteristica neoplastica (Heyns e Allen 1992).

Clinica

Si riscontra generalmente in pazienti obesi che possono essere asintomatici o presentare sintomi come dolori sacrali, perineali e sovrapubici, frequenza urinaria, disuria nel 50% dei casi, UTI ricorrenti, febbre, stipsi. In qualche caso la presentazione è una grave uropatia ostruttiva con uremia, un'ostruzione colica sinistra, un'ostruzione dei grossi vasi venosi, come la vena cava e i vasi iliaci.

All'esame clinico può essere apprezzabile una massa sovrapubica, la prostata apprezzarsi elevata, può essere presente CRF conseguenza della ostruzione ureterale.

Alla KUB si rileva nel bacino la classica radiolucenza del tessuto adiposo.

L'IVU può essere normale o evidenziare idronefrosi di vario grado; abitualmente mostra una dislocazione mediale dell'uretere pelvico con modica ureterectasia, tipico l'allungamento marcato e la soprae levazione della vescica che assume una forma a pera rovesciata, come risultato della com pressione in corris pondenza della sua base. Identico fenomeno si osserva al clisma opaco a carico del sigma retto che si presenta di aspetto tubulare e sopraelevato.

Il quadro è confermato dalla cistosco pia, nel cors o della quale si nota la sopraelevazione del trigono e del collo vescicale, che spesso rendono difficile l'introduzione del cistoscopio e, quasi di re gola, la presenza di notevole e dema della mucosa con aspett i di cistite ghiandolare.

La CT mostra la tipica radiolucenza della lipomatosi ed è in grado di distinguere tra la densità del grasso e quella degli altri tessuti molli.

La MRI ben si presta allo studio dei tessuti con componente adiposa e offre il vantaggio dello studio multiplanare, che consente di evidenziare le alterazioni di forma e di posizione de gli organi pelvici determinate dalla compressione dell'abnorme tessuto adiposo (Demas et al. 1988).

Terapia

In molti casi sono sufficienti una dieta rigida e il controllo del peso. Nei casi complicati è necessario l'intervento c hirurgico di asportaz ione delle masse di tessuto adiposo, complicato per le tenaci aderenze che rendono difficile l'identificazione dei piani di clivaggio tra il grasso e gli organi pelvici. Per la cistite ghiandolare, considerata lesione pretumorale, è necessario uno stretto follow-up.

Bibliografia

Al Saleh, B.M.S., (1987) Endometriosis: An unusual cause o f obstruction in duplex ureters. *Br. J. Urol.* 60, 467-468.

Angel, J.L., Knuppel, R.A. (1984) Computed tomography in diagnosis of puerperal ovarian vein thrombosis.*Obstet. Gynecol.* 63, 61-64.

Arrivè, L., Hricak, H., Tavares, N.J. et al. (1989) Malignant versus non malignant retroperitoneal fibrosis: Differentiation with MR imaging. *Radiology* 172, 139-143.

Atkinson, G.O., Clements, J.L., Milledge, R.D. et al. (1973) Pancreatic disease simulating urinary tract disease. *J. Clin. Radiol.* 24, 185-191.

Bahrassa, F., Ampil, F. (1987) Post treatment uretera l obstruction in invasive carcinoma of uterine cervix. *Int. J. Radiat. Oncol. Biol. Phys.* 13, 23-28.

Barbaric, Z.L. (1998) *Imaging genitourinario.* Salerno, Momento Medico, pp. 230-231.

Braash, J.W., Mon, A.B. (1967) Primary retroperitoneal tumors. *Surg. Clin.* North. Am. 47, 663-678.

Brawer, M.K., Williams, W., Witte, C.L. et a l. (1989) Massive lymphocele following pelvic lymphadenectomy for staging of prostatic cancer. *Lymphology* 22, 36-41.

Bullock N. (1988) Idiopathic retroperitoneal fibrosis. *BMJ* 297, 240-241.

Butt, Z.A., Morgan, J.D.T., Osborn, D.E. (1994) Retroperitoneal haematomy causing acute renal failure. *Br. J. Urol.* 74, 119.

Catalona, W.J., Kadmon, D., Cranc, D.B. (1980) Effect of minidose heparin on lymphocele formation following extraperitoneal pelvic lymphadenectomy. *J. Urol.* 123, 890-892.

Cody, H.S. III, Turnbull, A.D., Fortner, J.G. et a l. (1981) The continuing challenge of retroperitoneal sarcomas. *Cancer* 47, 2147-2152.

Cummings, J.A. (1988) B ilateral ureteric obstruction: An unusual late complication of ruptured ectopic pre gnancy. *Br. J. Urol.* 62, 182-188.

D'Elia, F.L., Brennan, R.E., Brownstein, P.K. (1982) Acute renal failure secondary to ureteral obstruction by a gravid uterus. *J. Urol.* 128, 803-804.

Darke, S.G., Glass, R.E., Eadie, D.G.A. (1977) Abdominal aortic aneurysms, per ianeurysmal fibrosis and ureteric obstruction and deviation. *Br. J. Surg.* 64, 649-651.

Demas, B.E., Avallone, A., Hricak, H. (1988) Pelvic lipomatosis: diagnosis and characterization b y magnetic resonance imaging. *Urol. Radiol.* 10, 198-202.

Dure-Smith, P. (1979) Ovarian vein syndrome: Is it a myth? *Urology* 13, 355-364.

Feldberg, M.A.M., Henè, R.J. (1983) Per ianeurysmal fibrosis and its response to corticosteroid treatment: A computerized tomo graphy follow-up in 1 case. *J. Urol.* 130, 1163-1164.

Fitzpatrick, C.G., Elkins, T.E. (1994) Urologic concerns in endometriosis and ovarian remnant syn drome. In: Kurs h, E.D., McGuire, E.J. (eds) *Female Urology.* Philadelphia, JB Lippincott, p. 533.

Goldenberg, S.L., Gor don, P.B., Cooperberg, P.L. et a l. (1988) Early hydronephrosis following aortic bifurcation graft surgery: A prospective study. *J. Urol.* 140, 1367-1369.

Harlin, H.C., Hamm, F.C. (1972) Urologic disease resulting from non-specific inflammatory con ditions of the bowel. *J. Urol.* 68, 383-392.

Harreby, M., Bilde, T., Helin P. (1994) Retriperitoneal fibrosis treated with methylprednisolone pulse and disease-modifying antirheumatic dru gs. *Scand. J. Urol. Nephrol.* 28, 237-242.

Heyns, C.F., Allen, F.J. (1992) Pelvic lipomatosis or pericystitis plastica? *Br. J. Urol.* 70, 327-328.

Hurst, B.S., Rock, J.A. (1989) Endometriosis: pathophysiology, diagnosis and treatment. *Obstet. Gynecol. Surv.* 44, 297-304.

Iversen, B.M., Nordahl, E., Thunold, S. (1975) Retroperitoneal fibrosis during treatment with methyldopa. *Lancet* 2, 302-304.

Kontogeorgos, L., Vassilopoulos, P., Tentes, A. (1985) Bilateral severe hydroureteronephrosis due to uterine prolapse. *Br. J. Urol.* 57, 360-361.

Kubota, Y., Kawamura, S., Ishii, N. et al. (1988) Ureteral obstruction secondary to sigmoid diverticulitis. *Urol. Int.* 43, 359-361.

Letourneau, J.G., Day, D.L., Asher, N.L. et al. (1988) Imaging of renal transplants. *AJR* 150, 833-838.

Loffeld, R.J.L.F., van Weel, T.H.F. (1993) Tamoxifen for retroperitoneal fibrosis. *Lancet* 341, 382.

Major, F.J. (1962) Retained ovarian remnant causing ureteral obstruction: Report of two cases *Obstet. Gynecol.* 32, 748-753

Morehouse, H.T., Thornhill, B.A., Alterman, D.D. (1985) Right ureteral obstruction associated with pancreatitis. *Urol. Radiol.* 7, 150-152.

Olive, D.L., Schwartz, L.B. (1993) Endometriosis. *New Engl. J. Med.* 328, 1759-1769.

Phillips, J.C. (1974) A spectrum of radiologic abnormalities due to tubo-ovarian abscess. *Radiology* 110, 317-311.

Quattlebaum, R., Anderson, A. (1985) Ureteral obstruction secondary to a patent umbilical artery in a 79-year-old man: A case report. *J. Urol.* 134, 347-348.

Rhee, R.Y., Gloviczki, P., Luthra, H.S. et al. (1994) Iliocava l complications of retroperitoneal fibrosis. *Am. J. Surg.* 168, 179-183.

Rivlin, M.E., Krueger, R.P., Wiser, W.L. (1985) Danazol in the management of ureteral obstruction secondary to endometriosis. *Fertil. Steril.* 44, 274-276.

Sant, G.R., Heaney, J.A., Parkhurst, E.C. et al. (1983) Obstructive uropathy. A potentially serious complication of reconstructive vascular surgery. *J. Urol.* 129, 16-22.

Sbrocchi, R.D., Anderson, M.C. (1984) Erosion of adjacent organs by pancreatic pseudocysts. *Am. Surg.* 50, 85-90.

Schofield, P.F., Staff, W.G., Moore, T. (1968) Ureteral involvement in regional ileitis (Crohn's disease). *J. Urol.* 99, 412-415.

Siminovitch, J.M.P., Fazio, V.W. (1980) Ureteral obstruction secondary to Crohn's disease: A need for ureterolysis? *Am. J. Surg.* 139, 95-98.

Stone, M.M., Stone, N.N., Meller, S. et al. (1989) Bilateral ureteral obstruction: An unusual complication of pancreatitis. *Am. J. Gastroenterol.* 84, 49-51.

Stothers, L., Lee, L.M. (1992) Rena l colic in pregnancy. *J. Urol.* 148, 1383-1387.

Talamini, M.A., Broe, P.J., Cameron, J.L. (1982) Urinary fistulas in Crohn's disease. *Surg. Gyn. Ob.* 154, 553-556.

Talner, L.B. (1990) Specific causes of obstruction. In Pollack, H.M. (ed) *Clinical Urography*, vol. 2, Philadel phia, WB Saunders Company, p. 1629.

Underwood, P.B. Jr, Lutz, M.H., Smoak, D.L. (1977) Ureteral injury following irradiation theraphy for carcinoma of th e cervix. *Obstet. Gynaecol.* 49, 663-669.

Vansonnenberg, E., Casola, G., Talner, L.B. et al. (1992) Symptomatic renal obstruction or urosepsis during pregnancy: Treatment by sonographically guided percutaneous nephrostomy. *Am. J. Radiol.* 158, 91-94.

Weiss, J.M., Hinman, F. Jr (1966) Reversible retroperitoneal fibrosis with ureteral obstruction associated with ingestion of sansert. *J. Urol.* 95, 771-775.

Yetim, M.B., Sener, R.N. (1988) Ureteral obstruction owin g to over pressure of a normal ri ght common iliac artery. A case report. *J. Urol.* 140, 365-366.

Yohannes, P. (2003) Ureteral Endometriosis. *J. Urol.* 170, 20-25.

Zaitoon, M.M. (1987) Ureteral obstruction secondary to retained ovarian remnants: A case report and review of the literature. *J. Urol.* 137, 973-974.

Calcolosi ureterale

Paolo Rovellini

11.1 Introduzione

Fino agli anni '80 la calcolosi urinaria ha rappresentato uno dei maggiori problemi di salute del pianeta, vista la significativa quota di pazienti che richiedevano un intervento di chirurgia maggiore, con una percentuale di pazienti che andava incontro a quadri più o meno gravi di insufficienza renale. Negli ultimi decenni l'introduzione di procedure terapeutiche mininvasive ha completamente modificato l'approccio chirurgico alla patologia, senza però modificarne la storia naturale. Tutto ciò ha contribuito a ridurre enormemente la morbilità associata alla chirurgia per la calcolosi, determinando lo spostamento del problema da importante questione di salute a importante inconveniente di salute.

11.2 Epidemiologia

Ai giorni nostri la prevalenza della calcolosi urinaria è all'incirca del 2-3% nella popolazione mondiale (Uribarri et al. 1989) con punte del 4-20% nei paesi socioeconomicamente più avanzati. In Italia è stimata al 6-9% con un'incidenza di circa 100.000 nuovi casi/anno (Amato et al. 2004).

Gli aspetti epidemiologici di una così vasta problematica sono molteplici e debbono tenere conto sia di fattori intrinseci (ereditarietà, età, sesso ecc.) sia di fattori estrinseci (tra i quali fattori geografici, climatici, apporto idrico e dietetico). In linea di massima la calcolosi urinaria risulta essere più frequente nei soggetti di razza bianca (differenza forse da attribuire ad abitudini dietetiche) con rapporto di incidenza maschi/femmine di 2:1.

11.3 Eziopatogenesi

La genesi chimico-fisica della litiasi urinaria è un processo molto complesso in cui fenomeni fisico-chimici quali sovrassaturazione, nucleazione, aggregazione e cristallizzazione giocano un ruolo fondamentale nel contesto di un liquido come l'urina, che ha caratteristiche totalmente diverse da un liquido puro e statico. A ciò si aggiunga la necessaria presenza di una matrice non cristallina che possa esercitare una funzione similcoagulativa per i sali dei soluti in precipitazione.

In sintesi, non vi possono essere calcoli a meno che non si formino cristalli di una determinata sostanza, e perché ciò avvenga occorre che le urine siano sovrassature di tale sostanza. La cristallizzazione prende origine dalla nucleazione che, in genere, si forma su su perfici preesistenti (matrice) a livello del tubulo renale, ma solo nelle vie escretrici maggiori i nucleici possono aggregare e formare i primi cristalli di maggiori dimensioni che poi daranno origine ai veri e propri calcoli. Tutto ciò non è sufficiente e occorre che questi processi possano combinarsi con l'azione di alcune sostanze, presenti normalmente nelle urine e in grado di interferire con la genesi della cristallizzazione. L'assenza o la minore espressione di sostanze quali citrato, pirofosfato, glucosamminoglicani, nefrocalcina, proteina di Tamm-Horsfall possono favorire lo sviluppo di una calcolosi. Vale la pena ricordare, ad esempio, che le urine di soggetti normali *non stone formers* contengono concentrazione di un soluto quale l'ossalato di calcio 4 volte superiore alla sua solubilità e solo quando tale sovrassaturazione raggiunge valori 7-11 volte superiori si potrà assistere alla sua precipitazione.

Com'è noto, poi, tutte le patologie organiche di tipo sia malformativo sia acquisito che condizionano un fattore ostruttivo sono predisponenti alla calcolosi secondaria, nella quale non entrano ingioco fattori metabolici e hanno un peso fondamentale i fattori "stasi" e "infezione".

11.4 Localizzazione

Una calcolosi può essere diagnosticata in qualsiasi tratto dell'uretere.

Svariate sono le possibilità di presentazione per quanto riguarda il volume dei calcoli (da piccoli come minuti grani di pepe sino a giganti), il loro numero (unici o plurimi) e la lateralità (uni- o bilaterali).

Anche le ripercussioni sulla via escretrice sono varie e, talvolta, bizzarre, nel senso che può coesistere o essere assente dilatazione a monte, e che a volte piccoli calcoli possono dare luogo a importanti idronefrosi mentre calcoli grossi sorprendentemente non ne provocano. La stessa bizzarria può essere osservata anche nell'entità dei sintomi clinici.

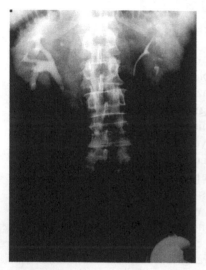

Fig. 11.1 IVU: calcolosi uretere sotto-giuntale destro

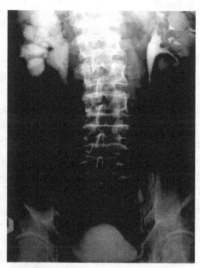

Fig. 11.2 IVU: calcolosi uretere lombare destro

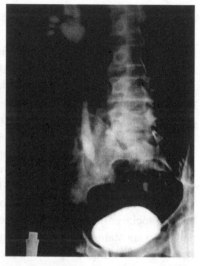

Fig. 11.3 IVU: calcolosi uretere iliaco destro

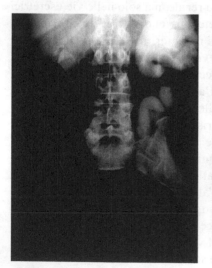

Fig. 11.4 IVU: calcolosi uretere ilio pelvico sinistro

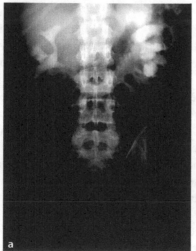

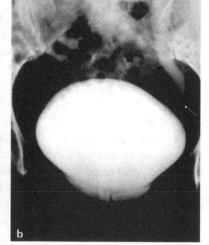

Fig. 11.5 a IVU: calcolosi uretere pelvico sinistro; **b** IVU: particolare

Fig. 11.6 **a** IVU:
verosimile calcolosi
radiotrasparente uretere
intramurale sinistro;
b CT: conferma
con esame senza mdc

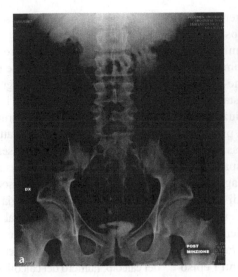
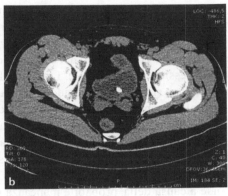

A seconda del tratto interessato si potrà così osservare:

- calcolosi sottogiuntale (Fig. 11.1);
- calcolosi lombare (Fig. 11.2);
- calcolosi iliaca (Fig. 11.3);
- calcolosi iliopelvica (Fig. 11.4);
- calcolosi pelvica (Fig. 11.5);
- calcolosi intramurale (Fig. 11.6).

11.5 Fisiopatologia della colica renale. Sintomi associati

Nello scenario della calcolosi urinaria l'uretere si ritrova, suo malgrado, spettatore privilegiato: se da un lato non può essere considerato come vero e proprio organo litogeno, dall'altro, essendo l'organo di deflusso urinario, si configura come la via di migrazione litiasica e assume per questo un ruolo prioritario nella genesi della sintomatologia clinica e dell'eventuale fenomeno dell'ostruzione.

L'evento colica renale è strettamente collegato all'ostruzione del tratto urinario a seguito della migra-zione di un calcolo che, lasciato il rene, tenta di raggiungere la vescica attraversando l'uretere. In questa dinamica la s proporzione tra lume ureterale e di-mensioni del calcolo e i fisiologici restringimenti del calibro ureterale determinano l'arresto della discesa del calcolo e la conseguente comparsa della sintoma-tologia colica.

L'arresto della progressione del calcolo è favorito da dimensioni maggiori di 2 mm e le regioni ureterali più facilmente interessate sono: la giunzione pielo-urete-rale, l'incrocio dei vasi iliaci, la giunzione uretero-ve-scicale e, al termine di questa, la papilla ureterale. Nel sesso femminile s i aggiunge, inoltre, la complessità anatomica della regione posteriore della pelvi, dove l'uretere incrocia i vasi pelvici e il legamento largo.

La colica renale è caratterizzata dall'insorgenza im-provvisa di un dolore acuto in sede lombare, continuo o a *poussée*, che può tendere a irradiarsi in corrispon-denza del fianco e poi anteriormente lungo il decorso dell'uretere, raggiungendo la regione inguinale, il te-sticolo nel maschio, le grandi labbra nella donna e la faccia interna della coscia. Sintomi aggiuntivi possono risultare la nausea, il vomito e la tachicardia (sistema nervoso autonomo).

La presenza di sintomatologia minzionale, come pol-lachiuria, stranguria e tenesmo vescicale, è, in linea di massima, caratteristica della localizzazione dell'urolita in corrispondenza della giunzione uretero-vescicale.

I pazienti con colica renale presentano agitazione motoria e non trovano giovamento da alcuna partico-lare posizione corporea.

L'ematuria è presente in circa il 30% dei casi e a volte può rappresentare l'unico sintomo della presenza di calcolo.

Da tutto ciò si evince che la colica reno-ureterale rap-presenta un dolore di tipo severo, prostrante, che ri-chiede pertanto un pronto e adeguato trattamento. Tale trattamento ha come obiettivo prioritario l'eliminazione della sintomatologia dolorosa, ma non deve prescindere dal tentativo di favorire una rapida espulsione spontanea del calcolo anche per preservare la funzione renale dal danno causato da un'eventuale prolungata ostruzione.

A livello biochimico, l'episodio colica renale comporta il rilascio di sostanze vasoattive (prostacicline, prostaglandine e ossido nitrico) che determinano vasodilatazione con aumento del filtrato glomerulare e della pressione intraureterale. I farmaci che unanimemente sono riconosciuti in grado di contrastare tali fenomeni causando di conseguenza una riduzione del filtrato glomerulare (sino al 35%) e della pressione intraureterale, favorendo un effetto miorilassante e antiedemigeno, sono i FANS. L'aggiunta di spasmolitici non sembra portare alcun effetto benefico aggiuntivo, forse a causa della probabile mancanza di recettori muscarinici in corrispondenza della parete ureterale. In aggiunta a ciò si è constatato che i pazienti affetti da colica renale che assumevano in maniera routinaria bassi dosaggi di FANS nei giorni seguenti l'episodio acuto evidenziavano una minore ricorrenza della sintomatologia dolorosa e una maggiore percentuale di espulsione spontanea di calcolosi.

L'ostruzione ureterale, sia essa parziale o completa, provoca una riduzione progressiva della capacità escretoria del rene, con una rapida redistribuzione del flusso ematico renale dai nefroni midollari a quelli corticali. Ciò determina una riduzione del flussoplasmatico renale e della quota di filtrazione glomerulare e la conseguente diminuzione della funzionalità glomerulare e tubulare.

L'ostruzione, inoltre, è in grado di determinare rapide modificazioni della peristalsi ureterale. Viene descritta un'ipertrofia della muscolatura ureterale dopo solo 3 giorni d'ostruzione e, se tale ostruzione perdura per 2 settimane, si evidenziano depositi di tessuto connettivo tra i fasci muscolari. Un'ostruzione cronica determina una riduzione della peristalsi e della pressione ureterale, comportando un'ulteriore impossibilità alla progressione del calcolo (riduzione della vis a tergo); questo non può che determinare il peggioramento dello stato di ostruzione innescando un circolo vizioso che si automantiene.

Il quesito fondamentale a questo punto è il seguente: per quanto tempo è possibile attendere l'eliminazione spontanea di un calcolo affinché le alterazioni dell'ostruzione non divengano definitive? È opinione comune di molti Autori che, in reni ritenuti normali e con calcoli < 6 mm, un'attesa di 4-6 settimane possa essere ragionevole, prima di dover procedere a qualsiasi trattamento che possa facilitare l'eliminazione del calcolo ureterale (Dellabella et al. 2003, Miller e Kane 1999).

11.6 Classificazione

Nel corso degli anni, numerosi sono stati i tentativi di delineare una classificazione dei pazienti affetti da calcolosi urinaria. Nelle linee guida dell'European Association of Urology (2008) i pazienti *stone formers* vengono suddivisi in sottogruppi in base al tipo di calcolo e alla gravità della malattia litiasica (primo episodio o malattia ricorrente, assenza o presenza di calcoli residui o frammenti, composizione del calcolo).

Nelle linee guida dell'Associazione Urologi Italiana viene utilizzata la terminologia scelta in occasione della prima conferenza internazionale sulla calcolosi urinaria tenuta a Parigi nel 2003 sotto l'egida della WHO. Tale classificazione tiene conto di numerosi fattori, quali: dimensioni del calcolo, numero dei calcoli, sede dei calcoli, composizione, anatomia della via escretrice, lato, funzione renale, abito corporeo del paziente, stato del calcolo dopo il trattamento. Dimensione e localizzazione del calcolo rappresentano le due variabili di maggiore importanza in quanto, se rapportate tra di loro, possono facilitare sia la standardizzazione dei procedimenti terapeutici sia la valutazione della possibilità di passaggio spontaneo di un calcolo. L'aspettativa della spontanea espulsione per un calcolo con diametro ≤ 4 mm può essere valutata all'incirca all'80%, mentre diametri > 7 mm riducono enormemente tale possibilità (Morse e Resnick 1991, Ibrahim et al. 1991). Nella calcolosi ureterale, pertanto, il parametro della larghezza sembra essere più importante di quello della lunghezza.

Dal punto di vista anatomico, l'uretere viene convenzionalmente suddiviso in tre porzioni: prossimale, media e distale, considerando come porzione media quella che si sovrappone alla regione sacroiliaca. In senso globale, per ogni tratto di uretere le percentuali di espulsione spontanea risultano essere del 25% nel tratto prossimale, del 45% nel tratto medio e del 70% nel tratto distale (Tiselius et al. 2008).

In relazione alla composizione dei calcoli, i pazienti possono essere divisi in due grandi categorie: con calcolosi calcica e con calcolosi non calcica. Nel primo gruppo si annoverano i calcoli di ossalato di calcio (mono- e diidrato) e i calcoli di fosfato di calcio (idrossiapatite, apatite carbonato), mentre nel secondo sono inclusi i calcoli di acido urico, di sodio urato, di cistina e i calcoli infetti di fosfato ammonio magnesiaci (calcoli di struvite). Nonostante il miglioramento tecnologico delle metodiche di imaging, la migliore possibilità per la valutazione qualitativa dei calcoli può essere fatta attraverso la cristallografia a raggi X e la spettrografia infrarossa.

Tabella 11.1 Composizione del calcolo mHU ± SD (valori di attenuazione)

Ossalato di calcio	812 ± 135
Struvite	614 ± 121
Acido urico	413 ± 143
Cistina	586 ± 132

I tumori hanno valori di attenuazione = 15-70 HU

Grazie agli studi d'imaging standard, in base alla propria composizione, i calcoli possono essere suddivisi in radiopachi (calcio), radiotrasparenti (acido urico, xantina) e debolmente radiopachi (struvite, cistina). La recente introduzione della CT spirale senza mdc ha però modificato tale aspetto permettendo di rilevare anche i calcoli che alla diretta dell'addome risultino radiotrasparenti e quindi non visibili, capacità basata sull'opportunità offerta dalla CT della valutazione densitometrica in unità Hounsfield (UH) dei calcoli urinari (Tabella 11.1).

11.7 Diagnosi

Un adeguato percorso diagnostico permette non solo una corretta conferma della calcolosi urinaria, identificandone la sede, le dimensioni, il numero e a volte la natura, ma può, inoltre, porre le basi per un favorevole successo terapeutico.

Numerose sono le metodiche a nostra disposizione per la diagnosi della calcolosi urinaria, ciascuna con proprie prerogative e limiti. A volte la scelta dipende sia dalle abitudini personali, sia dai mezzi a disposizione di ogni struttura. Dalle tecniche più datate, a quelle tecnologicamente più evolute, possiamo utilizzare la radiografia addome a vuoto (KUB), l'urografia (IVU), la ureteropielografia retrograda (RUP), l'ecografia (USG) completa, la doppler ultrasonografia (DUS), la scintigrafia renale (RI), la tomografia assiale computerizzata (CT) senza mdc, la uro-CT (MDCTU), la risonanza magnetica nucleare (MRI).

11.7.1 Radiografia addome

La diretta dell'addome rappresenta, in associazione all'ecotomografia, l'esame più frequentemente utilizzato nella pratica clinica quotidiana nei pazienti con sospetta calcolosi urinaria. Dimensione, sede e radiopacità dei calcoli sono le caratteristiche meglio evidenziabili con tale metodica (Fig. 11.7).

L'indagine è in grado di riconoscere all'incirca il 50% dei calcoli evidenziabili con la CT senza mdc, specie se le dimensioni sono < 4 mm, anche se dimostra capacità diagnostica superiore rispetto alla scansione preliminare della tomografia computerizzata ("scout" CT radiography) (Ripolles et al. 2004, Levine et al. 1997, Chu et al. 1999, Jackaman et al. 2000).

Fig. 11.7 **a** KUB: opacità lombare sinistra; **b** IVU: calcolosi ureterale

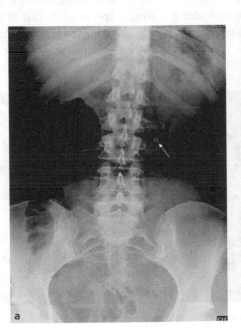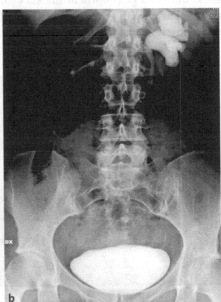

La KUB è utile nella determinazione delle dimensioni cranio-caudale e trasversale di un calcolo, con un'accuratezza superiore alla SCT che tende a sovrastimare il diametro cranio-caudale (Narepalem et al. 2002, Parsons et al. 2003, Katz et al. 2003). Se l'accuratezza diagnostica per la calcolosi di ossalato e fosfato di calcio raggiunge una sensibilità del 59-64% e una specificità del 71-77% (Ripolles et al. 2004, Portis e Sundaram 2001), in presenza di calcoli di struvite, xantina e acido urico, per la scarsa o nulla radiopacità di questo tipo di calcoli, l'indagine è pressoché inutile, rappresentando questa la maggiore limitazione clinica di tale esame. Un'ulteriore limitazione è rappresentata dallo studio del tratto iliaco dell'uretere, dove la sovrapposizione con la regione sacroiliaca può rendere difficile anche l'individuazione di un calcolo radiopaco. L'esame pone, inoltre, problemi di diagnosi differenziale con immagini parassite quali fleboliti e calcificazioni linfonodali presenti nel decorso presunto dell'uretere e tali da essere facilmente confuse con un calcolo urinario, rendendo necessario un completamento diagnostico contrastografico (Arac et al. 2005).

La densità dei calcoli all'addome diretto può essere utilizzata come fattore prognostico dei risultati della SWL: calcoli a superficie irregolare e bassa densità presentano maggiore responsività alla litotrissia extracorporea rispetto a quelli a superficie liscia e maggiore densità (Bon et al. 1996, Ramakumar et al. 1999). Anche nella valutazione dei risultati della SWL, la KUB dimostra la propria utilità sia come indicatore della persistenza di frammenti litiasici, sia come indice di progressione degli stessi.

Anche nei confronti di un calcolo per il quale si può ragionevolmente attendere un passaggio spontaneo, il monitoraggio con tale metodica rappresenta un ottimo strumento di valutazione.

11.7.2 Ecografia

L'efficacia dell'indagine ecografica sulla possibilità di dimostrazione diretta dei calcoli abitualmente è limitata solamente a calcoli indovati nel tratto iniziale o in quello intramurale dell'organo (Fig. 11.8). L'esame è molto dimostrativo delle conseguenze ostruttive sulla via escretrice a monte, evidenziando l'idronefrosi. In tal senso, se la sensibilità degli ultrasuoni risulta elevata, la sua specificità appare bassa a causa della presenza di frequenti falsi positivi quali cisti parapieliche, pelvi extrasinusali, ipotonia delle cavità calicopieliche a seguito di interventi chirurgici (Portis e Sundaram 2001, Pepe et al. 2005). Inoltre, le fasi più precoci della colica renale o lo stato d'idratazione dei pazienti possono rendere difficile o addirittura impossibile il riconoscimento della stasi urinaria in una via escretrice comunque ostruita.

Quando paragonata alla CT, l'ecografia mostra risultati deludenti nella capacità di riscontro della calcolosi con una sensibilità del 24% e una specificità del 90%. Nonostante ciò, gli ultrasuoni rappresentano il mezzo diagnostico più frequentemente utilizzato specie nelle fasi d'urgenza: con la KUB, la USG costituisce l'accoppiata diagnostica di scelta nella prima fase d'indagine della calcolosi urinaria.

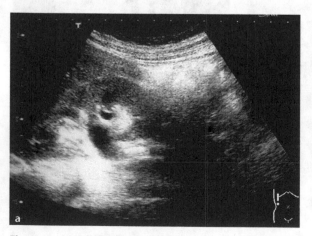 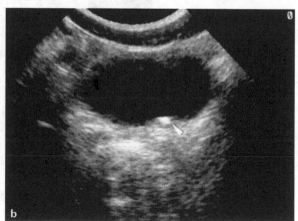

Fig. 11.8 **a** USG: calcolosi ureterale sottogiuntale; **b** USG: calcolosi ureterale intramurale

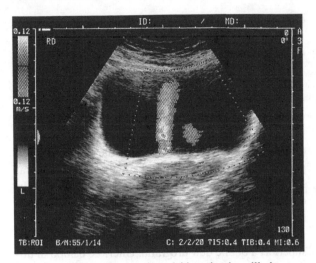

Fig. 11.9 **a** USG: dimostrazione dei jet urinari papillari

Immediatezza, velocità di esecuzione, ampia diffusione delle apparecchiature e innocuità degli ultrasuoni fanno della USG, a ragion veduta, l'approccio diagnostico nella calcolosi urinaria più diretto e più immediato (Fowler et al. 2002, Sheafor et al. 2000).

L'aggiunta, inoltre, di uno studio color-doppler sonografico, per la valutazione dell'indice di resistenza (RI), aumenta la capacità dell'ecografia di scoprire uno stato di ostruzione della via urinaria con una sensibilità pari al 92% e una specificità dell'88% (Pepe et al. 2005, Sheafor et al. 2000, Akcar et al. 2004). Un RI > 0,70 a carico delle arterie interlobari(media di tre spettri color-doppler) e una differenza di RI tra i due reni > 0,06-0,08 sono suggestivi per ostruzione renale (Platt et al. 1989). Un'ulteriore prerogativa dell'indagine color-doppler è rappresentata dal riconoscimento del " jet ureterale" in corrispondenz a della papilla ureterale (Fig. 11.9). L'assenza o la riduzione del jet può indicare la presenza di un'ostruzione completa o parziale.

Vale la pena inoltre ricordare la possibilità di utilizzare gli ultrasuoni per via endocavitaria con sonde transrettali o transvaginali per lo studio della calcolosi del tratto distale dell'uretere.

Altro ruolo prioritario può essere assunto dalla USG nello studio di follow-up post SWL, anche se comunemente viene associata, o successivamente aggiunta, alla diretta dell'addome.

11.7.3 Urografia

Sin dalla sua introduzione l'urografia (IVU) ha rappresentato la metodica diagnostica contrastografica d i scelta nello studio della calcolosi urinaria, fornendoprecise informazioni su dimensione, sede e radiodensità dei calcoli, grado e sede dell'ostruzione (Fi gg. 1 1.10 e 11.11). In sintesi, l'IVU è in grado di produrre una precisa descrizione morfofunzionale delle vie escretrici, potendo in tale contesto evidenziare le varie malformazioni anatomiche o patologie concomitanti che possono favorire la formazione di calcoli quali diverticoli caliciali, ostruzione del giunto pielo-ureterale, stenosi ureterali, duplicità delle vie escretrici, uretere retrocavale.

Fig. 11.10 **a** KUB: opacità pelvica bilaterale; **b** IVU: calcolosi ureterale pelvica bilaterale

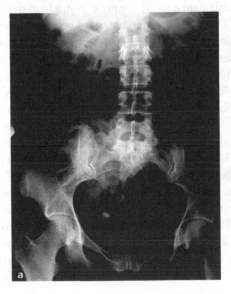

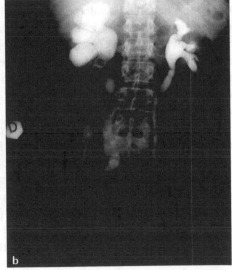

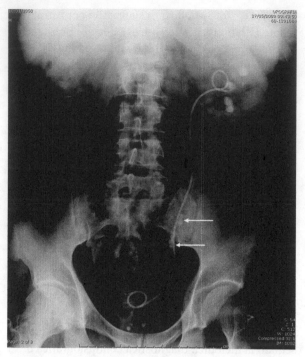

Fig. 11.11 IVU: calcolosi ureterale multipla

Secondo diversi studi, sensibilità e specificità dell'IVU sono piuttosto elevate raggiungendo nelle varie casistiche percentuali rispettivamente del 64-87% e del 92-94% (Pfister et al. 2003, Wang et al. 2004). Per tali motivi, attualmente, l'esame viene ancora considerato da molti l'indagine standard nello studio della calcolosi. Questa indicazione è presente anche nelle lineeguida dell'Associazione Europea di Urologia (Tiselius et al. 2008).

L'avvento della CT senza mdc ha indubbiamente minato e indebolito il ruolo prioritario dell'IVU nella diagnostica della litiasi urinaria, evidenziando in diversi studi sensibilità e specificità dell'esame similari o superiori all'urografia, a prezzo, però, di una maggiore somministrazione di radiazioni ionizzanti (Pfister et al. 2003, Worster et al. 2002, Kobayashi et al. 2003, Homer et al. 2001).

La migliore definizione dell'anatomia caliceale e del sistema collettore intrarenale fa dell'IVU, secondo alcuni Autori, ancora il miglior procedimento diagnostico nella progettazione della strategia terapeutica specialmente nel caso si debba programmare una SWL o una nefrolitotomia percutanea (Elbahnasy et al. 1998, Keeley et al. 1999). In più, se in seguito a uno di questi trattamenti dovesse nascere la necessità di valutare l'eventuale presenza di frammenti re-

sidui condizionanti uno stato ostruttivo, sicuramente l'esame può indicare con precisione causa, sede ed entità dell'ostruzione (Cheung et al. 2002).

11.7.4 Ureteropielografia retrograda

In relazione alla sua invasività e alle possibili complicanze la RUP dovrebbe essere eseguita nel corso di un percorso diagnostico-terapeutico della litiasi urinaria. Per tale motivo, oggi tale procedura viene eseguita in corso di ureteroscopia. La capacità di definizione anatomica della via escretrice o la possibilità di riconoscere sede ed eziologia dell'ostruzione risultano uguali se non superiori a quelle dell'urografia. Ulteriore campo di utilizzo è rappresentato da quei pazienti che non possono ricevere l'infusione del mezzo di contrasto.

11.7.5 Tomografia assiale computerizzata

Da tempo, ormai, la SCT spirale senza mdc è divenuta, di fatto, in molti Paesi la procedura standard nella diagnosi della calcolosi urinaria e il suo utilizzo è notevolmente incrementato anche nella pianificazione delle procedure urologiche legate al trattamento della calcolosi. La CT si è dimostrata superiore ad altre metodiche d'imaging sia nella capacità di identificare la presenza di calcoli, sia nell'evidenziare problematiche extraurologiche qualora venga impiegata nello studio delle sindromi addominali acute (Ripolles et al. 2004, Smith et al. 1996, Kern e Sloat 1998, Chen et al. 1999).

L'esame è in grado di dare informazioni precise sul calcolo riguardo alle sue dimensioni, alla sua localizzazione anatomica e anche alla sua composizione. La sua capacità diagnostica si basa sulla possibilità del rilievo di formazioni di densità calcifica all'interno del lume ureterale, con l'eventuale riconoscimento del segno del "soffice bordo tissutale" (presente nel 77% dei casi), anche se la sua mancanza non può escludere con certezza la presenza di un calcolo delle vie urinarie (Kawashima et al. 1997, Ylmaz et al. 1998, Dalrymple et al. 2000).

La CT è una tecnica di rapida esecuzione, non richiede infusione di mdc e, in tal senso, in molti paesi presenta un miglior rapporto costo-beneficio rispetto alle altre procedure contrastografiche. Sin dai primi lavori ha mostrato un'elevata capacità di riscontrare anche piccoli calcoli in sede di difficile valutazione,

Fig. 11.12 **a** IVU:
difetto di riempimento
sottogiuntale
radiotrasparente; **b** CT:
calcolosi ureterale
sottogiuntale

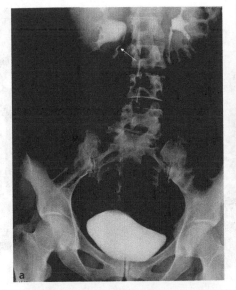
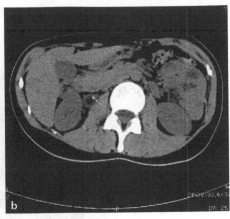

Fig. 11.13 **a** CT:
calcolosi intramurale
radiotrasparente; **b** CT:
il jet urinario conferma
non essere ostruente

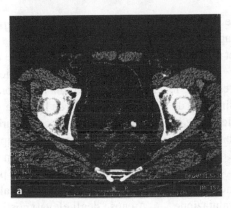
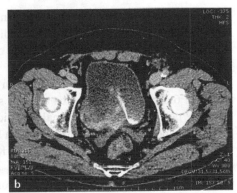

evidenziando una sensibilità del 94-100%, una specificità del 94-97% e un'accuratezza del 95-97% (Smith et al. 1996, Ylmaz et al. 1998, Memarsadeghi et al. 2005).

Uno dei maggiori vantaggi offerti è la capacità di riconoscere i calcoli che risultino radiotrasparenti all'addome diretto (Figg. 11.12 e 11.13) e di permettere, attraverso una valutazione densitometrica, un'analisi della composizione dei calcoli (Bariol e Tolley 2005). Numerosi lavori, sia in vivo che in vitro, hanno confermato tale prerogativa, ma negli studi in vivo questo dato è meno dimostrabile, forse perché nei lavori in vitro vengono utilizzati tagli più sottili nelle varie sezioni rispetto a quelli usati negli sudi clinici in vivo (Deveci et al. 2004, Nakada et al. 2000).

Dalla sua introduzione tale metodica diagnostica ha subito, inoltre, un notevole incremento di utilizzo nei dipartimenti di urgenza su pazienti con sospetto di calcolosi urinaria, senza tuttavia aver modificato sostanzialmente la tipologia del trattamento dei pazienti stessi in urgenza (Gottlieb et al. 2002) e senza una significativa riduzione del numero di diagnosi positive di litiasi (Kirpalani et al. 2005). Ad esempio, negli Stati Uniti tra il 2001 e il 2005 l'uso dalla CT senza mdc in urgenza è cresciuto del 70%, il che non è stato riscontrato in Europa (Broder e Warshauer 2006, Otite et al. 2005).

Al momento attuale il maggior criticismo espresso è rappresentato dalla maggiore somministrazione di radiazioni ionizzanti (6,5 mSv per la CT e 3,30 mSv per la IVU) (Pfister et al. 2003). Se poi il confronto viene condotto con la KUB, tali limiti crescono notevolmente, sia riguardo ai costi sia rispetto alla esposizione radiante di circa 10 volte superiore (Katz et al. 2006). Per tale motivo numerosi sono i tentativi di definire protocolli "CT *low-dose*" che permettano di ri-

Fig. 11.14 a KUB:
calcolosi iliopelvica
sinistra; b CT:
ureteroidronefrosi
secondaria

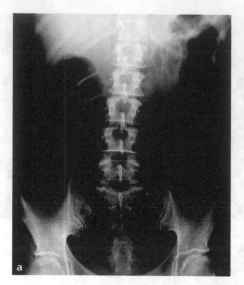
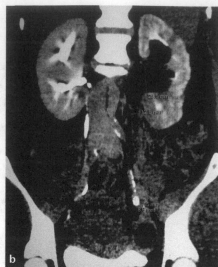

durre in maniera sostanziale l'esposizione radiante, mantenendo però inalterate le capacità diagnostiche dell'imaging (Liu et al. 2000, Spielmann et al. 2002, Henegan et al. 2003, Tack et al. 2003).

La stima della dose fornita durante un esame CT smc è di 6,5 mSv per metodica a strato singolo, di 8,6 mSv per tecnica convenzionale multidetettore e di 1,5 mSv per protocolli multidetettore a bassa dose, in confronto agli 0,7 mSv forniti da una KUB (Katz et al. 2006).

Il reale rischio cancerogeno all'esposizione radiante dell'esame è, però, poco noto e di difficile valutazione (Dawson 2004, Wall et al. 2006).

Per tali ragioni non è raccomandabile il suo utilizzo routinario nel follow-up dei calcoli trattati (SWL e ureteroscopia) per i quali KUB e USG rimangono le due indagini più indicate.

Occorre inoltre ricordare come i dati desunti dalla CT possano assumere un significato prognostico per i risultati della litotrissia extracorporea. Una distanza maggiore di 10 cm tra cute e superficie del calcolo da trattare e una densità > 1000 mUH possono influenzare l'esito della litotrissia, es   ponendo all a persistenza di frammenti clinicamente si gnificativi (Pareek et al. 2005, El-Nahas et al. 2007).

L'utilizzo del mdc, unito alle ricostruzioni multiplanari a elevate risoluzioni nell'esecuzione di una MDCTU, può fornire dati morfofunzionali sostanzialmente sovrapponibili a quelli ottenuti con l'IVU (Fig. 11.14), seppur con minore capacità di riconoscere le minime e sfumate anomalie intraluminali .

11.7.6 Risonanza magnetica nucleare

La MRI è in grado di fornire una rappresentazione dettagliata dell'apparato urinario, anche se attualmente inferiore a quella della IVU, con accuratezza del 92-100% per quanto riguarda livello e grado di ostruzione (Zielonko et al. 2003). I calcoli urinari appaiono come zone di segnale assente senza impregnazione del mezzo di contrasto (gadolinio), con sensibilità del 93-100% e specificità del 100%, entrando però in diagnosi differenziale con la patologia tumorale (Sudah et al. 2002).

A causa degli elevati costi, della ridotta diffusione territoriale dei macchinari, dell'elevata competenza richiesta nell'esecuzione e nell'interpretazione dei dati, questa metodica attualmente trova applicazione in particolari condizioni cliniche come l'età pediatrica, lo stato gravidico, l'allergia ai mdc iodati e l'insufficienza renale (Spencer et al. 2004, Jung et al. 2000).

11.7.7 Scintigrafia renale

L'indagine in questione non deve essere considerata come procedura adeguata per la diagnosi della calcolosi urinaria propriamente detta, se non ne ll'ottica della valutazione della funzionalità renale. Nei pazienti con riscontro di ostruzione alla CT senza mdc, uno studio con radioisotopi può fornire informazioni relative al quadro della stessa, facilitando la selezione dei pazienti da monitorare rispetto a quelli da trattare (German et al. 2002). Tale indagine trova anche indicazione nel monitoraggio del recupero della funzionalità renale in un rene ostruito dopo aver rimosso la causa dell'ostruzione.

11.8 Terapia

Una recente collaborazione tra la American Urological Association Education and Research e la European Association of Urology (Preminger et al. 2007) ha prodotto una sistematica revisione della letteratura relativa al trattamento dei calcoli ureterali degli ultimi 10 anni. I dati desunti da questo importante lavoro hanno evidenziato ancora una volta come il trattamento adeguato di una calcolosi ureterale, attualmente, sia rappresentato dalla SWL e dalla ureteroscopia. Altre modalità terapeutiche sono rappresentate dalla terapia medica facilitante l'espulsione spontanea dei calcoli, dall'accesso percutaneo anterogrado ureteroscopico, dalla laparoscopia e, infine, dalla chirurgia open. Viene, dunque, ulteriormente ribadito il ruolo secondario della chirurgia come opzione terapeutica.

Nella pianificazione della strategia terapeutica, risulta di aiuto la stratificazione dei pazienti in base alla localizzazione (uretere prossimale, medio, distale) e alla dimensione del calcolo (< 5 mm, = 5-10 mm, > 10 mm).

11.8.1 Calcoli che giustificano un tentativo di terapia medica espulsiva (MET)

In pazienti con calcoli di diametro < 10 mm nei quali i sintomi siano ben controllati, dove non vi sia il riscontro di sepsi e dove sia mantenuta un'adeguata riserva funzionale renale, l'osservazione con vigile attesa può essere ritenuta un atteggiamento adeguato per valutare la possibilità di passaggio spontaneo. Indispensabile in tal caso risulta un continuo monitoraggio del paziente, al fine di poter stabilire la posizione del calcolo, con la sua eventuale progressione, e l'insorgere di idronefrosi. Di contro il persistere di un'ostruzione, il fallimento della progressione litiasica e/o l'eventuale insorgere di sintomatologia colica remittente impongono un'attiva rimozione del calcolo.

Naturalmente in questo caso al paziente vanno date tutte le ben note indicazioni igienico-dietetiche che possono favorire l'espulsione del calcolo. Nei calcoli che possono giovarsi di una terapia litica come quelli di acido urico, vanno associate per un periodo adeguato la terapia alcalinizzante dell'urina (citropiperazina) e, quando necessaria, la correzione metabolica con allopurinolo.

Con questa strategia clinica, dimensioni e localizzazione del calcolo assumono un ruolo fondamentale. Per quanto riguarda la posizione, la possibilità di espulsione è riportata del 25% per i calcoli nell'uretere prossimale, del 45% per quelli nel tratto lomboiliaco, del 70% per quelli nell'uretere pelvico. La maggior parte dei calcoli subisce un'espulsione spontanea entro 4-6 settimane, con una percentuale che si avvicina al 95% in quelli con diametro < 6 mm e localizzati nell'uretere distale (Miller e Kane 1999). Nello studio meta-analitico del gruppo americano-europeo la possibilità di passaggio spontaneo di un calcolo con diametro < 5 mm è stimata al 68% (95% CI: 46-85%) e del 47% per calcoli > 5 mm (95% CI: 36-59%) (Preminger et al. 2007).

Vi sono crescenti evidenze secondo cui una terapia medica che utilizzi calcioantagonisti o antagonisti dei recettori alfa-adrenergici (α-1a e α-1d) possa facilitare l'espulsione spontanea di un calcolo. Nifedipina e tamsulosina sono i principi più frequentemente analizzati. L'effetto benefico di tali agenti potrebbe essere attribuito all'azione miorilassante a carico della componente muscolare liscia della parete ureterale, dove sarebbero presenti canali del calcio e α-1 recettori. Ulteriori effetti benefici associabili alla terapia espulsiva sono la riduzione degli episodi dolorifici, il minor utilizzo di terapia analgesica e il minor tempo di passaggio del calcolo.

Sempre più studi randomizzati o di metanalisi confermano la superiorità nell'effetto espulsivo di tamsulosina rispetto a nifedipina, che assume pertanto un ruolo marginale (Hollingsworth et al. 2006). Gli effetti collaterali di tale terapia, pur non evidenziati in tutti gli studi, sono ridotti e non superano il 3,5%, e consistono soprattutto in ipotensione e palpitazioni. All'interno della famiglia degli α-litici, i pochi trial fin qui condotti non sembrano mostrare sostanziali differenze in termini di efficacia tra i differenti farmaci: tamsulosina, terazosina, alfusozina (Ylmaz et al. 2005).

L'utilizzo di altri farmaci come i corticosteroidi rimane ancora controverso visto che in alcuni studi il beneficio apportato con l'utilizzo di tali sostanze è risultato minimo (Hollingsworth et al. 2006, Porpiglia et al. 2000).

11.8.2 Calcoli che richiedono trattamento

Le indicazioni al trattamento immediato sono:

- calcoli di diametro > 7 mm;
- sintomatologia dolorosa persistente;
- presenza di UTI;
- presenza di urosepsi;
- rene unico con ostruzione;
- ostruzione bilaterale.

Nei pazienti che necessitano di un trattamento attivo per una litiasi ureterale la SWL e l'ureteroscopia rappresentano entrambe opzioni di prima linea. I pazienti a questo proposito dovrebbero essere informati che, in relazione ai tassi di *stone-free*, morbidità, necessità di anestesia e procedure ancillari, la litotrissia extracorporea rappresenta il trattamento con minore invasività, ma che l'ureteroscopia potrebbe assicurare una migliore possibilità di divenire liberi da calcoli con una singola procedura.

11.8.2.1 Shock wave lithotripsy: litotrissia extracorporea

Introdotta agli inizi degli anni '80 nella pratica clinica rivoluzionando drasticamente la terapia della litiasi urinaria, la litotrissia extracorporea rimane a tutt'oggi il trattamento primario per numerosi calcoli ureterali non complicati, specie del tratto urinario superiore.

Un litotritore è costituito fondamentalmente da un generatore di onde d'urto (elettroidraulico, piezoelettrico, elettromagnetico), da un dispositivo di focalizzazione delle onde d'urto, da un sistema di accoppiamento e da un sistema di localizzazione dei calcoli. In relazione alle caratteristiche di questi quattro parametri i litotritori vengono classificati in apparecchi di 1ª, 2ª o 3ª generazione. Attualmente il generatore di onde più diffuso è di tipo elettromagnetico, mentre per quanto riguarda il sistema di accoppiamento, che permette di trasmettere le onde d'urto nel corpo con una minima dispersione, si è passati dalla classica vasca d'acqua nei litotritori di 1ª generazione al cuscinetto d'acqua di piccole dimensioni negli apparecchi di 2ª e 3ª generazione. Ciò ha contribuito a migliorare la compliance del paziente e dell'operatore, ma si è assistito a una perdita in efficacia a seguito di un aumento dell'impedenza acustica con riduzione di energia delle onde d'urto. Il sistema di localizzazione viene attuato con la fluoroscopia, l'USG o entrambi. La multifunzionalità del litotritore permette l'utilizzo dello stesso come lettino uro-radiologico favorendo tutte quelle manovre ancillari atte a migliorare il risultato della SWL. Tra queste, ad esempio, ricordiamo l'infusione di mezzo di contrasto per via retrograda per il riconoscimento di un calcolo ureterale radiotrasparente. L'USG, inoltre, trova impiego nel monitoraggio della formazione calcolotica durante il periodo del trattamento.

Lo studio di metanalisi del gruppo cooperativo europeo-statunitense ha valutato i tassi di *stone-free*, in relazione alla localizzazione e alle dimensioni dei calcoli ureterali. Per calcoli di diametro < 10 mm i tassi di *stone-free* sono pari all'82% per il tratto ureterale prossimale, al 73% per quello medio e al 74% per quello distale (Preminger et al. 2007). Se questi risultati vengono paragonati a quelli ottenuti dallo studio dell'AUA Nephrolithiasis Guideline Panel pubblicato nel 1997 (83% per l'uretere prossimale e 85% per quello distale, non prevedendo distinzione per l'uretere medio), ci accorgiamo di una riduzione di efficacia della SWL nei confronti della calcolosi distale.

Nei calcoli non complicati i dati della letteratura mostrano, inoltre, come si sia assistito nel tempo al fatto che le percentuali di successo non mutano se la SWL viene eseguita in situ o successivamente a uno stenting (Segura et al. 1997) e, di conseguenza, è divenuto non più raccomandabile posizionare routinariamente uno stent ureterale preventivo al trattamento di una calcolosi.

Le procedure aggiuntive a un trattamento di SWL sono risultate infrequenti, come infrequenti appaiono le complicanze maggiori.

Naturalmente i tassi d'insuccesso e il numero di trattamenti richiesti risultano maggiori quando il trattamento di litotrissia viene eseguito in calcoli con diametro > 10 mm, riflettendo quanto negativamente si correli la dimensione del calcolo con il successo del trattamento di litotrissia extracorporea. Anche in assenza di una differenza statisticamente significativa, la SWL riporta migliori risultati in tassi di successo nei confronti dell'URS per calcoli < 10 mm dell'uretere prossimale, rispetto ai calcoli > 10 mm. Da ciò si può ritenere la litotrissia extracorporea come il trattamento di prima scelta nella calcolosi dell'uretere prossimale con diametro < di 10 mm e di seconda scelta nella calcolosi dell'uretere medio-distale, o nella calcolosi ureterale prossimale a diametro > 10 mm.

Per quanto riguarda il numero di trattamenti possibili, questo dipende direttamente dall'energia usata e dal numero di onde shock somministrate. Si consiglia, in genere, di non superare i 3-5 trattamenti . L'intervallo tra gli stessi è più lungo per gli apparecchi elettroidraulici ed elettromagnetici, rispetto a quelli piezoelettrici. Per il trattamento ureterale può essere più breve rispetto al trattamento renale, stimato in 10-14 giorni.

Controindicazioni e complicazioni

Sono considerate controindicazioni alla SWL:

- severe malformazioni scheletriche;
- gravidanza;
- obesità severa;
- aneurismi aortici;
- difetti della coagulazione.

La complicazione più temibile del trattamento SWL dei calcoli ureterali è la *steinstrasse*, cioè l'impilamento dei frammenti, che in prevalenza si verifica nei punti di restringimento naturali (Fig. 11.15). Questa eventualità

Fig. 11.15 **a** KUB: calcolosi renale sinistra; **b** KUB: *steinstrasse* ureterale dopo SWL

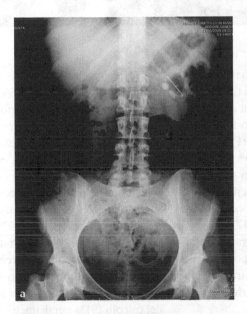
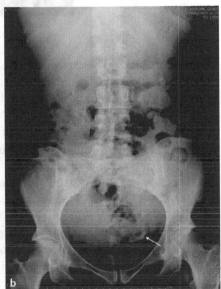

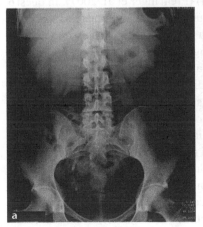
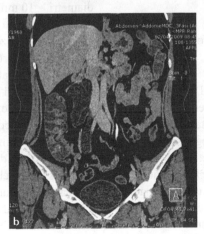
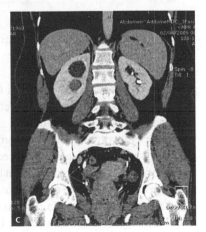

Fig. 11.16 **a** KUB: *steinstrasse* ureterale dopo SWL; **b** CT: ureteroidronefrosi secondaria con *kinking*; **c** CT: dimostra la calcolosi

Fig. 11.17 **a** IVU:
calcolosi ureterale
lombare sinistra; **b** IVU:
rene escluso da frammento
dopo SWL

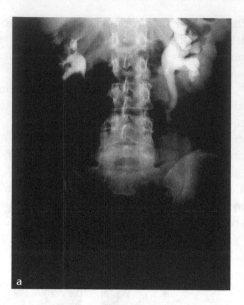 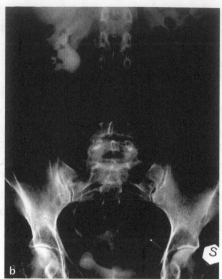

configura una situazione ostruttiva che può rendersi clinicamente evidente con la sintomatologia tipica.

La *steinstrasse* può anche verificarsi in assenza d i segni clinici significativi, procurando un'ostruzione silente che può portare a gravi idronefrosi (Fig. 11.16). L'evoluzione sfavorevole di una SWL può aversi anche senza la *steinstrasse*, in quanto anc he un so lo frammento nella sua migrazione può, nella sua nuova posizione, configurare un ostacolo completo condizionando l'esclusione funzionale del rene (Fig. 11.17).

Queste considerazioni sottolineano la grande importanza del follow-up di tutti i pazienti sottoposti a SWL, perché non pochi di essi, credendo che il trattamento sia definitivo, non vi si sottopongono, per ritrovarsi poi a distanza con esiti a volte disastrosi.

11.8.2.2 Trattamento intracorporeo. Ureteroscopia

L'ureteroscopia rappresenta o ggi il trattamento d i prima scelta nella calcolosi dell'uretere medio-distale, lasciando alla SWL il ruolo di gold standard per la calcolosi ureterale prossimale. Con i progressi tecnologici che hanno messo a disposizione ureteroscopi sem irigidi sempre più miniaturizzati o con l'introduzione dell'ureteroscopia flessibile e l'utilizzo dell'energia laser come fonte d'energia per la litotrissia, si è reso possibile il trattamento di litiasi ritenute finora a esclusiv o dominio della litotrissia extracorporea. Di contro, complicanze e morbidità sono riscontrabili in minime percentuali, non superando il 5% a breve-medio termine e il 2% a lungo termine (Johnson e Pearle 2004).

I dati della letteratura sono ragguardevoli: tassi di *stone-free* globali dell'81-94% in relazione alla sede e alla dimensione del calcolo, con una vasta percentuale di pazienti resi liberi dalla malattia con una singola procedura.

Nell'uretere prossimale si possono raggiungere tassi di successo dell'81%, con minime differenze in riferimento alle dimensioni del calcolo (93% per ca lcoli < 10 mm e 87% per quelli > 10 mm) (Preminger et al. 2007).

Nell'uretere medio le percentuali di *stone-free* salgono all'86%, sebbene si possa assistere a una riduzione dei tassi di successo in relazione alle dimensioni del calcolo (91% per diametri < 10 mm versus 78% con diametri > 10 mm) (Prem inger et a l. 2007). In quest o tratto dell'uretere una variabile importante è rappresentata dalla presenza dei vasi iliaci, che possono rendere difficoltosa la progressione dell'ureteroscopio impedendo un'adeguata litotrissia.

I migliori tassi di successo si ra ggiungono nell'uretere distale, dove si possono ottenere percentuali de l 94% con una piccola riduzione nei calcoli di maggiori dimensioni (Preminger et al. 2007).

L'introduzione di ureteroscopi flessibili ha, dunque, reso più accessibile sia l'uretere prossimale sia la regione iliaca, facilitando il trattamento di calcoli di dimensioni superiori a 10 mm. Per assurdo l'uretere distale rappresenta una controindicazione all'utilizzo del flessibile, a causa della difficoltà di mantenere un accesso adeguato con lo strumento.

Nell'ureteroscopia flessibile è consigliabile l'utilizzo di camicie (9-16 Fr) al fine di rendere agevoli l'introduzione e i movimenti dello strumento e di prolungarne la durata vitale nel tempo (Srivastava et al. 2003).

Da sempre, un particolare interesse ha suscitato il dilemma dell'utilizzo dello stent ureterale al termine delle procedure ureteroscopiche. Pur rimanendo ancora una problematica aperta, un sempre maggior numero di lavori sembrerebbe confermare che un'ureteroscopia considerata "non complicata" possa non necessitare del posizionamento di uno stent ureterale (Srivastava et al. 2003, Denstedt et al. 2001, Netto et al. 2001, Byrne et al. 2002, Cha et al. 2002, Cheung et al. 2003).

La presenza dello stent aumenta significativamente i sintomi irritativi del basso tratto delle vie urinarie con dolore ed ematuria, esponendo il paziente, inoltre, a una svariata gamma di complicanze quali la migrazione dello stent, le infezioni delle vie urinarie, incrostazioni, ostruzione, aumenti del tempo operatorio e, non da ultimo, aumenti dei costi. Occorre, inoltre, ricordare la necessità di eseguire una successiva cistoscopia per la rimozione dello stent.

Il posizionamento dello stent diviene obbligatorio in occasione di complicanze intercorse durante le manovre di ureteroscopia come lesioni ureterali, importanti sanguinamenti o in particolari condizioni come stenosi, reni unici, insufficienza renale o persistenza di grossi frammenti litiasici.

Allo scopo di evitare nelle prime 24 ore postoperatorie fastidiose sequele di tipo algico e per facilitare con la defunzionalizzazione la regressione dell'edema, in molti casi siamo soliti, prima di sfilare la guida di sicurezza, posizionare il cateterino esterno utilizzato per passare le guide. L'accorgimento non ha costi aggiuntivi e il tutore può essere rimosso, quando si ritenga opportuno, senza manovre aggiuntive.

Ulteriori applicazioni dell'ureteroscopia sono rappresentate da quelle condizioni nelle quali la SWL potrebbe essere contro indicata o considerata come manovra imprudente. Pazienti in terapia anticoagulante orale, nei quali la sospensione di tale terapia potrebbe risultare non attuabile, possono giovare dei benefici dell'ureteroscopia senza incorrere in gravosi complicanze emorragiche (Watterson et al. 2002a). Anche la grande obesità, nella quale la SWL potrebbe risultare inefficace, può beneficiare degli effetti dell'ureteroscopia non offrendo, inoltre, maggiore morbidità rispetto alla popolazione generale (Dash et al. 2002). Infine, in casi selezionati, l'ureteroscopia può affrontare simultaneamente e agevolmente una calcolosi bilaterale (Hollenbeck et al. 2003, Bilgasem et al. 2003).

Ureteroscopia anterograda per via percutanea

In casi selezionati, l'ureteroscopia può essere condotta attraverso un accesso percutaneo renale, utilizzando uno strumento flessibile. Tale procedura è indicata quando si voglia trattare un calcolo di diametro > 15 mm, impattato e localizzato nell'ureter prossimale tra la giunzione uretero-pielica e la IV vertebra lombare. I tassi di successo sono favorevoli andando dall'85 al 100% (Maheshwari et al. 1999, Kumar et al. 1996).

Altre condizioni che possono beneficiare di un accesso anterogrado, nelle quali la classica via retrograda potrebbe presentare diverse difficoltà (El-Nahas et al. 2006, Rhee et al. 1999), sono rappresentate dalle derivazioni urinarie e dai reni trapiantati.

Complicazioni e morbidità delle tecniche di URS dipendono direttamente dall'esperienza dell'operatore e dalla qualità degli strumenti utilizzati.

Si elencano le seguenti complicazioni:

- acute e a breve termine:
  – UTI;
  – sepsi;
  – traumi ureterali di varia entità sino alla perforazione completa (Fig. 11.18);
  – migrazione esterna del calcolo (Fig. 11.19);
  – avulsione dell'organo;
  – *steinstrasse* in caso di rimozione incompleta dei frammenti;
  – rene escluso da frammento;
- a lungo termine:
  – stenosi di varia entità.

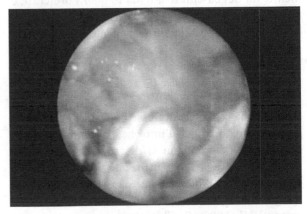

Fig. 11.18 Perforazione della parete ureterale in corso di URS laser litotrissia

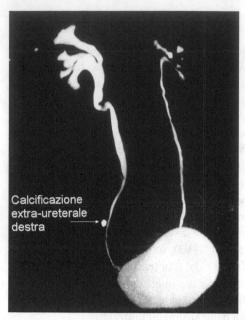

Fig. 11.19 CT grosso frammento di calcolo migrato all'esterno dell'organo dopo perforazione in corso di laser litotrissia. Si noti la perfetta guarigione su stent della lesione

11.8.2.3 Litotrissia intracorporea

Al fine di ottenere un buon risultato nella frantumazione endoscopica di un calcolo, occorre disporre di un adeguato strumentario ureteroscopico e di fonti energetiche per la litotrissia in grado di polverizzare il calcolo offrendo un limitato numero di effetti indesiderati.

I differenti sistemi intracorporei di litotrissia attualmente disponibili possono essere utilizzati nel trattamento sia dei calcoli renali sia di quelli ureterali, e alcuni di questi sono applicabili a strumenti rigidi come a quelli flessibili, altri solamente a quelli rigidi.

Litotrissia elettroidraulica (EHL)

Si basa sulla creazione di grosse bolle di cavitazione in grado di produrre onde d'urto che, nell'impatto con un calcolo, ne determinano la disgregazione. Per tale fonte energetica vengono utilizzate fibre da 1,9-9 Fr, quindi applicabili in strumenti sia rigidi sia flessibili.

Agisce su qualsiasi tipo di calcolo con tassi di successo vicini al 90%. Per il teorico potenziale danno termico tissutale e la formazione di numerosi frammenti,

attualmente questa fonte di energia è considerata di seconda scelta da utilizzare con strumenti flessibili in assenza di fibre laser (Denstedt e Clayman 1990).

Il danno tissutale, che va dal semplice edema all'emorragia sino alla vera perforazione della parete ureterale, è direttamente proporzionato alle dimensione delle bolle di cavitazione, a loro volta dipendenti dalla quantità di energia prodotta e dal numero di impulsi. Per l'instaurarsi del danno tissutale, che appare indipendente dalle dimensioni delle fibre, non è richiesto il contatto diretto della sonda con la parete ureterale. Di conseguenza, questa tipologia di litotrissia non è indicata per il trattamento di calcoli impattati nella parete ureterale. Pertanto, per evitare eventuali danni ureterali, è consigliabile utilizzare basse energie a singoli impulsi avendo cura di ottenere buona visione ureteroscopica (ampio lume ureterale).

Litotrissia a ultrasuoni

Questo tipo di energia viene prodotta da un elemento piezoceramico che è in grado di convertire l'energia elettrica in onde sonore (23-27 kHz) che si propagano lungo una sonda metallica cava sino a creare una vibrazione in corrispondenza del suo apice. In più, un sistema di aspirazione collegato al manipolo assicura l'asportazione immediata dei frammenti formatesi. È una fonte di energia sicura con percentuali di *stone-free* circa del 90% (Pietrow et al. 2003), ma richiede alti flussi di irrigazione per impedire il surriscaldamento della sonda. È sostanzialmente utilizzabile con strumenti rigidi.

Attualmente l'utilizzo degli ultrasuoni in uretere è estremamente limitato, a causa sia delle dimensioni delle sonde sia del potenziale surriscaldamento. Particolare condizione clinica di utilizzo è rappresentata da una *steinstrasse* a grossi frammenti post-SWL che richieda l'ulteriore frammentazione e asportazione immediata dei residui litiasici.

Litotrissia balistica (pneumatica)

È generata dall'impatto diretto con un calcolo di una sonda spinta da un proiettile contenuto nel manipolo e sospinto dall'aria compressa a una frequenza di 13-16 Hz. È indicata per ogni tipo di calcolo, sicura, a basso costo, con efficacia compresa tra l'88 e il 100% (Teh et al. 1998). Può essere eseguita sia in modalità continua sia a singolo impulso. Diversi lavori suggeriscono l'utilizzo dell'impulso continuo con alte energie in presenza di un grosso calcolo impattato, mentre il singolo shot con basse energie viene suggerito per calcoli più piccoli liberi nel lume ureterale (Hemal et al. 2003), con le migliori performance raggiunte dalle sonde rigide. Le complicanze nella litotrissia pneumatica sono realmente limitate e, in termini di perforazione ureterale, sono inferiori a quelle evidenziate dalle altre forme di litotrissia (elettroidraulica, ultrasonica e laser) (Denstedt et al. 1995). Il maggiore svantaggio nella litotrissia balistica è rappresentato dalla retropulsione del calcolo che può raggiungere tassi del 2-17%.

Litotrissia combinata

Questa metodica unisce in un unico strumento le caratteristiche di due forme di litotrissia. Attualmente le forme di combinazione più frequentemente utilizzate sono due. La prima è rappresentata dall'unione di una sonda ad azione balistica con una ad azione ultrasonica (Pietrow et al. 2003). La seconda combina l'efficacia di due sonde ultrasoniche (una fissa e altra mobile). L'efficacia di questi sistemi combinati, dai primi dati, appare superiore a quella delle singole modalità, sia in termini di tempi di frammentazione sia in termini di rimozione dei residui litiasici.

Litotrissia laser

Negli ultimi dieci anni i progressi tecnologici dell'ureteroscopia sono stati accompagnati dalle migliori performance nella litotrissia intracorporea grazie all'introduzione dell'uso dell'energia laser. Attualmente il laser che riscuote i maggiori consensi è l'olmio (Ho-YAG laser), laser pulsato allo stato solido con lunghezza d'onda di 2140 nm nel campo degli infrarossi. Può essere utilizzato con l'ureteroscopia sia rigida sia flessibile con fibre di 200-1000 μ e potenze < 20-30 W, con un meccanismo d'azione principalmente termico.

Può facilmente agire su tutti i tipi di calcoli con un elevato indice di assorbimento nell'acqua, riducendo così l'eventuale danno termico a una profondità di soli 0,5-1 mm. Studi clinici dimostrano una percentuale di perforazione ureterale da effetto termico pari al 3-4% (Devarajan et al. 1998, Schroff et al. 1996), anche se la causa più frequente di perforazione probabilmente deriva dall'azione meccanica della punta della fibra laser nei suoi movimenti al di fuori del canale operativo prima di essere attivata.

I tassi di successo al primo trattamento sono elevati raggiungendo il 93-96% con percentuali di ritrattamento del 4-5% (Devarajan et al. 1998, Hollenbeck et al. 2001) e tali risultati appaiono indipendenti dalle dimensioni dei calcoli.

In alternativa all'olmio recentemente è stato introdotto nella pratica clinica un laser allo stato solido a frequenza doppia e doppio impulso, in grado di combinare emissioni laser con lunghezza d'onda di 532 e 1064 nm (Nd-YAG laser FREDDY). Gli impulsi laser, trasmessi dalla parte terminale della fibra a diretto contatto con il calcolo da trattare, vengono trasformati in un'onda d'urto acustica che rompe meccanicamente il calcolo (Fig. 11.20). L'effetto di questo laser, a differenza dell'olmio, non è quindi di tipo termico e non produce, pertanto, danni sulla parete ureterale dovuti al riscaldamento dei tessuti.

In studi in vitro il laser FREDDY ha dimostrato una maggiore efficacia in termini di frantumazione rispetto all'Ho-YAG, ma nella pratica clinica ha dimostrato inefficacia nei confronti dei calcoli più duri come quelli di cistina, evidenziando anche un maggiore effetto di retropulsione. Altra relativa limitazione è rappresentata dall'esclusivo utilizzo nel trattamento della calcolosi, non essendo idoneo per il taglio o la coagulazione dei tessuti (Marguet et al. 2005, Marks e Teichman 2007).

Litolapassi

Dopo la litotrissia, quando possibile, tenendo conto dello stato dell'uretere al termine della frantumazione, è sempre meglio procedere alla litolapassi, cioè all'asportazione di tutti i frammenti di calcolo. I calcoli più piccoli e/o i frammenti possono essere estratti con l'utilizzo di basket e dipinze, disponibili in varie tipologie. Il loro utilizzo deve essere effettuato sempre sotto visione, essendo da proscrivere perché pericolosa ogni tipo di presa eseguita alla cieca avendo questi strumenti maglie in acciaio. Oggi sono disponibili anche basket in nitinol molto adatti per gli strumenti flessibili; mancando di punta, evitano le lesioni alle mucose, ma sono molto delicati e le maglie possono essere usurate durante l'uso del laser o della EHL.

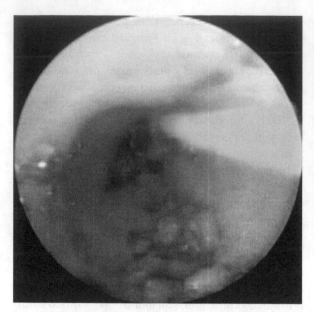

Fig. 11.20 Calcolo pluriframmentato con laser litotrissia

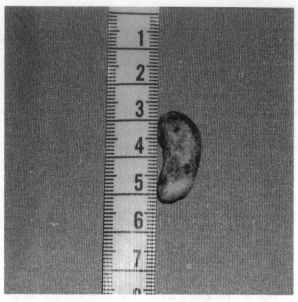

Fig. 11.21 Grosso calcolo ureterale impattato

11.8.2.4 Chirurgia open. Laparoscopia

Fino a circa vent'anni fa, l'ureterolitotomia ra ppre-
sentava la procedura standard per la rimozione de i
calcoli di diametro > 5 mm, localizzati a qualsiasi livello dell'uretere (Fig. 11.21). In re lazione agli evidenti risultati ottenuti dalla SWL e dalle metodiche
endourologiche, che consentono una percentua le di
stone-free praticamente assoluta, la chirurgia open ha
subito una drammatica riduzione legata soprattutto
alla sua ma ggiore invasività rispetto alle più recent i
metodiche. In tale contesto le ma ggiori indicazion i
per una chirurgia open rimangono i calcoli di voluminose dimensioni, que lli impattati, quelli associati ad
altre anomalie anatomiche che necessitano di chirurgia complementare.

Reiterati insuccessi di SWL o URS, o impraticabilità
di queste u ltime procedure, possono in ultima analisi
rappresentare ulteriori indicazioni all'ureterolitotomia.

Altra indicazione può essere la conversione in chirurgia aperta per grave complicazione nel corso di
trattamento intracorporeo.

Nell'ultimo decennio, come a lternativa alla chirurgia aperta, è stata proposta l'ureterolitotomia laparoscopica trans- o retroper itoneale, soprattutto per la
grossa calcolosi del tratto prossimale e medio dell'uretere. La minore invasività, naturalmente, viene contro-
bilanciata da una maggiore durata dell'intervento e
dall'adeguata esperienza laparoscopica richiesta.

11.9 Condizioni particolari

11.9.1 Gravidanza

La calcolosi urinaria ne llo stato gravidico rappresenta
un evento infrequente (incidenza stimata: 1/200-1/2000
gravidanze; Gorton e Whitfield 1997), ma ser io, interessando maggiormente le pluripare rispetto alle primi-
pare (Kroovand 1992) con un picco nel II-III trimestre
(80-99%) (Butler et al. 2000, Stothers e Lee 1992, Parulkar et al. 1998). Non sembra esistere dif ferenza significativa per quanto concerne il lato interessato   ,
mentre risulta due volte più frequente il riscontro della
calcolosi ureterale rispetto a quella renale (Swanson et
al. 1995). La maggior parte (64-85%) delle pazienti gravide (Butler et al. 2000, Parulkar et al. 1998) è in grado
di espellere spontaneamente un calcolo senza richiedere
alcun tipo di trattamento invasivo o mininvasivo.

Nel 90% delle donne gravide è riconoscibile un quadro di idronefrosi, condizione che, pertanto, può essere
considerata un fenomeno fisiologico dello stato gravidico. Nelle fasi precoci della gravidanza (6ª-10ª settimana) l'idronefrosi è sostenuta   dall'azione del
progesterone sulla muscolatura liscia ureterale che induce una r iduzione della peristalsi e una dilatazione
dell'uretere superiore. Si evidenzia un maggi ore interessamento del lato destro, a causa s ia della compressione esercitata dalla vena gonadica destra, sia dell a
destrorotazione dell'utero (Gorton e Whitfield 1997,

Mc Aleer e Loughlin 2004, Dafinis e Sabatini 1992). Nelle fasi più tardive della gravidanza assume un ruolo prioritario l'azione meccanica compressiva dell'utero (Dafinis e Sabatini 1992).

Come ricordato in precedenza, la gran parte delle gravide non richiede un trattamento attivo e immediato e, pertanto, l'iniziale atteggiamento terapeutico consigliato è di tipo conservativo utilizzando analgesici ed eventualmente, all'occorrenza, antibiotici. In caso di resistenza e refrattarietà alla terapia medica, in presenza di calcolosi ureterale ostruente o di sepsi può essere consigliabile il posizionamento di un o stent doppio J; raramente si rende necessaria una nefrostomia percutanea. Entrambe le metodiche, però, possono esporre le pazienti al rischio di infezioni e un'accelerata incrostazione può richiedere frequenti sostituzioni dei presidi (Denstedt e Razvi 1992). Per questi motivi alcuni Autori consigliano come terapia di prima linea l'ureteroscopia rigida o flessibile, corredata dalla laser-litotrissia o dall'estrazione endoscopica del calcolo, considerata metodica sicura, efficace, scevra da importanti complicanze ostetriche (Ulvik et al. 1995, Skokeir e Mutabagani 1998, Evans e Wollin 2001, Lifshitz e Lingeman 2002, Watterson et al. 2002b).

11.9.2 Età pediatrica

La calcolosi in età pediatrica presenta aspetti del tutto similari a quella dell'età adulta (diagnosi e terapia) e aspetti assolutamente peculiari (epidemiologia ed eziopatogenesi).

Incidenza e prevalenza della calcolosi nella popolazione pediatrica dipendono da fattori razziali, socioeconomici e geografici. È noto come nei paesi industrializzati sia nettamente prevalente la calcolosi calcica dell'alto albero urinario, a differenza della popolazione pediatrica dei paesi in via di sviluppo dove risulta endemica la calcolosi vescicale di urato d'ammonio (Ozokutan et al. 2000, Angwafo et al. 2000).

Solo nel 7% dei casi la calcolosi si presenta con la classica sintomatologia colica, evidenziandosi nella maggioranza dei casi con dolore addominale (53-75%) ed ematuria (14-33%).

Lo studio della calcolosi in età pediatrica prevede una valutazione morfofunzionale dell'albero urinario attraverso le metodiche d'imaging e una valutazione della situazione metabolica.

Nella scelta della procedura diagnostica occorre tenere in considerazione alcune peculiarità dell'età pediatrica quali la possibile non totale collaborazione dei pazienti, l'eventuale utilizzo dell'anestesia nell'esecuzione di alcune procedure o la particolare sensibilità alle radiazioni ionizzanti. Inoltre, in alcune situazioni potrebbero essere necessarie combinazioni di più metodiche diagnostiche (Sternberg et al. 2005). Seguendo queste particolari considerazioni, le indagini diagnostiche sono analoghe a quelle per lo studio della calcolosi nell'età adulta.

Si è concordi nel ritenere la SCT il miglior mezzo diagnostico, anche per l'età pediatrica, nel riconoscere e localizzare i calcoli, con superiore capacità rispetto alla USG e alla KUB, ricordando come nel 40% dei pazienti l'ecotomografia può fallire nel riconoscimento della litiasi (Oner et al. 2004, Palmer et al. 2005). Comunque la USG rappresenta al momento l'indagine diagnostica più frequentemente utilizzata come prima linea nello studio della calcolosi urinaria, anche grazie alla vantaggiosa assenza di radiazioni ionizzanti e anestesia.

In alcuni casi appare ancora indispensabile utilizzare una metodica quale l'IVU in grado di fornire una precisa caratterizzazione anatomica e funzionale, rammentando come l'esposizione radiologica appaia sovrapponibile a quella utilizzata nella cistografia minzionale (Riccabona et al. 2002).

Come per l'età adulta, il trattamento attivo della calcolosi è indicato in presenza di infezioni e di uropatia ostruttiva, nel fallimento della vigile attesa o per la persistenza della sintomatologia dolorosa (Wu e Docimo 2004). Fortunatamente, però, gran parte dei calcoli subisce un'espulsione spontanea, specie se le dimensioni risultano essere inferiori ai 3 mm (Van Savage et al. 2000). Numerosi fattori devono essere considerati prima di procedere a qualsiasi trattamento: dimensione e localizzazione dei calcoli, anormalità anatomiche, disponibilità di strumentario tecnologico adeguato e, in ultima analisi, esperienza dell'urologo. In tale ottica, la SWL rappresenta l'opzione meno invasiva e di prima scelta, sebbene sia necessario ricordare come anche con litotritori di 2ᵃ e 3ᵃ generazione sia richiesto l'utilizzo dell'anestesia generale e come le percentuali di successo si riducano in presenza di calcoli superiori ai 10 mm localizzati nell'uretere, specie se impattati nelle porzioni più distali e costituiti da ossalato di calcio monoidrato e da cistina (Muslumanoglu et al. 2003, Lahme 2006).

L'ureteroscopia rimane una validissima alternativa alla SWL specie nella calcolosi distale, sia come trattamento di prima linea, sia come seconda linea in cas o di fallimento del trattamento di litotrissia extracorporea (Thomas et al. 200 5, Raza et al. 200 5). Le maggiori problematiche delle procedure endourolo giche in età pediatrica sono legate al calibro degli strumenti utilizzati, in relazione al diametro uretrale e alla ristrettezza del tratto intramurale dell'uretere. La miniaturizzazione di cistoscopi e ureteroscopi (4,5-6,0 Fr) ha, comunque, reso più facilmente accessibile l'uretere potendo ridurre a minime percentuali le complicazioni legate alla ma - novra endoscopica.

Diversi Autori in studi retrospettivi hanno dimostrato come l'ureteroscopia (semirigida o flessibile) associata a laser-litotrissia (Ho-YAG laser) (Reddy et al. 1999, Wollin et al. 1999) possa ormai essere considerata una manovra sicura ed efficace (El-Assmy et al. 2006), potendo offrire tassi di *stone-free* al primo trattamento del 90-94% e associandosi a minime percentuali di complicanze (Satar et al. 2004, Tan et al. 2005, De Dominicis et al. 2005).

Bibliografia

Akcar, N., Ozkan, I.R., Adapinar, B. et al. (2004) Doppler sonography in the diagnosis of urinary tract obstruction by stone. *J. Clin. Ultras.* 32, 286-293.

Amato, M., Lusini, M.L., Nelli, F. (2004) Epidemiology of nephrolithiasis today. *Urol. Int.* 72(suppl 1), 1-5.

Angwafo, F.F. 3rd, Daudon, M., Wonkam, A. et al. (2000) Pediatric uro lithiasis in su b-saharan A frica: a comparat ive study in two regions of Cameroon. *Eur. Uro.* 37(1), 106-111.

Arac, M., Celik, H., Oner, A.Y. et al. (2005) Distinguishing pelvic phleboliths from distal ureteral calculi: thin-slice CT findings. *Eur. Radiol.* 15, 65-70.

Bariol, S.V., Tolley, D.A. (2005) What is the best imaging for stone management? *BJU Int.* 95, 4-5.

Bilgasem, S., Pace, K.T., Dyer, S., Honey, R.J. (2003) Removal of asymptomatic ipsilateral renal stones following rigid ureteroscopy for ureteral stones. *J. Endourol.* 17, 397-400.

Bon, D., Dore, B., Irani, J. et al. (1996) Radiographic prognostic criteria for extracorporeal shock-wave lithotripsy: a study of 485 patients. *Urology* 48, 556-661.

Broder, J., Warshauer, D.M. (2006) Increasing utilization of computed tomography in the adult emergency department 2000-2005. *Emerg. Radiol.* 13, 25-30.

Butler, E.L., Cox, S.M., Eberts, E.G. et al. (2000) Symptomatic nephrolithiasis complicating pregnancy. *Obstet. Gynecol.* 96, 753-756.

Byrne, R.R., Auge, B.K., Kourambas, J. et al. (2002) Routine ureteral stenting is not necessary after ureteroscopy and ureteropyeloscopy: a randomized trial. *J. Endourol.* 16, 9-13.

Chen, M.Y., Zagoria, R.J., Saunders, H.S. et al. (1999) Trends in the use of unenhanced CT for acute urinary colic. *AJR Am. J. Roentgenol.* 173, 1447-1450.

Chen, Y.T. Chen, J., Wong, W.Y. et al. (2002) Is ureteral stenting necessary after uncomplicated ureteroscopic lithotrips y? A prospective, randomized controlled trial. *J. Urol.* 167, 1977-1980.

Cheung, M.C., Leung, Y.L., Wong, B.B. et al. (2002) Prospective study on ultrasonography plus plain radiography in predicting residual obstruction after extracorporeal shock wave lithotripsy for ureteral stones. *Urology* 59, 340-343.

Cheung, M.C., Lee, F., Leung, Y.L. et al. (2003) A prospective randomized controlled trial on ureteral stenting after ureteroscopic holmium laser lithotripsy. *J. Urol.* 169, 1257-1260.

Chu, G., Rosenfield, A.T., Anderson, K. et al. (1999) Sensitivity and value of digital CT scout radiography for detecting ureteral stones in patients with ureterolithiasis diagnosed on unenhanced CT. *Am. J. Roentgenol.* 173(2), 417-423.

Dafinis, E., Sabatini, S. (1992) The effect of pregnancy on renal function: physiology and pathophysiology. *Am. J. Med. Sc.* 303, 184-205.

Dalrymple, N.C., Casford, B., Raiken, D.P. et al. (2000) Pearls and pitfalls in the diagnosis of ureterolithiasis with unenhanced helical CT. *Radiographics* 20, 439-447.

Dash, A., Schuster, T.G., Hollenbeck, B.K. et al. (2002) Ureteroscopic treatment of renal calculi in morbidly obese patients: a stone-matched comparison. *Urology* 60, 393-397.

Dawson, P. (2004) Pat ient dose in multislice CT: why is it increasing and does it matter? *Br. J. Radiol.* 77, S10-13.

De Dominicis, M., Matarazzo, E., Capozza, N. et al. (2005) Retrograde ureteroscopy for distal ureteric stone removal in children. *BJU Int.* 95, 1049-1052.

Dellabella, M., Milanese, G., Muzzonigro, G. (2003) Efficacy of tamsulosin in the medical management of juxtavesical ureteral stones. *J. Urol.* 170, 2202-2205.

Denstedt, J.D., Clayman, R.V. (1990) Electrohydraulic lithotripsy of renal and ureteral calculi. *J. Urol.* 143, 13-17.

Denstedt, J.D., Razvi, H.A. (1992) Management of urinary calculi during pregnancy. *J. Urol.* 148, 1072-1075.

Denstedt, J.D., Razvi, H.A., Rowe, E. et al. (1995) Investigation of tissue effects of a new device for intracorporeal lithotripsy – The Swiss Lithoclast. *J. Urol.* 153, 535-537.

Denstedt, J.D., Wollin, T.A., Sofer, M. et al. (2001) A prospective randomized controlled trial comparing nonstented versus stented ureteroscopic lithotripsy. *J. Urol.* 165, 1419-1422.

Devarajan, R., Ashraf, M., Beck, R.O. et al. (1998) Holmium : YAG lasertripsy for ureteric calculi: an experience of 300 procedures. *Br. J. Urol.* 82, 342-347.

Deveci, S., Coskun, M., Tekin, M.I. et al. (2004) Spiral computed tomography: role in determination of chemical compositions of pure and mixed urinar y stones an in vitro stud y. *Urology* 64, 237-240.

El-Assmy, A., Hafez, A.T., Eraky, I. et al. (2006) Safety and outcome of rigid ureteroscopy for management of ureteral calculi in children. *J. Endourol.* 20, 252-255.

El-Nahas, A.R., Eraky, I., El-Assmy, A.M. et al. (2006) Percutaneous treatment of large upper tract stones after urinary diversion. *Urology* 68, 500-504.

El-Nahas, A.R., El-Assmy, A.M., Mansour, O. et al. (2007) A prospective multivariate analysis of factors predicting stone disintegration by extracorporeal shock wave lithotripsy: the value of high-resolution noncontrast computed tomography. *Eur. Urol.* 51, 1688-1693.

Elbahnasy, A.M., Clayman, R.V., Shalhav, A.L. et al. (1998) Lower-pole caliceal stone clearance after shockwave lithotripsy, percutaneous nephrolithotomy and flexible ureteroscopy: impact of radiographic spatial anatomy. *J. Endourol.* 12, 113-119.

Evans, H.J., Wollin, T.A. (2001) The management of urinary calculi in pregnancy. *Curr. Opin. Urol.* 11, 379-384.

Fowler, K.A., Locken, J.A., Duchesne, J.H. et al. (2002) US for detecting renal calculi with nonenhanced CT as a reference standard. *Radiology* 222, 109-113.

German, I., Lantsberg, S., Crystal, P. et al. (2002) Non contrast computerized tomography and dynamic renal scintigraphy in the evaluation of patients with renal colic: are both necessary? *Eur. Urol.* 42, 188-191.

Gorton, E., Whitfield, H.N. (1997) Renal calculi in pregnancy. *BJU* 80(Suppl. 1), 4-9.

Gottlieb, R.H., Thao, C.L., Erturk, E.N. et al. (2002) CT in detecting urinary tract calculi: influence on patient imaging and clinical outcomes. *Radiology* 225, 441-449.

Hemal, A.K., Goel, A., Aron, M. et al. (2003) Evaluation of fragmentation with single or multiple pulse setting of Lithoclast for renal calculi during percutaneous nephrolithotripsy and its impact on clearance. *Urol. Int.* 70, 265-268.

Heneghan, J.P., McGuire, K.A., Leder, R.A. et al. (2003) Helical CT for nephrolithiasis and ureterolithiasis: comparison of conventional and reduced radiation-dose techniques. *Radiology* 229, 575-580.

Hollenbeck, B.K., Schuster, T.G., Faerber, G.J. et al. (2001) Comparison of outcomes of ureteroscopy for ureteral calculi located above and below the pelvic brim. *Urology* 58, 351-356.

Hollenbeck, B.K., Schuster, T.G., Faerber, G.J. et al. (2003) Safety and efficacy of same-session bilateral ureteroscopy. *J. Endourol.* 17, 881-885.

Hollingsworth, J.M., Rogers, M.A., Kaufman, S.R. et al. (2006) Medical therapy to facilitate urinary stone passage: a meta-analysis. *Lancet* 368, 1171-1179.

Homer, J.A., Davies-Payne, D.L., Peddinti, B.S. (2001)Randomized prospective comparison of non-contrast enhanced helical computer tomography and intravenous urography in the diagnosis of acute ureteric colic. *Australas. Radiol.* 45(3): 285-290.

Ibrahim, A.I., Shetty, S.D., Awad, R.M. et al. (1991) Prognostic factors in the conservative treatment of ureteric stones. *Br. J. Urol.* 67(4), 358-361.

Jackaman, S.V., Potter, S.R., Regan, F. et al. (2000) Plain abdominal x-ray versus computerized tomography screening: sensitivity for stone localization after non-enhanced spiral computerized tomography. *J. Urol.* 164, 308-310.

Johnson, D.B., Pearle, M.S. (2004) Complications of ureteroscopy. *Urol. Clin. North. Am.* 31, 157-171.

Jung, P., Brauers, A., Nolte-Ernsting, C.A. et al. (2000) Magnetic resonance urography enahanced by gadolinium and diuretics: a comparison with conventional urography in diagnosing the cause of ureteric obstruction. *BJU Int.* 86, 960-965.

Katz, D., McGahan, J.P., Gerscovich, E.O. et al. (2003) Correlation of ureteral stone measurements by CT and plain film radiography: utility of KUB. *J. Endourol.* 17, 847-850.

Katz, S.I., Saluta, S., Brink, J.A. et al. (2006) Radiation dose associated with unenhanced CT for suspected renal colic: impact of ripetitive studies. *Am. J. Roentgenol.* 186, 1120-24.

Kawashima, A., Sandler, C.M., Boridy, I.C. et al. (1997) Unenhanced helical CT of ureterolithiasis: value of tissue rim sign. *AJR Am. J. Roentgenol.* 168, 997-1000.

Keeley, F.X. Jr, Moussa, S.A., Smith, G. (1999) Clearance of lower-pole stones following shock wave lithotripsy: effect of the infundibulopelvic angle. *Eur. Urol.* 36, 371-375.

Kern, J., Sloat, M. (1998) Helical CT of a patient with suspected renal colic: a new protocol consideration. *AJR Am. J. Roentgenol.* 171, 271-272.

Kirpalani, A., Khalili, K., Lee, S. et al. (2005) Renal colic comparison of use and outcomes of unenhanced helical CT for emergency investigation in 1998 and 2002. *Radiology* 236, 554-558.

Kobayashi, T., Nishizawa, K., Watanabe, J. et al. (2003) Clinical characteristics of ureteral calculi detected by non-enhanced computerized tomography after unclear results of plain radiography and ultrasonography. *J. Urol.* 170(3), 799-802.

Kroovand, R.L. (1992) Stones in pregnancy and children. *J. Urol.* 148, 1076-1078.

Kumar, V., Ahlawat, R., Banjeree, G.K. et al. (1996) Percutaneous ureterolitholapaxy: the best bet to clear large bulk impacted upper ureteral calculi. _Arch. Esp. Urol. 49, 86-91.

Lahme, S. (2006) Shockwave lithotripsy and endourological stone treatment in children. *Urol. Res.* 34, 112-117.

Levine, J.A., Neitlich, J., Verga, M. et al. (1997) Ureteral calculi in patients with flank pain: correlation of plain radiography with unenhanced helical CT. *Radiology* 204, 27-31.

Lifshitz, D.A., Lingeman, J.E. (2002) Ureteroscopy as a first line intervention for ureteral calculi in pregnancy. *J. Endourol.* 16, 19-22.

Liu, W., Esler, S.J., Kenny, B.J. et al. (2000) Low-dose nonenhanced Helical CT of renal colic: assessment of ureteric stone detection and measurement of effective dose equivalent. *Radiology* 215, 51-54.

Maheshwari, P.N., Oswal, A.T., Andankar, M. et al. (1999) Is antegrade ureteroscopy better than retrograde ureteroscopy for impacted large upper ureteral calculi? *J. Endourol.* 13, 441-444.

Marguet, C.G., Sung, J.C., Springhart, W.P. et al. (2005) In vitro comparison of stone retropulsion and fragmentation of the frequency doubled, double pulse Nd:Yag laser and Holmium:Yag laser. *J. Urol.* 173, 1797-1800.

Marks, A.J., Teichman, J.M. (2007) Laser in clinical urolo gy: state of the art and new horizons. *Word J. Urol.* 25, 227-233.

McAleer, S.J., Lou ghlin, K.R. (2004) Nephrolithiasis and pregnancy. *Curr. Opin. Urol.* 14, 123-127.

Memarsadeghi, M., Heinz-Peer, G., Helbich, T.H. et al. (2005) Unenhanced multi-detector row CT in patients suspected of having urinary stone disease: ef fect of section width on dia - gnosis. *Radiology* 235, 530-536.

Miller, O.F., Kane, C.J. (1999) Time to stone passage for observed uretral calculi: a guide for patient education. *J. Urol.* 162, 688-691.

Morse, R.M., Resnick, M.I. (1991) Ureteral calculi: natural history and treatment in an era of advanced technology. *J. Urol.* 145(2), 263-265.

Muslumanoglu, A.Y., Tefekli, A., Sarilar, O. et al. (2003) Extracorporeal shockwave lithotipsy as first line treatment alternative for ur inary tract stones in c hildren: a large sca le retrospective analysis. *J. Urol.* 170, 2405-2408.

Nakada, S.Y., Hoff, D.G., Attai, S. et al. (2000) Determination of stone composition by noncontrast sp iral computed tomogra phy in the clinical setting. *Urology* 55, 816-819.

Narepalem, N., Sundaram, C.P., Boridy, I.C. et al. (2002) Comparison of helical computerized tomography and plain radiography for estimating urinary stone size. *J. Urol.* 167, 1235-1238.

Netto, N.R. Jr, Ikonomidis, J., Zillo, C. (2001) Routine ureteral stenting after ureteroscopy for ureteral lithiasis: is it really necessary? *J. Urol.* 166, 1252-1254.

Oner, S., Oto, A., Tekgul, S. et al. (2004) Comparison of spiral CT and US in the evaluation of pediatric urolithiasis. *JBR-BTR* 87, 219-223.

Otite, U., Parkin, J., Waymont, B. et al. (2005) Investigation of acute flank pain: how do practices of U.K. and Irish urologists compare with those of transatlantic and continental European colleagues? *J. Endourol.* 19, 959-963.

Ozokutan, B.H., Küçükaydin, M., Gündüz, Z. et al. (2000) Urolithiasis in childhood. *Pediatr. Surg. Int.* 16(1-2), 60-63.

Palmer, J.S., Donaher, E.R., O'Riordan, M.A. et al. (2005) Diagnosis of pediatric urolithiasis: role of ultrasound and computerized tomography. *J. Urol.* 174, 1413-1416.

Pareek, G., Hedican, S.P., Lee, F.T. et al. (2005) Shock wave lithotripsy success determined b y skin-to-stone distance o n computed tomography. *Urology* 66, 941-944.

Parsons, J. K., Lancini, V., Shetye, F. et al. (2003) Urinary stone size: comparison of abdominal plain radiography and noncontrast CT measurements. *J. Endourol.* 17, 725-728.

Parulkar, B.G., Hopkins, T.B., Wollin, M.R. et al. (1998) Renal colic during pregnancy: a case for conservative treatment. *J. Urol.* 159, 365-368.

Pepe, P., Motta, I., Pennisi, M. et al. (2005) Functional evaluation of the urinary tract by color-doppler ultrasonography (CDU) in 100 patients with renal colic. *Eur. J. Radiol.* 53, 131-135.

Pfister, S.A., Deckart, A., Laschke, S. et al. (2003) Unenhanced helical computer tomography vs intravenous urography in patients with acute flank pain: accuracy and economic impact in a randomized prospective trial. *Eur. Radiol.* 13, 2513-2520.

Pietrow, P.K., Auge, B.K., Zhong, P. et al. (2003) Clinical ef ficacy of a combination pneumatic and ultrasonic lithotripsy. *J. Urol.* 169, 1247-1249.

Platt, J.F., Rubin, J.M., Ellis, J.H. et al. (1989) Du plex doppler US of the kidney: differentiation of obstructive from non-obstructive dilatation. *Radiology* 171, 515-517.

Porpiglia, F., Destefanis, P., Fiori, C. et al. (2000) Effectiveness of nifedipine and deflazacort in the management of distal ureter stones. *Urology* 56, 579-582.

Portis, A.J., Sundaram, C.P. (2001) Diagnosis and initial management of kidney stones. *Am. Family Physician* 63, 1329-1338.

Preminger, G.M., Tiselius, H.G., Assimos, D.G. et a l. (2007) Guideline for the mana gement of ureteral calculi. *Eur. Urol.* 52, 1610-1631.

Ramakumar, S., Patterson, D.E., LeRoy, A.J. et al. (1999) Prediction of stone composition from plain radio graphs: a prospective study. *J. Endourol.* 13, 397-401.

Raza, A., Smith, G., Moussa, S. et al. (2005) Ureteroscopy in the management of pediatric urinary tract calculi. *J. Endourol.* 19, 151-158.

Reddy, P.P., Barrieras, D.J., Bagli, D.J. et al. (1999) Initial experience with endoscopic holmium laser lithotripsy for pediatric urolithiasis. *J. Urol.* 162, 1714-1716.

Rhee, B.K., Bretan, Jr P.N., Stoller, M.L. (1999) Urolithiasis in renal and combined pancreas/renal tras plant reci pients. *J. Urol.* 161, 1458-1462.

Riccabona, M., Lindbichler, F., Sinzig, M. (2002) Conventional imaging in pediatric uroradiolo gy. *Eur. J. Radiol.* 43, 100-109.

Ripolles, T., Agramunt, M., Errando, J. et al. (2004) Suspected ureteral colic: plain film and sonography vs unenhanced helical CT. A prospective study in 66 patients. *Eur. Radiol.* 14, 129-136.

Satar, N., Zeren, S., Bayazit, Y. et al. (2004) Rigid ureteroscopy for treatment o f ureteral calculi in children. _J. Uro l. 172, 298-300.

Schroff, S., Watson, G.M., Parikh, A. et al. (1996) The holmium: YAG laser for ureteric stones. *Br. J. Urol.* 78, 836-839.

Segura, J.W., Preminger, G.M., Assimos, D.G. et al. (1997) Ureteral stones c linical gu idelines panel summary report on t he management of ureteral calculi. The American Urological Association. *J. Urol.* 158, 1915-1921.

Sheafor, D.H., Hertzberg, B.S., Freed, K.S. et al. (2000) Nonenhanced helical CT and US in the emergency evaluation of patients with renal colic: prospective com parison. *Radiology* 217, 792-797.

Shokeir, A.A., Mutabagani, H. (1998) Rigid ureteroscopy in pregnant women. *Br. J. Urol.* 81, 678-681.

Smith, R.C., Verga, M., McCarthy, S. et al. (1996) Diagnosis of acute flank pain: value of unenhanced helical CT. *AJR Am. J. Roentgenol.* 166, 97-101.

Spencer, J.A., C hahal, R., Ke lly, A. et a l. (2004) Eva luation of painful hydronephrosis in pregnancy: magnetic resonance urographic patterns in physiological dilatation versus calculous ostruction. *J. Urol.* 171, 256-260.

Spielmann, A.L., Heneghan, J.P., Lee, L.J. et al. (2002) Decreasing the radiation dose for renal stone CT: a feasibility study of single-and multidetector CT. *AJR Am. J. Roentgenol.* 178, 1058-1062.

Srivastava, A., Gupta, R., Kumar, A. et al. (2003) Routine stenting after ureteroscopy for distal ureteral calculi is unnecessary: results of a randomized controlled trial. *J. Endourol.* 17, 871-874.

Sternberg, K., Greenfield, S.P., Williot, P. et al. (2005) Pediatric stone disease: an evolving experience. *J. Urol.* 174, 1711-1714.

Stothers, L., Lee, L.M. (1992) Renal colic in pregnancy. *J. Urol.* 148, 1383-1387.

Sudah, M., Vanninen, R.L., Partanen, K. et a l. (2002) Patients with acute flank pa in: compar ison o f MR urograp hy w ith unenhanced helical CT. *Radiology* 223, 98-105.

Swanson, S.K., Heilman, R.L., Eversman, W.G. (1995) Urinary tract stones in pregnancy. *Surg. Clin. North. Am.* 75, 123-142.

Tack, D., Sourtzis, S., Delpierre, I. et al. (2003) Low dose unenhanced multidetector CT of patients with suspected renal colic. *AJR Am. J. Roentgenol.* 180, 305-311.

Tan, A.H., Al-Omar, M., Denstedt, J.D. et al. (2005) Ureteroscopy for pediatric urolithiasis: an evolving first-line therapy. *Urology* 65, 153-156.

Teh, C.L., Z hong, P., Preminger, G.M. (1998) La boratory and clinical assessment of pneumatically driven intracorporeal lithotripsy. *J. Endourol.* 12, 163-169.

Thomas, J.C., De Marco, R.T., Donohoe, J.M. et al. (2005) Pediatric ureteroscopic stone management. *J. Urol.* 174, 1072-1074.

Tiselius, H.G., Alken, P., Buck, C. et al. 2008 Guidelines on uro lithiasis, In: EAU Gu idelines. Edition 9. ISBN-13:978-90-70244-91-0.

Ulvik, N.M., Bakke, A., Hoisaeter, P.A. (1995) Ureteroscopy in pregnancy. *J. Urol.* 154, 1660-1663.

Uribarri, J., OH, M.S., Carroll, J.H. (1989) The first kidne y Stone. *Ann. Intern. Med.* 111, 1006-1009.

Van Savage, J.G., Pa lanca, L.G., Andersen, R.D. et a l. (2000) Treatment of distal ureteral stones in children: similarities t o the American Urological Association Guidelines in adults. *J. Urol.* 164, 1089-1093.

Wall, B.F., Kendall, G.M., Edwards, A.A. et al. (2006) What are the risks from medical X-rays and other low dose radiation? *Br. J. Radiol.* 79, 285-294.

Wang, L.J., Ng. C.J., Chen, J.C. et al. (2004) Diagnosis of acute flank pain caused by ureteral stones: value of combined direct and indirect signs on IVU an d unenhanced helical CT. *Eur. Radiol.* 14, 1634-1640.

Watterson, J.D., G irvan, A.R., Cook, A.J. et al. (2002a) Sa fety and efficacy o f holmium: YAG laser lithotripsy in patients with bleeding diatheses. *J. Urol.* 168, 442-445.

Watterson, J.D., Girvan, A.R., Beiko, D.T. et al. (2002b) Ureteroscopy and Holmium: YAG laser lithotripsy: an emerging definitive mana gement for s ymptomatic ureteral calculi i n pregnancy. *Urology* 60, 383-387.

Wollin, T.A., Teichman, J.M., Rogenes, V.J. et al. (1999) Holmium: YAG lithotripsy in children. *J. Urol.* 162, 1717-1720.

Worster, A., Preyra, I., Weaver, B. et al. (2002) The accuracy of noncontrast helical computed tomography versus intravenous pyelography in the diagnosis of suspected acute urolithiasis: a meta-analysis. *Ann. Emerg. Med.* 40(3), 280-286.

Wu, H.Y., Docimo, S.G. (2004) Surgical management of children with urolithiasis. *Urol. Clin. North. Am.* 31, 589-594.

Yilmaz, S., Sindel, T., Arslan, G. et al. (1998) Renal colic: comparison of spiral CT, US and IVU in the detection of uretera l calculi. *Eur. Radiol.* 8, 212-217.

Ylmaz, E., Batislam, E., Basar, M. et al. (2005) The comparison and efficacy of 3 dif ferent alfa 1-adrener gic blockers for distal ureteral stones. *J. Urol.* 173, 2010-2012.

Zielonko, J., Studniarek, M., Markuszewski, M. (2003) MR urography of obstructive uropathy: diagnostic value of the method in selected clinical groups. *Eur. Radiol.* 13(4), 802-809.

Le fistole ureterali sono comunicazioni patologiche tra l'uretere e la cute o gli organi adiacenti.

12.1 Fistole uretero-cutanee

12.1.1 Patologia

Le fistole uretero-cutanee sono conseguenti a interventi chirurgici quali:

* ureterolitotomie;
* resezioni ureterali con anastomosi uretero-ureterale di principio per patologie di varia natura dell'organo;
* interventi di riparazione di lesioni ureterali da traumi penetranti o chirurgici (psoas-Hitch, Boari, resezioni e uretero-uretero anastomosi di necessità);
* anastomosi ureterointestinali;
* trapianto renale;
* interventi di chirurgia addominale vascolare e ginecologica.

12.1.2 Clinica

La sintomatologia consiste nella fuoriuscita di urina dalla ferita.
L'IVU mostra abitualmente ipotonia della via escretrice a monte e spandimento del mdc a livello della soluzione di continuo parietale. Rare volte si riesce a dimostrare un vero e proprio tramite uretero-cutaneo. Nei casi dubbi ulteriore conforto diagnostico può essere fornito dalla RUP.

12.1.3 Terapia

La fistola può avere una persistenza temporanea ed evoluzione favorevole con risoluzione spontanea. Nel caso di cronicizzazione la terapia conservativa con lo stenting ureterale, quando eseguibile, quasi sempre fornisce ottimi risultati di guarigione. Quando possibile, viene eseguito uno stenting retrogrado. Nel caso quest'ultimo sia infruttuoso o nel caso di anastomosi ureterointestinali, attraverso una nefrostomia si esegue uno stenting anterogrado. È indispensabile usare uno stent senza fori intermedi. La sua permanenza dipende dalla natura della fistola (4-12 settimane). Nel caso d'insuccesso o di ulteriori complicazioni, di solito consistenti in stenosi, è necessario reintervenire.

12.2 Fistole uretero-peritoneali e retroperitoneali (urinomi)

12.2.1 Patologia

Possono riconoscere le stesse cause delle fistole ureterocutanee; in questo caso l'urina trova la sua via di sfogo nella cavità peritoneale o nello spazio retroperitoneale.
Possono essere causate da traumi penetranti come ferite da taglio o da fuoco o da traumi chiusi violenti con avulsione.
Possono essere, per così dire spontanee, cioè provocate dall'iperpressione nel lume ureterale sostenuta da un ostacolo acuto, come un calcolo impattato o una lesione iatrogena che provoca la chiusura completa del lume.

12.2.2 Clinica

La presenza di una iperpressione all'interno della via escretrice può essere dimostrata dall'evidenza di reflusso pielocalicocanalicolare nel corso dell'urogra-

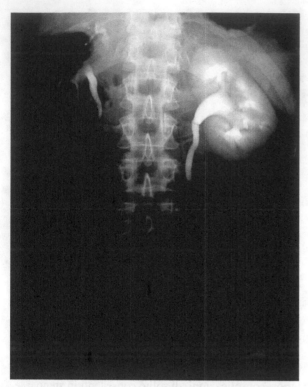

Fig. 12.1 IVU: reflusso calico-canalicolare da calcolosi ureterale impattata

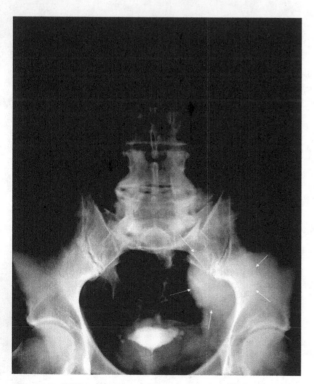

Fig. 12.2 IVU: urinoma pelvico secondario a fibrosi retroperitoneale

fia (Fig. 12.1). Persistendo detta condizione si assiste alla comparsa dello spandimento dell'urina iodata in cavità peritoneale o nel retro peritoneo e alla formazione dell'urinoma (Fig. 12.2).

12.2.3 Terapia

Anche in questo caso, come primo approccio può essere attuato lo stenting. È indispensabile drenare l'urinoma immediatamente, perché questa procedura facilita la manovra di negoziazione del lume uretrale nel corso dello stenting.

In caso di traumi o di lesioni iatrogene è quasi sempre necessario intervenire.

12.3 Fistole uretero-vaginali

12.3.1 Patologia

Sono conseguenti a interventi ginecologici, sopratutto l'isterectomia addominale, o a carcinoma della cervice uterina e/o complicanze del suo trattamento.

Nei casi postchirurgici possono essere a insorgenza postoperatoria immediata, se conseguenti a lesione cruenta, o a insorgenza ritardata, se dipendenti da lesioni ischemiche della parete.

12.3.2 Clinica

La sintomatologia consiste nella perdita di urina dalla vagina. Si pongono inevitabili problemi di diagnosi differenziale con le fistole vescico-vaginali. L'IVU evidenzia i segni di una parziale o completa ostruzione ureterale e può dimostrare la comparsa del mezzo di contrasto in vagina (Fig. 12.3), fenomeno comune alle fistole vescico-vaginali. Per la diagnosi differenziale è allora utile eseguire una VCUG che, in queste ultime, dimostrerà il passaggio del contrasto in vagina, cosa che non avviene nelle fistole uretero-vaginali. Anche la prova del blu di metilene in vescica dimostrerà lo stesso fenomeno. Nel caso delle fistole vescico-vaginali è possibile con la cistoscopia rilevare l'orifizio fistoloso e con la colposcopia individuare il corrispondente orifizio vaginale. La RUP può in alcuni casi dimostrare la fistola uretero-vaginale.

Fig. 12.3 **a** IVU: fistola uretero-vaginale post-isterectomia; **b** IVU: particolare

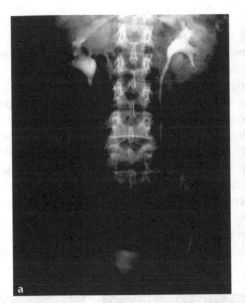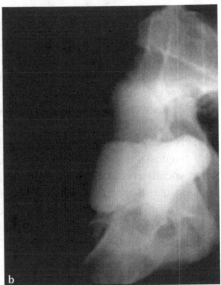

12.3.3 Terapia

Lo stenting ureterale può essere tentato e deve essere mantenuto a lungo.

In caso di guarigione è necessario un lungo e stretto follow-up per monitorare la comparsa di eventuali stenosi tardive.

In caso d'insuccesso è necessario l'intervento riparativo, che consiste nella ureterocistoncostomia.

12.4 Fistole uretero-intestinali

12.4.1 Patologia

Sono molto rare e di varia eziologia. Sono state riportate: fistola uretero-pancreatico-cutanea, uretero-colica postraumatica, uretero-sigmoidea da ascesso pelvico, da perforazione di diverticolo intestinale, uretero-ileale secondaria a morbo di Crohn, uretero-colica da esito di radioterapia (Lang 1981). Possono essere conseguenti a interventi di amputazione addominoperineale o di enterolisi.

12.5 Fistole uretero-linfatiche

12.5.1 Patologia

Rara complicazione dell'ostruzione dei linfatici retroperitoneali, conseguenza di malattie linfatiche come la filariosi, neoplasie, linfadenectomie retroperitoneali, interventi di bypass aorto-iliaci.

12.6 Fistole uretero-vascolari

12.6.1 Patologia

Le fistole uretero-vascolari sono rare; ne sono state riportate in letteratura cinquanta osservazioni (Ferretti et al. 2005). Possono essere uretero-aortiche (Holmes et al. 1998) o uretero-iliache (Goff et al. 1999), con queste ultime molto più frequenti (8:1). Nelle ureteroiliache, l'arteria iliaca comune è coinvolta molto più frequentemente rispetto alle arterie iliache esterne o interne. Abitualmente sono conseguenza di stenting ureterale cronico in pazienti con anamnesi di malattie vascolari, chirurgia pelvica e radioterapia esterna (Krambeck et al. 2005). Per questo, non sono rari i casi di fistola uretero-arteriosa definitiva tra l'uretere e l'arteria iliaca nei pazienti con ureterocutaneostomia (Nakajima et al. 1999, Muraoka et al. 2006, Morelli et al. 2009), e tra l'uretere e l'aorta (De Wilde et al. 1990).

Ando et al. (2006) hanno riportato un caso di fistola bilaterale con le iliache comuni. In questo caso un fattore determinante può essere individuato nell'utilizzo di stent troppo grossi o troppo rigidi.

Possono essere anche causate da patologia aneurismatica o essere secondarie a interventi di aneurismectomia e impianto protesico.

12.6.2 Clinica

Si manifestano prevalentemente nelle donne. Possono manifestarsi con modalità di acuzie con sindrome di grave shock, ma di solito l'insorgenza è graduale. Il sintomo presente in tutti i pazienti è l'ematuria; il dolore al fianco è presente nella metà dei casi. Caratteristica, quando osservabile, è l'ematuria pulsante unilaterale in corso di cistoscopia.

La diagnosi viene fatta con l'angiografia, l'angiografia provocativa (efficace solo nel 63% dei casi) e la CT Tuttavia, questi esami possono spesso essere negativio dare immagini non specifiche per la diagnosi (Bergqvist et al. 2001), esponendo non infrequentemente i pazienti a ritardi diagnostici spesso fatali.

12.6.3 Case report

Fistola uretero-iliaca osservata in paziente di anni 70 (Ferretti et al. 2005).

Il caso si riferisce a un paziente di anni 70 ricoverato dopo un trauma stradale per fratture femorale e vertebrale e trauma lombare destro. In anamnesi intervento di impianto protesico di dacron per aneurisma aortobisiliaco. La CT (Fig. 12.4a) metteva in evidenza una ureteroidronefrosi destra marcata con contenuto fluido disomogeneo in buona parte ad alta densità. All'intervento veniva confermata la grave idroureteronefrosi con vie escretrici piene di coaguli e veniva eseguita la nefrectomia. Un mese dopo la dimissione, il paziente rientrava in ospedale per ematuria di origine ureterale de-

Fig. 12.4 **a** CT: trauma lombare destro; **b** RUP: uretere destro con difetti di riempimento da coaguli; **c** schema: la fibrosi postchirurgica crea un'aderenza ureteroiliaca; il trauma determina la comunicazione tra le due strutture. Riprodotta da *Arch. It. Urol. Androl*, 77(3), 151-152

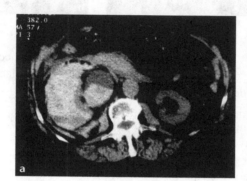
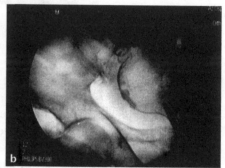
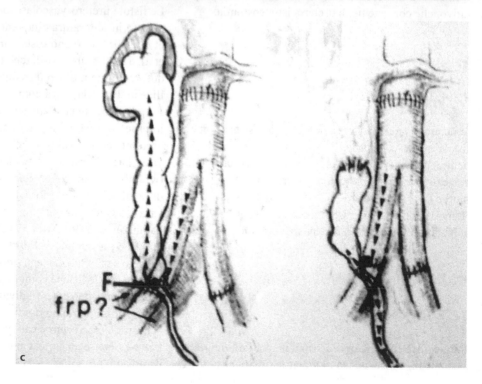

stra. La RUP (Fig. 12.4b) evidenziava un moncone ureterale con difetti di riempimento da coaguli. Nel sospetto di carcinoma ureterale, il paziente fu sottoposto a intervento, nel corso del quale si evidenziò una tenace aderenza dell'uretere con la protesi vascolare, l'ureterotomia evidenziò un'erniazione della protesi all'interno del lume con soluzione di continuo da cui originava un sanguinamento importante arterioso. È stata eseguita la riparazione protesica e l'asportazione del moncone.

La spiegazione più logica sembrerebbe attribuire al trauma il meccanismo che, agendo sull'aderenza ureteroiliaca, abbia portato alla costituzione di una fistola uretero-vascolare acuta (Fig. 12.4c).

12.6.4 Terapia

Quella ottimale, quando possibile, è la terapia chirurgica con riparazione della lesione arteriosa e di quella ureterale. Ottimi risultati sono riportati con il trattamento protesico endovascolare (Kobayashi et al 2005).

12.7 Stenting nelle fistole ureterali

Perseguire il trattamento mininvasivo delle fistole ureterali con lo stenting è sicuramente condivisibile. Se la metodica ha altissime probabilità di successo nella maggioranza dei casi di fistole uretero-cutanee e uretero-retroperitoneali, negli altri tipi di fistole, a causa delle lesioni associate, non sempre è così. Lang (1981) e Mitty et al. (1983) hanno riportato casistiche con trattamento sistematico delle fistole ureterali di varia eziologia con stenting antero grado con ottimi risultati. Tuttavia, nel caso specifico di queste lesioni, i risultati vanno valutati alla luce di un follow-up molto lungo: non è infrequente che all'apparente guarigione possa seguire a distanza l'evoluzione in stenosi del tratto interessato; se misconosciuta, questa può portare anche all'esclusione funzionale del rene.

Naturalmente nella scelta dell'opzione terapeutica tra stenting e intervento chirurgico hanno un peso notevole l'età del paziente, il tipo di patologia in questione, la prognosi e l'intento terapeutico o palliativo che ci si propone, non dimenticando che i moderni stent consentono una buona gestione della scelta di stenting permanente.

Bibliografia

Ando, S., Hattori, K., Endo, T. et al. (2006) Bilateral uretero-common iliac arterial fistula with long term ureteral stent: a case report. *Nippon Hinyokika Gakkai Zasshi* 97(5), 752-756.

Bergqvist, D., Parsson, H., Sherif, A. (2001) Arterio-ureteral fistula-a systematic review. *Eur. J. Vasc. Endovasc. Surg.* 22, 191-196.

De Wilde, P., Oosterlinck, W., De Sy, W.A. (1990) Uretero-aortic fistula: a severe complication of ureterocutaneostomy. *Eur. Urol.* 17(3), 262-263.

Ferretti, S., Maestroni, U., Azzolini, N. et al. (2005) A case report of a smouldering uretero-vascular fistula. *Arch. It. Urol. Androl.* 77(3), 151-152.

Goff, C.D., Davidson, J.T., Teague, N. et al. (1999) Hematuria from arteriovesical fistula: unusual presentation of ruptured iliac artery aneurism. *Am. Surg.* 65, 421-422.

Holmes, M., Hung, M., Hunter, M. (1998) Hematuria and death secondary to aortoureteric fistula *Urology* 52, 720-722.

Kobayashi, K., Murthy, R., Madoff, D.C. (2005) Acute endovascular stent-graft occlusion after treatment of an arterioureteral fistula. *J. Vasc. Inter. Radiol.* 16(10), 1409-1410.

Krambeck, A.E., DiMarco, D.S., Gettman, M.T. (2005) Ureteroiliac artery fistula: diagnosis and treatment algorithm. *Urology* 66, 990-994.

Lang, E.K. (1981) Diagnosis and management of ureteral fistulas by percutaneous nephrostomy and anterograde stent catheter. *Radiology* 138, 311-317.

Mitty, H.A., Train, J.S., Dan, S.J. (1983) Anterograde ureteral stenting in the management of fistulas, strictures and calculi. *Radiology* 149, 433-438.

Morelli, B., Berta, G., Cattaneo, E. et al. (2009) Iliac artery-ureteral fistula: a fatal hemorrhage in a man with ureterocutaneostomy. *Urologia* 76(1), 53-55.

Muraoka, N., Sakai, T., Kimura, H. et al. (2006) Endovascular treatment for an iliac artery-ureteral fistula with a covered stent. *J. Vasc. Interv. Radiol.* 17, 1681-1685.

Nakajima, F., Demura, A., Katsuoka, Y. (1999) A fistula between the common iliac artery and ureter following cutaneous ureterostomy: a case report. *Hinyokika Kiyo* 45(8), 539-541.

13.1 Traumi esterni

13.1.1 Patologia

Sono abbastanza rari, rappresentando meno dell'1% della casistica dei traumi esterni di tutto l'apparato urinario. Ciò è conseguenza della particolare struttura dell'organo, della sua ampia mobilità e del fatto che esso si trova ben protetto in una regione profonda del corpo.

Generalmente tali traumi interessano il tratto superiore e medio, essendo il tratto inferiore ancor meglio naturalmente protetto dal bacino.

I traumi esterni penetranti sono abitualmente conseguenti a lesioni da arma da fuoco e, quindi, si osservano nel contesto d'un quadro di lesioni multiorgano che interessano principalmente l'intestino. Molto più raramente sono provocati da ferite da armi da taglio, eccezionalmente da cadute con impalamento a *spike*.

I traumi esterni non penetranti sono conseguenti a gravi traumatismi (quali le cadute dall'alto con il meccanismo della brusca decelerazione) o, come avviene più facilmente nei bambini, alla notevole iperestensibilità della colonna che a seguito di violenti traumi lombari trasforma la stessa in un corpo contundente. Questi meccanismi di solito determinano l'avulsione dell'organo alla giunzione con il bacinetto (Campbell et al. 1992).

Le lesioni possibili sono classificate in:

- contusioni;
- lacerazioni parziali;
- lacerazioni complete;

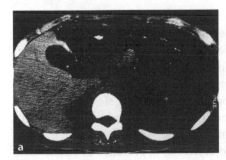

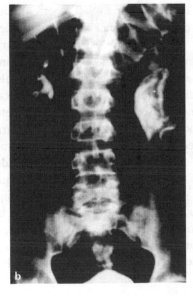

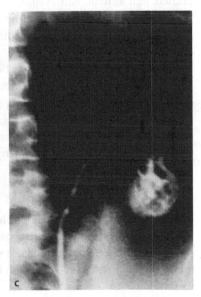

Fig. 13.1 **a** CT rene sinistro ruotato e spostato medialmente dell'urinoma; **b** IVU: diffusione del mdc a livello della giunzione pieloureterale, uretere non visibile; **c** RUP: dimostra l'avulsione ureterale, il mdc si diffonde nello spazio retroperitoneale

- da schiacciamento;
- avulsione (Pagano et al. 1999) (Fig. 13.1)

13.1.2 Clinica

La diagnosi è spesso difficile; la lesione, nonostante si sia proceduto a una corretta investigazione diagnostica, può essere clinicamente misconosciuta (Medina et al. 1998) e manifestarsi successivamente per i segni dell'ostruzione, per la comparsa di una fistola o per l'instaurarsi di un quadro di sepsi. Il meccanismo del trauma può aiutare nel considerare la possibilità di una simile lesione.

La presenza di ematuria si rileva solo nel 50% dei casi.

L'IVU, pur rimanendo un esame raccomandato quando è possibile la sua esecuzione, mostra una sensibilità diagnostica del 51,7% (DiGiacomo et al. 2001). La CT è significativa in presenza di urinoma. Tra le metodiche diagnostiche per immagini, tuttavia, la RUP viene giudicata la più utile per precisare il livello della lesione (Campbell et al. 1992). Per questi motivi il mezzo, per così dire, diagnostico più sicuro è ritenuto l'ispezione del retroperitoneo (Kunkle et al. 2006).

Nella casistica di Kunkle di 40 casi di traumi ureterali, in 35 la diagnosi fu posta nell'immediato: in 4 casi con IVU, in 2 con CT, in 29 nel corso dell'esplorazione chirurgica del retroperitoneo. Negli altri 5 casi la diagnosi fu mancata e la lesione rilevata nel postoperatorio (in media 6 giorni dopo il trauma, sotto forma di urinoma in 4 casi e per insufficienza renale acuta nell'altro caso), accertata in 3 casi con la CT, in uno con lo studio scintigrafico, nell'altro al reintervento.

Nella loro metanalisi di 429 casi sottoposti a laparatomia la diagnosi di lesione ureterale fu mancata in 48 casi (11,1%).

Una diagnosi posticipata può anche essere secondaria alla comparsa di necrosi ritardata della parete ureterale per danno conseguente all'effetto di scoppio del proiettile.

Le conseguenze della ritardata diagnosi possono essere gravi per le complicazioni settiche, anche mortali, oltre che per l'aumento del numero di nefrectomie differite.

13.1.3 Terapia

In caso di diagnosi immediata le soluzioni possono essere lo stenting semplice, la riparazione su stent, la resezione con ureteroureterostomia, la ureterocistoneostomia, eventualmente con tecniche di lembo di Boari o di *psoas hitch*.

In caso di diagnosi ritardata, abitualmente, si ricorre alla derivazione urinaria prossimale per ovviare all'urinoma e drenare un rene infetto; successivamente la riparazione può essere perseguita con un difficile stenting anterogrado o con un reintervento laparotomico. Rilevante la percentuale di nefrectomie ritardate.

13.2 Traumi interni (iatrogeni)

13.2.1 Patologia

Sono di natura iatrogena, cioè conseguenti a procedure o interventi chirurgici effettuati per patologie dell'apparato urinario o per patologie di apparati diversi (80% circa della casistica). Sono abitualmente unilaterali: sono stati riportati casi di bilateralità con esito in anuria. Generalmente interessano il tratto inferiore dell'organo.

Sono stati così classificati (Gillenwater et al. 1996):

- da taglio;
- da legatura;
- da schiacciamento;
- da avulsione;
- da devascolarizzazione;
- da elettrocoagulazione.

13.2.2 Traumi conseguenti a interventi urologici

La percentuale dei traumi ureterali conseguenti a interventi o procedure sull'apparato urinario viene stimata nelle varie casistiche intorno al 15-20%.

Tutte le manovre e gli interventi endoscopici possono potenzialmente provocare lesioni dell'organo se non eseguiti con le opportune cautele.

Lesioni ureterali sono state riportate a seguito di ureteropielografie forzate.

Il cateterismo ureterale, in presenza di stenosi o di calcoli occludenti il lume, può provocare slaminamenti della mucosa, lesioni parietali incomplete, perforazioni complete.

In corso di ureteroscopia diagnostica o operativa, specie se eseguita in ureteri di calibro sottile, o in caso di utilizzo di strumenti di calibro non adeguato o per errori di tecnica, possono essere provocate lesioni che interessano soprattutto l'uretere intramurale, il tratto dell'incrocio dei vasi iliaci, o qualsiasi tratto, in presenza di calcoli incuneati. Anche in questo caso le lesioni possono andare dallo slaminamento della mucosa alla lesione parietale incompleta sino alla perforazione completa. Sono state descritte lesioni più gravi, come l'avulsione ureterale (Puppo et al. 1999), dovute alla discrepanza tra lo strumento impiegato e il calibro dell'organo. Anche noi ne abbiamo registrato un caso.

In alcuni casi le lesioni ureterali possono essere conseguenti ai danni parietali prodotti dall'utilizzo di correnti o di sorgenti laser.

Lesioni possono essere provocate dall'uso di cestelli per l'estrazione di calcoli nei casi in cui la mucosa o l'intera parete rimanga intrappolata nei fili metallici degli stessi.

Lesioni ureterali iatrogene possono verificarsi anche nel corso di diversi interventi di chirurgia urologica quali interventi su reni in ectopia pelvica, diverticulectomie vescicali, cistectomie parziali, prostatectomie per adenoma o prostatectomie radicali, riparazioni di fistole vescico-intestinali, sospensioni vescicoureterali, resezioni transuretrali di tumori vescicali o della prostata.

13.2.3 Traumi conseguenti a interventi non urologici

13.2.3.1 Interventi ginecologici

Patologia

Rappresentano la maggioranza dei casi e la loro incidenza percentuale è stimata intorno al 73%. Lesioni degli ureteri sono riportate in tutte le casistiche di chirurgia ginecologica maggiore: isterectomie per cancro (Fig. 13.2) o per grossi fibromi eseguite sia per via addominale sia per via vaginale, interventi di asportazione di grosse masse ovariche (Fig. 13.3) o di importanti endometriosi pelviche, interventi di riparazione di fistole vescico-vaginali o di cistocele.

Parimenti, lesioni ureterali possono essere arrecate in corso di procedure ostetriche come parti cesarei, parti con uso di forcipe, procedure abortive.

Lesioni ureterali iatrogene sono riportate anche negli interventi eseguiti con tecnica di videolaparochirurgia ginecologica come la legatura tubarica per scopo contraccettivo o l'isterectomia.

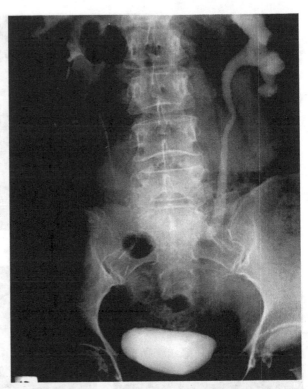

Fig. 13.2 IVU: lesione iatrogena dell'uretere procurata in corso di laparoisterectomia per carcinoma dell'endometrio

Case report personale

La paziente di anni 43 veniva sottoposta dal ginecologo, con chirurgia videolaparoscopica, a isteroannessiectomia totale per grosso fibroma uterino. Il giorno dopo l'intervento, presentava un addome acuto con peritonismo. La CT metteva in evidenza ureteroidronefrosi destra e pneumoperitoneo (Figg. 13.4a-c). Alla laparotomia si riscontrava una vasta lesione dell'uretere pelvico destro e una lesione del sigma. Veniva praticata una resezione di sigma e ano preter temporaneo sul colon sinistro e si eseguiva una ureterocistoneostomia destra. Alla rimozione del catetere la paziente lamentava perdita di urina dalla vagina. L'IVU evidenziava un buon risultato della ureterocistoneostomia e la comparsa di una fistola vescico-vaginale, per la tempistica di comparsa da interpretare come esito di lesione ischemica (Figg. 13.4d-e). Tre mesi dopo la paziente è stata rioperata con ricanalizzazione intestinale e plastica della fistola vaginale, per eseguire la quale, data la sua vicinanza con la sede della prima ureterocistoneostomia, è stato necessario reimpiantare una seconda volta l'uretere (Fig. 13.4f).

Fig. 13.3 **a** CT:
cistoadenoma ovarico,
modica dilatazione ureterale
da compressione; **b** IVU:
stenosi ureterale iatrogena
postoperatoria

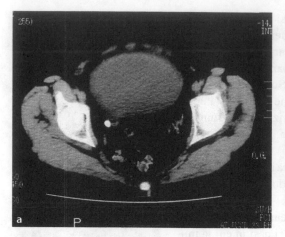

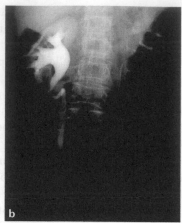

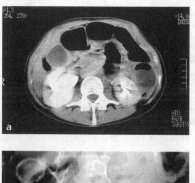

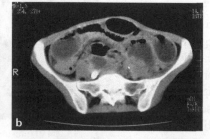

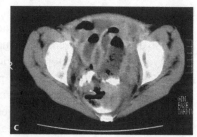

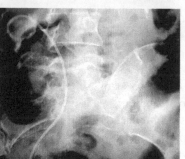

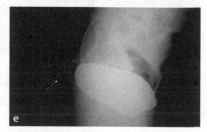

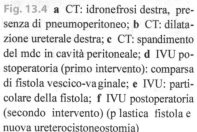

Fig. 13.4 **a** CT: idronefrosi destra, presenza di pneumoperitoneo; **b** CT: dilatazione ureterale destra; **c** CT: spandimento
del mdc in cavità peritoneale; **d** IVU postoperatoria (primo intervento): comparsa
di fistola vescico-vaginale; **e** IVU: particolare della fistola; **f** IVU postoperatoria
(secondo intervento) (plastica fistola e
nuova ureterocistoneostomia)

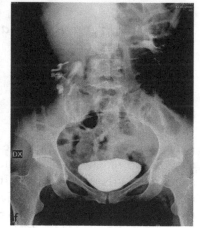

13.2.3.2 Interventi di chirurgia addominale

Patologia

È soprattutto la chirurgia demolitiva del grosso intestino per patologia tumorale o infiammatoria, come in
caso di amputazioni addomino-perineali (Fig. 13.5) e di
colectomie, a esporre alla possibilità di procurare danni
all'uretere, data la contiguità dei due organi. Sono riportati casi di lesione dell'organo anche per chirurgia
delle vie biliari, del duodeno, del pancreas e per ernior-
rafie, appendicectomie, laparatomie esplorative, asportazione di tumori retroperitoneali o in corso di
linfadenectomie retroperitoneali.

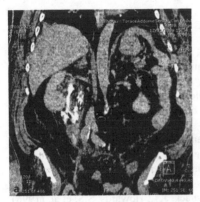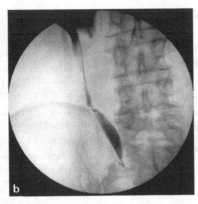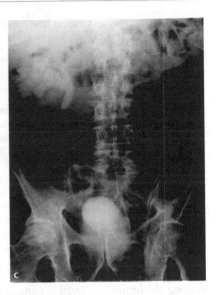

Fig. 13.5 **a** CT: spandimento del mdc in cavità peritoneale rilevato dopo reintervento per occlusione intestinale successiva ad amputazione addomino-perineale; **b** US: lesione ureterale a livello ilio-pelvico dx; **c** IVU postoperatoria dopo ureterocistoneostomia sec. Boari

13.2.3.3 Interventi di chirurgia vascolare

Patologia

Lesioni ureterali possono essere conseguenti a interventi per aneurisma aortico, bypass aorto-femorali, simpaticectomia lombare (Adams et al. 1992).

13.2.3.4 Clinica

Le lesioni possono esser provocate da danno diretto chirurgico o essere conseguenti a danni ischemici per eccessivo scollamento o essere causati dal contatto diretto alla parete di correnti di coagulazione.

Nella prima ipotesi possono essere riconosciute immediatamente o, invece, passare misconosciute per evidenziarsi nel decorso postoperatorio con dolori anche tipo colica, sepsi, fistole urinose addominali, urinomi. L'American Association for the Surgery of Trauma (Moore 1992) ha proposto una classificazione in gradi delle lesioni dell'uretere, rapportata all'intensità del danno:

- I grado: si ha solamente un ematoma parietale;
- II grado: si ha una lacerazione della parete che interessa meno del 50% della circonferenza;
- III grado: la lacerazione interessa più del 50% della circonferenza;
- IV grado: si ha una sezione completa dell'organo con meno di 2 cm d'area devascolarizzata;

- V grado: si ha sezione completa con area di devascolarizzazione superiore a 2 cm.

La diagnosi si avvale della CT, sempre eseguita sia negli eventi traumatici sia in occasione di decorsi postoperatori complicati e non chiari. L'esame può dimostrare i segni della dilatazione renale e quelli dello stravaso del mdc. Con l'IVU si evidenzierà ritardo di eliminazione, ureteroidronefrosi, spandimento del mdc. Se entrambi gli esami non risultassero esaustivi si dovrà ricorrere alla RUP, che risulta spesso dirimente.

Nell'ipotesi di lesioni conseguenti a ischemia, l'evidenza della lesione è tardiva e, alla comparsa dei sintomi, l'indagine clinica rileverà una ureteroidronefrosi, più o meno severa, da stenosi dell'organo o peggio un rene escluso.

13.2.3.5 Terapia

Lesioni conseguenti a procedure endoscopiche urologiche in genere vengono identificate immediatamente e questo consente il loro immediato trattamento.

Di solito la collocazione di uno stent, lasciato per il tempo ritenuto necessario in rapporto all'entità della lesione, permette un ottimo e definitivo trattamento. Nel caso il cateterismo sia impossibile, sarà necessario optare per una nefrostomia immediata o differita (la decisione dipende dal grado di dilatazione della via escretrice intrarenale esistente al momento), per poi eseguire un cateterismo anterogrado o ritentare il cateterismo retrogrado a distanza di qualche giorno.

Tabella 13.1 Opzioni terapeutiche chirurgiche nei traumi ureterali

Terzo superiore	Anastomosi termino-terminale
	Transuretero-uretero anastomosi
	Ureterocalico- o ureteropieloanastomosi
Terzo medio	Anastomosi termino-terminale
	Transuretero-uretero anastomosi
	Ureterocistoneostomia con lembo di Boari
Terzo inferiore	Ureterocistoneostomia diretta
	o con psoas *hitch*
Lesioni estese	Ureteroileoplastica
	Autotrapianto renale
	Nefrectomia

La strategia alternativa consiste nell'eseguire una revisione chirurgica che tratti la complicazione ureterale e la patologia di base, se questa non sia stata prima risolta. In corso di revisione è possibile limitarsi solo allo stenting ureterale o eseguire, quando necessario, interventi di resezione e rianastomosi o interventi di chirurgia più complessa (Tabella 13.1).

L'accesso e il tipo di tecnica adottati dipendono dal tratto di uretere interessato e dal tipo di lesione in essere.

Nei casi conseguenti a chirurgia non urologica la strategia e i tempi terapeutici dipendono dal momento dell'osservazione e dalla gravità della lesione.

Bibliografia

Adams, J.R. Jr, Mata, J.A., Culkin, D.J. et al. (1992) Ureteral injury in abdominal vascular reconstructive surgery. *Urology* 39, 77-81.

Campbell, E.W. Jr, Filderman, P.S., Jacobs, S.C. (1992) Ureteral injury due to blunt and penetrating trauma *Urology* 40, 216-220.

DiGiacomo, J.C., Frankel, H., Rotondo, M.F. et al. (2001) Preoperative radiographic staging for ureteral injuries is not warranted in patients under celiotomy for trauma. *Am. Surg.* 67, 969-973.

Gillenwater, J.Y., Gryhack, J.T., Howards, S.S. et al. (1996) *Adult and Pediatric Urology*. Third Edition, Mosby Year Book Inc. vol. 1, p. 557.

Kunkle, D.A., Kansas, B.T., Pathak, A. et al. (2006) Delayed diagnosis of traumatic ureteral injuries. *J. Urol.* 176, 2503-2507.

Medina, D., Lavery, R., Ross, S.E. et al. (1998) Ureteral trauma. Preoperative studies neither predict nor prevent missed injuries. *J. Am. Coll. Surg.* 186, 641-644.

Moore, E.E., Cogbill, T.H., Jurkovitch, G.J. et al. (1992) Organ Injury Scaling III: chest wall, abdominal vascular, ureter, bladder and urethra. *J. Trauma* 33(3), 337-339.

Pagano, S., Pachera, F., Ruggeri, P. (1999) Complete pyelocaliceal avulsion as a result of blunt abdominal trauma. *Scand. J. Urol. Nephrol.* 33, 66-68.

Puppo, P., Ricciotti, G., Bozzo, W. et al. (1999) Primary endoscopic treatment of ureteric caculi. A review of 378 cases. *Eur. Urol.* 36(1), 48-52.

Tumori ureterali

Pantaleo Ruggeri

14.1 Epidemiologia

Le neoplasie delle vie escretrici superiori, calici, bacinetto renale e uretere, sono relativamente rare. Sono 5 volte meno frequenti dei tumori del rene, circa 18 volte meno frequenti delle neoplasie della vescica e rappresentano il 5% di tutti i tumori uroteliali (Fraley 1978). Hanno un'incidenza annua di 1-2 nuovi casi ogni 100.000 abitanti (Hall et al. 1998), in aumento negli ultimi anni per numerosi fattori: invecchiamento della popolazione, sviluppo della diagnostica per immagini, miglioramento delle terapie dei tumori vescicali con aumento della sopravvivenza (Messing e Catalona 1998), aumento dei fattori tossici ambientali. Rare prima dei 40 anni, hanno il loro picco d'incidenza tra la 5ª e la 7ª decade di vita. L'età media di osservazione è intorno ai 65 anni (Anderstrom et al. 1989).

Il sesso maschile è più interessato con un rapporto uomo-donna di circa 4:1. La mortalità tra le donne è superiore (Greenlee et al. 2000).

Un interessamento bilaterale sincrono o metacrono si verifica nel 2-5% dei casi (Babaian e Johnson 1980, Murphy et al. 1981).

Nel momento in cui viene posta la diagnosi, vi è un tumore associato della vescica nel 10-15% dei pazienti; il 15-40% svilupperà una neoplasia della vescica in un lasso di tempo che va dai 18 ai 24 mesi (Messing e Catalona 1998).

Li et al. (2008) riportano un'incidenza del 34,1% di ricorrenza di recidiva vescicale su 2 60 pazienti trattati con nefroureterectomia radicale per una neoplasia delle alte vie escretrici, segnalando come fattori predittivi in tal senso siano il sesso maschile e l'insufficienza renale. Al contrario, nei pazienti con neoplasia vescicale si riscontra un tumore delle alte vie escretrici in media nel 2

4% dei casi (Oldbring et al. 1989), in rapporto alle caratteristiche del tumore principale (de Taille et al. 2001).

Grado elevato, stadio avanzato, multifocalità della lesione, presenza di carcinoma in situ (CIS) e l'associazione di reflusso rappresentano importanti fattori di rischio.

Solsona et al. (1997) hanno dimostrato che l'incidenza di neoplasia delle alte vie escretrici è del 24% in caso di CIS della vescica, del 2% in caso di tumori T1-T2 e del 4% in caso di T3-T4.

Risultati simili riportano Herr e Whitmore (1987) che, studiando pazienti con CIS trattati con BCG, hanno riscontrato una neoplasia delle alte vie escretrici nel 21% dei casi, mentre Kenworthy et al. (1996), in pazienti operati per una neoplasia infiltrante della vescica, riscontrano una neoplasia delle alte vie escretrici nel 2,6% di casi con un follow-up di 40 mesi.

I tumori dell'uretere sono meno frequenti rispetto a quelli della pelvi renale e rappresentano circa 1/4 di tutte le neoplasie delle vie escretrici superiori (Huben et al. 1988). Più frequenti nel maschio, si localizzano in circa il 73% dei casi nel tratto distale; il tratto medio è interessato nel 24% dei casi e il tratto prossimale nel 3% senza preferenza di lato (Kakizoe et al. 1980).

14.2 Eziologia e fattori di rischio

I fattori eziologici che contribuiscono allo sviluppo dei tumori delle vie escretrici sono diversi. Il fumo è senza dubbio il fattore di rischio più importante, ma molti altri fattori vengono chiamati in causa: consumo di caffè, esposizione a carcinogeni professionali, analgesici, precedenti di infezione urinaria e di irritazione cronica (calcolosi), terapie a base di ciclofosfamide, ereditarietà, associazione con la nefropatia dei Balcani.

S. Pagano, *L'uretere: malattie e sintomi*.
© Springer-Verlag Italia 2010

14.2.1 Fumo

Primo fattore di rischio, agisce con gli stessi meccanismi carcinogenetici descritti per la vescica. Il rischi o sembra più importante per i tumori dell'uretere che per quelli della pelvi renale e maggiore per questi che per quelli della vescica (Jensen et al. 1988).

McLaughlin et al. (1992) parlano di stretto rapporto dose-effetto con un aumento del rischio pari a 7,2 per chi fuma da molto tempo (più di 45 anni), e stimano che il 60-80% di queste neoplasie sia causato dal fumo.

Pare anche che il rischio, come avviene per le neoplasie vescicali, diminuisca parzialmente dopo l'interruzione dell'esposizione al fumo. Le persone che hanno smesso di fumare da più di 10 anni riducono il rischio del 50-60%, ma hanno il doppio delle possibilità di ammalarsi rispetto ai coetanei che non hanno mai fumato (Ross et al. 1989).

14.2.2 Caffè

Pare che il rischio di sviluppare una neoplasia delle alte vie escretrici aumenti anche con un elevato consum o di questa bevanda (Ross et al. 1989).

14.2.3 Fattori professionali

Come per la vescica, anche per i tumori delle alte vie escretrici l'esposizione professionale rappresenta un fattor e eziologico importante. È stato riportato un rischio relativo pari a 5,5 nei lavoratori esposti al bitume, e pari a 4 in quelli delle industrie chimiche, petrolchimiche e plastiche, così come in quelli esposti al carbone e al carbon fossile distillato (Messing e Catalona 1998, Huben et al. 1988).

Benzidine e naftilamine assorbite per via respiratoria, transcutanea e digestiva sarebbero gli agenti chimici responsabili dell'insorgenza della neoplasia delle vi e escretrici. Pare che tra l'inizio dell'esposizione e l'insorgenza della malattia via sia un tempo di latenza medio di circa 7 anni.

14.2.4 Analgesici

L'abuso di analgesici aumenta sensibilmente il rischio di tumori uroteliali delle alte vie escretrici(Mc Credie et al. 1986).

L'esposizione a lungo termine agli analgesici induce una nefropatia caratterizzata da capillarosclerosi che può essere responsabile della comparsa di tumori della via escretrice con un intervallo di tem po anche superiore ai 25 anni. Questa lesione tipica dell'abuso di analgesici è stata riscontrata nel 1 5% di pazienti (Palvio et al. 1987).

14.2.5 Infezioni croniche, irritazione e calcoli

L'infezione cronica delle vie urinarie, l'irritazione cronica infiammatoria o da trauma, la calcolosi e l'ostruzione sono fattori che predispongono all'insorgenza delle neoplasie delle vie escretrici. Si tratta in genere di neoplasie del tipo a cellule squamose, raramente di adenocarcinomi (Godec e Murrah 1985).

La schistosomiasi che interessa gli ureteri si associa a l carcinoma a ce llule squamose dell'uretere come accade per la vescica.

14.2.6 Ciclofosfamide

In caso di assunzione regolare per a lmeno 2 ann i, questo alchilante chemioterapico aumenta il rischio d'insorgenza di tumori uroteliali delle alte vie urinarie. Come per la vescica, le neoplasie indotte dal farmaco sono di alto grado e molto aggressive (Brenner e Shellhammer 1987). Si ritiene che l'a gente eziologico sia uno dei suoi metaboliti, l'acroleina (Cohen et al. 1992). A contatto dei suoi metabolic i attivi la desquamazione e la rigenerazione dell'epitelio portano a lesioni d'iperplasia, di displasia e alla comparsa di carc inomi ep idermoidi (Fuc hs et a l. 1981).

14.2.7 Ereditarietà

Il riscontro di tumori delle alte vie escretrici in alcuni gruppi familiari fa supporre un'origine genetica di alcune di queste neoplasie (Frisher et al. 1985).

La sindrome di Linch II (*hereditary non polyposis colon cancer*, HNPCC), forma autosomica a carat tere dominante, è caratterizzata dalla comparsa precoce nella stessa famiglia di tumori del colon senza poliposi, associati a tumori in altre sedi e inparticolare delle vie epatobiliari, dell'ovaio, dell'endometrio, dell'intestino tenue e delle alte vie urinarie. Linch et al. (1990) riportano un caso di quattro famiglie in cui il tumore delle vie escretrici è stato riscontrato in sei componenti. Gli stessi Autori riferiscono di un'insorgenza più precoce della malattia e di una predominanza nel sesso femminile.

Anche nella sindrome di Muir-Torre, che associa tumori delle ghiandole sebacee e adenocarcinomi viscerali, sono stati descritti tumori uroteliali multipli a carico delle alte vie escretrici (de Taille et al. 2001).

14.2.8 Associazione con la nefropatia dei Balcani

La nefropatia endemica dei Balcani descritta da Petkovic nel 1950 è caratterizzata da una nefrite interstiziale degenerativa. Nei soggetti affetti da questa malattia è stata riscontrata un'incidenza molta alta di tumori delle alte vie escretrici. Petkovic (1975) riporta un'incidenza da 100 a 200 volte superiore nei centri colpiti da questa nefropatia rispetto ai centri abitati vicini. Si tratta in genere di neoplasie di basso grado, multiple, bilaterali e localizzate nel tratto distale dell'uretere. Malgrado la sua familiarità, questa patologia non presenta un carattere ereditario. Può colpire parecchi individui che convivono, ma non sembra esserci una trasmissione creditaria, o almeno non è stata dimostrata (Radovanovic et al. 1985).

La quasi totalità dei tumori delle vie escretrici superiori è rappresentata da tumori epiteliali primitivi. Meno frequenti sono i tumori primitivi non epiteliali e i tumori secondari.

14.3.1 Tumori epiteliali primitivi

I tumori epiteliali primitivi prendono origine dall'epitelio paramalpighiano che riveste la quasi totalità delle vie escretrici. Possiamo distinguere le forme seguenti.

14.3.1.1 Carcinomi a cellule transizionali

Rappresentano il 90% dei tumori delle alte vie escretrici. Macroscopicamente possono presentarsi nella forma papillare (caratterizzata da vegetazioni digitiformi più o meno delicate con un peduncolo che può essere sottile o largo) o nella forma non papillare (più rara, sotto forma di noduli carnosi). Hanno di solito un volume di 2-3 cm, ma possono essere anche più voluminosi. Di aspetto biancastro, spesso in superficie presentano ulcerazioni emorragiche o calcificazioni.

Prevalgono i tumori di basso grado non infiltranti Ta (non invasivi), T1 (invadenti la sottomucosa), G1-2, non infrequenti quelli di alto grado G3 di solito T1 (Fig. 14.1), rari quelli infiltranti T2 (infiltranti la muscolare) e T3 (infiltranti i tessuti periureterali).

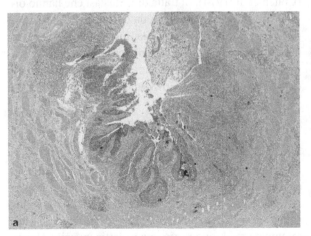
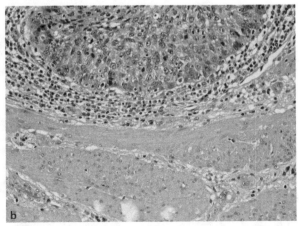

Fig. 14.1 **a** Esame istologico: parete ureterale in parte erosa e disepitelizzata sede di carcinoma uroteliale di alto grado, limitata al connettivo sottoepiteliale, non infiltrante la parete ureterale (T1G3); **b** esame istologico: particolare che dimostra l'assenza d'infiltrazione della muscolare

14.3.1.2 Carcinoma a cellule squamose (epitelioma malpighiano spinocellulare metaplasico)

Rappresenta lo 0,7-7% dei tumori delle vie escretric i superiori (Blacher et al. 1985). È un tumore moderatamente o scarsamente dif ferenziato, che si svilu ppa da focolai di metaplasia epidermoide. L'uretere viene interessato con una frequenza 6 volte inferiore rispetto alla pelvi renale (Petersen 1992).

14.3.1.3 Adenocarcinoma

È un tumore molto raro e rappresenta meno dell'1% di tutti i tumori delle vie escretrici. Interessa più la pelvi che l'uretere. Si sviluppa su un terreno d'infiammazione cronica; solitamente si associa alla calcolosi e all'ostruzione di lunga durata (Stein et al. 1998).

14.3.1.3 Carcinoma in situ

È un carcinoma piano caratterizzato da severe alterazioni cellulari anaplastiche, abbondanti mitosi e perdita della coesione cellulare, che non invade la membrana basale (Fig. 14.2). Si presenta di solito come area d'intensa iperemia della mucosa e non dà mai luogo a formazioni papillari endoluminali.

Difficile stabilire l'incidenza del CIS delle vie escretrici superiori. Si riscontra s pesso associato ai tumori papillari di alto grado facilmente infiltranti, di cui sembra essere un precursore (Auld et al. 1984).

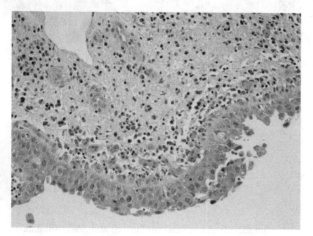

Fig. 14.2 Esame istologico: parete ureterale con displasia grave, carcinoma in situ (CIS) dell'urotelio

14.3.1.5 Papilloma invertito

Anche nelle vie urinarie su periore come nella vescica sono state riscontrate queste forme di neo plasia. Sono generalmente considerati tumori beni gni, ma possono subire una trasformazione maligna (Stower et al. 1990). Nei papillomi invertiti ureterali, Grain ger et al. (1990) riportano un'incidenza di tras formazione maligna nel 18% dei casi. Un'associazione con altri tumori uroteliali è stata spesso r iscontrata (Renfer et al. 1998, Schultz e Boyle 1988). C iò sembra indicare la necessità nei pazienti che presentano un papilloma invertito delle vie urinarie superiori di controlli continui al fine di escludere b sviluppo di neoplasie a cellule transizionali.

14.3.2 Tumori non epiteliali primitivi

Queste neoplasie rappresentano meno del 2% dei tumori delle alte vie escretrici. Si tratta in genere di:

- tumori mesenchimali beni gni: fibromiomi, fibrom i (polipo fibroepiteliale), lipomi, leiomiomi, emangiomi, linfagiomi;
- tumori mesenchimali maligni (sarcomi), eccezionali ma con prognosi molto infausta;
- neoplasie disontogenetiche (teratomi).

14.3.3 Tumori secondari

Sono molto rari. Si riscontrano circa nell'1,6% dei casi (Cohen et al. 1974). Si tratta di metastasi che hanno ori gine in ordine di frequenza da colon, seno, stomaco, pancreas, utero, rene, prostata, me lanomi. P iù raramente, di localizzazione pieloureterale di neoplasie originate dal sistema linfatico o da masse retroperitoneali di neoplasie gastriche (Boszormenyi-Nagy et al. 1995).

14.4 Stadiazione e vie di diffusione

Le neoplasie epiteliali delle alte vie escretrici hanno un comportamento biologico simile a quello delle neoplasie della vescica. I tumori epiteliali superficiali, nonostante una ten denza a lla recidiva re lativamente a lta, raramente evolvono verso una malattia invasiva (Jones e Droller 1993). Grado e stadio iniziale sono i fattori più importanti nella progressione di queste neoplasie.

Il National Bladder Cancer Group, studiando la progressione delle neoplasie epiteliali superficiali di grado 1 (basso potenziale di malignità), ha riscontrato un tasso di progressione verso forme invasive del 2% circa, nonostante un'incidenza di recidiva del 30% a 1 anno e del 50% a 3 anni. Questo dimostrerebbe che le neoplasie di basso grado hanno capacità proliferativa, ma scarsa capacità a penetrare la membrana basale.

Il carcinoma uroteliale di grado 2 (basso grado) presenta un comportamento diverso. Circa il 40% si presenta a uno stadio T1 ed è stata riscontrata un'incidenza di recidiva del 38% a 1 anno e del 59% a 5 anni, con un rischio di invasione pari all'11% e che va dal 6% per i Ta al 21% per i T1.

Nel carcinoma uroteliale di grado 3 (alto grado) è stata riscontrata un'incidenza di recidiva del 70% a 1 anno e dell'80% a 3 anni. con un rischio d'invasione superiore al 45% (Heney 1992).

Lehmann et al. (2007), su 145 pazienti interessati da neoplasia dell'uretere, trattati sia con chirurgia conservativa sia con nefroureterectomia, sottolineano la correlazione tra il grado della malattia e la sopravvivenza; a 5 anni del 100% in caso di G1, contro l'84% in caso di G2 e il 51,9% in caso di G3.

La multifocalità, le recidive precoci (< 3 mesi), le recidive multiple, lo stadio più avanzato di queste ultime (da Ta a T1), associazione a CIS, aneuploidia o tetraploidia, alto tasso di mutazione del p53 sono fattori prognostici che favoriscono la progressione (Ozsahin et al. 1999).

La localizzazione della neoplasia è un fattore prognostico indipendente, come hanno evidenziato Park et al. (2004).

Le neoplasie dell'uretere hanno, in genere, un comportamento più aggressivo rispetto a quelle pielocaliciali. Nell'uretere sono stati riscontrati più stadi T1-T2 e più forme di alto grado che nel bacinetto. Nei pazienti sottoposti a nefroureterectomia è stato riscontrato un interessamento dei linfonodi nel 22% in caso di neoplasie ureterale e nel 4% in quelle pielocaliciali. Anche la sopravvivenza globale e specifica nelle neoplasie della pelvi renale è più alta di quella delle neoplasie ureterali: 97% e 96% contro 65% e 41% (Jabbour e Smith 2007). La presenza sia di un'avventizia molto sottile sia di una ricca rete linfatica e venosa lungo l'uretere facilitano l'invasione di quest'ultima e spiegano questa differenza significativa di sopravvivenza rispetto alle neoplasie della pelvi e dei calici, ostacolate da una parete più spessa, dal parenchima renale e dal tessuto adiposo peripielico.

La diffusione della malattia neoplastica dell'uretere, così come quella della pelvi, avviene generalmente in maniera lineare, cioè per via uroteliale prima, poi per estensione diretta o disseminazione e, successivamente, per via loco-regionale, linfatica e infine metastatica.

In realtà non sembra seguire sempre questo tipo di evoluzione, potendo la stessa variare da un tumore all'altro e da individuo a individuo.

14.4.1 Diffusione epiteliale

La disseminazione delle cellule neoplastiche dall'alto verso il basso lungo la superficie epiteliale sembra essere una caratteristica dei tumori delle vie escretrici. Già proposta da Albarran nel 1903, questa teoria secondo cui lo sviluppo di una neoplasia multipla è secondario a un impianto diretto sull'urotelio di cellule neoplastiche provenienti da un tumore iniziale è sostenuta da diversi studi sperimentali e da diverse osservazioni:

- riscontro di recidive a livello del moncone ureterale in pazienti sottoposti a nefroureterectomia parziale per neoplasia delle alte vie urinarie;
- comparsa di tumori della vescica in prossimità del meato ureterale dello stesso lato in pazienti con tumori delle alte vie escretrici;
- riscontro di neoplasie delle alte vie escretrici nei casi di lesioni vescicali recidivanti e resecati in prossimità dei meati ureterali;
- osservazione di disseminazione loco-regionale in caso di chirurgia aperta;
- facilitazione dell'impianto delle cellule tumorali in caso di stasi;
- osservazione che nelle neoplasie vescicali, in caso di reflusso, si ha un'incidenza di tumori delle alte vie escretrici del 25% contro il solo 4% in sua assenza (Kenny e Stanley 1987);
- Johnson e Babaian (1979) hanno rilevato come raramente si abbia lo sviluppo di una neoplasia a un livello più alto del punto di resezione d'una precedente neoplasia.

La localizzazione multipla è più frequente per i tumori papillari (30%) che per i non papillari e non sembra esistere per le neoplasie non epiteliali (de Taille et al. 2001).

La frequenza di questa multicentricità aumenta con il grado e lo stadio della neoplasia iniziale; più tardivi sono la diagnosi e l'intervento, più il tumore progredisce e diventa multiplo.

Altra ipotesi per spiegare la presenza di lesioni multiple è che ci si trovi di fronte a una malattia diffusa dell'urotelio che favorisca la comparsa di lesioni tumorali contemporaneamente o in tempi successivi. Alcune osservazioni supportano questa teoria:

- bilateralità delle lesioni in caso di esposizione a fattori chimici tossici;
- riscontro di anomalie istologiche che vanno da una semplice iperplasia, a displasie severe in prossimità di una neoplasia, come dimostra lo studio anatomopatologico dei pezzi di nefroureterectomia. La gravità di queste lesioni è tanto più alta quanto più lo sono il grado e lo stadio della neoplasia (Mc Carron et al. 1982);
- riscontro nel 30-35%, in casi di cistectomia radicale di CIS a livello dell'uretere distale.

È probabile che tutte e due le teorie siano valide per dare una spiegazione alla storia naturale delle neoplasie delle vie escretrici.

14.4.2 Diffusione loco-regionale

Oltre che con il grado di malignità, nelle modalità di diffusione loco-regionale di questo tipo di neoplasia vi è una stretta correlazione con la sua localizzazione.

L'uretere ha una parete sottile, per cui lo strato muscolare e l'avventizia vengono rapidamente superati con diffusione della malattia nel tessuto cellulo-adiposo del retroperitoneo e negli organi vicini: vena cava, colon, vasi iliaci, plesso lombare, retto, vescica.

Nelle neoplasie dei calici si ha un'estensione della malattia verso il parenchima renale.

Nei tumori della pelvi la diffusione attraverso la parete è più lenta, in ragione di uno strato muscolare più spesso. L'infiltrazione interessa il tessuto cellulo-adiposo, poi le strutture linfatiche e venose dell'ilo,quindi il parenchima renale.

14.4.3 Diffusione linfatica

L'invasione linfatica nelle neoplasie dell'uretere e delle vie escretrici superiori, in generale, ha come sede più frequente i linfonodi para-aortici, paracavali, iliaci comuni e pelvici dello stesso lato (Batata et al. 1975) in rapporto alla localizzazione della lesione primitiva.

Essa è anche correlata al grado della neoplasia e all'invasione del tessuto cellulo-adiposo, in particolar modo nei tumori non epiteliali papillari infiltranti (Messing e Catalona 1998). L'invasione linfatica ha seguito, poi, verso il canale toracico, il mediastino e i gangli sopraclaveari.

14.4.4 Diffusione metastatica

Le localizzazioni più frequenti di metastasi ematogene delle neoplasie delle vie escretrici sono le ossa, specialmente rachide, bacino, femore (32%), polmoni (25%), fegato (24%) (Messing e Catalona 1998, Batata et al. 1975).

14.5 Manifestazioni cliniche

14.5.1 Ematuria

È il sintomo più frequente con cui si manifestano le neoplasie dell'uretere e delle alte vie urinarie in genere. Sia essa macro- o microscopica, si riscontra nel 75-80% dei pazienti (Bloom et al. 1970). Le caratteristiche con cui può manifestarsi sono diverse:

- come semplice microematuria;
- come macroematuria, a volte profusa fino a rendersi responsabile in alcuni casi di uno shock emorragico o di una ritenzione acuta di urine per la presenza di coaguli vescicali;
- continua o intermittente con lunghi periodi di remissione;
- può essere rivelatrice della malattia nella sua fase iniziale o manifestarsi quando essa è in fase avanzata;
- indolore o accompagnata a dolore di tipo colico in caso di eliminazione di coaguli (la presenza di coaguli lunghi e sottili a stampo dell'uretere richiama una neoplasia delle alte vie escretrici) o di frammenti di tumore;
- può essere responsabile di uno stato anemico se perdura nel tempo.

14.5.2 Dolore

Il dolore è il secondo sintomo per frequenza. Si riscontra nel 25-30% dei casi. Generalmente si manifesta come un dolore sordo, una sensazione di tensione al fianco, che si può irradiare in fossa iliaca; continuo o intermittente, è causato dalla graduale ostruzione e distensione delle vie escretrici. Meno frequente è il dolore di tipo colico, dovuto al passaggio di coaguli ematici, a frammenti tumorali o a improvvisa distensione delle cavità.

Più raramente il dolore può essere espressione di una diffusione della malattia al tessuto retroperitoneale e agli organi vicini, con simulazione di una patologia addominale o ginecologica, o essere espressione di una diffusione metastatica, in particolare ossea, interessando rachide e bacino.

14.5.3 Emorragia periureterale spontanea

In un caso da noi osservato (Pagano et al. 1997), un'emorragia periureterale spontanea aveva costituito la sintomatologia di esordio della malattia (Fig. 14.3).

14.5.4 Altri sintomi

Raramente si giunge alla diagnosi per una grossa massa apprezzabile al fianco o in fossa iliaca, espressione di una neoplasia molto avanzata o di un grosso rene idronefrotico.

In una piccola parte dei pazienti (7-10%) si manifesta con i segni di malattia avanzata: astenia, perdita di peso, anoressia.

In un 10-15% dei casi, la diagnosi è casuale nel corso di esami eseguiti per altri motivi (Murphy et al. 1981).

14.6 Diagnosi

14.6.1 Diagnostica per immagini

Nella diagnosi delle neoplasie dell'uretere e delle alte vie escretrici, in generale, la diagnostica per immagini recita un ruolo determinante. Tra le varie metodiche a nostra disposizione, la IVU resta l'esame chiave: nella maggior parte dei casi, e in associazione alla RUP, ci permette di evidenziare le neoplasie ureterali. Gli altri esami radiologici come l'USG, la CT e la MRI svolgono un ruolo complementare mancando di specificità nella valutazione dell'infiltrazione della parete (Scolieri et al. 2000).

14.6.1.1 IVU

L'urografia continua a essere largamente utilizzata e, a condizione che venga eseguita con una tecnica adeguata, resta per molti l'esame di riferimento per la valutazione delle vie escretrici per la sua affidabilità e per i suoi costi. La somministrazione di mdc e la successiva opacizzazione delle vie urinarie ci permettono di determinare la presenza, la sede e la dimensione della neoplasia, se si tratta di lesione unica o multifocale, mono- o bilaterale, e le sue ripercussioni sulla via escretrice a monte, come la dilatazione e la ridotta o mancata funzionalità renale.

Secondo Babaian e Johnson (1980), nel 10-30% dei casi la neoplasia si rende responsabile di ostruzione o mancata visualizzazione della via escretrice; segno, per Bloom et al. (1970), di un alto grado di malignità.

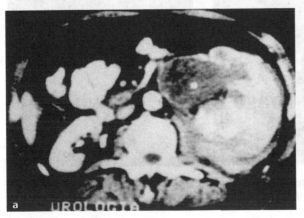
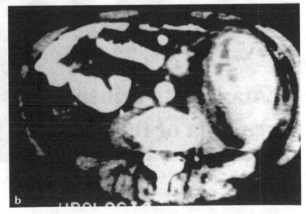

Fig. 14.3 **a** CT: idronefrosi sinistra con esclusione funzionale, ematoma perirenale; **b** CT: uretere di diametro aumentato con lume occupato da tessuto che si impregna di mdc

La capacità dell'urografia di evidenziare questa patologia dipende, oltre che dalle dimensioni della lesione, anche dalla qualità dell'esame. Per la dimostrazione della patologia endoluminale sono necessari un buon riempimento e una buona distensione della via urinaria, dificili da ottenere perché la contrasto grafia dell'uretere non è quasi mai completa. Proiezioni oblique e stratigrafia possono aiutare nell'identificazione della neoplasia. In genere, le neoplasie delle alte vie urinarie si presentano come difetti di riempimento radiotrasparenti. Secondo Murphy et al. (1981), il 50-75% presenta un difetto di riempimento di forma irregolare e in continuità con la parete della via escretrice. La lesione neoplastica, che si presenta in forma vegetante, mostra all'interno dell'uretere un'immagine lacunare con contorno irregolare e interruzione del bordo parietale alla base d'impianto (Fig. 14.4). Quando quest'ultima è ristretta la lesione appare come circondata dal mezzo di contrasto. Questa immagine fissa e costante su tutte le pose evoca il tumore delle alte vie escretrici.

Caratteristico è il segno "del bicchiere", o "della coppa", cioè la dilatazione dell'uretere sottostante al difetto di riempimento (Fig. 14.5), utile nella diagnosi differenziale con un calcolo radio-tras parente sotto il quale il lume ureterale si presenta, abitualmente, ristretto. Altre volte (10-30% dei casi) l'IVU mostra uno stop del contrasto con una con dizione di ureteroidro-

nefrosi (Fig. 14.6). Altra possibilità è l'evidenza di multipli difetti di riempimento (Fig. 14.7). Tipica delle neoplasie infiltranti è l'irregolarità della parete ureterale.

È importante lo studio accurato della via escretrice controlaterale, per escludere la presenza di una neoplasia bilaterale che influenzerebbe in maniera determinante il piano terapeutico.

14.6.1.2 RUP

Nel caso in cui si sospetti una neoplasia delle vie escretrici e l'IVU non sia esaustiva per porre la diagnosi, come in caso di scarsa o mancata o pacizzazione della via escretrice, si può ricorrere alla RUP. È questo un esame che dà una migliore visualizzazione dell'uretere e della pelvi renale e, associandosi all'uretrocistoscopia, ci permette di verificare l'integrità dell'uretra e della vescica. Inoltre, dà la possibilità dopo l'introduzione di un cateterino ureterale di raccogliere le urine per un esame citologico.

L'esame viene eseguito con l'utilizzo di un catetere con punta a bulbo, che viene posizionato appena sopra l'ostio ureterale per poter visualizzare anche i difetti di riempimento del tratto distale dell'uretere. È importante la cacciata d'aria per evitare false immagini e ottenere un buon riempimento della via escretrice. A

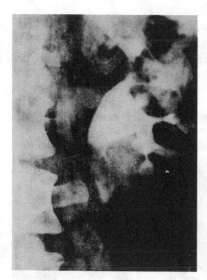

Fig. 14.4 IVU: difetto di riempimento a margini irregolari del tratto sottogiuntale dell'uretere sinistro, dilatazion e ureterale sottostante a coppa

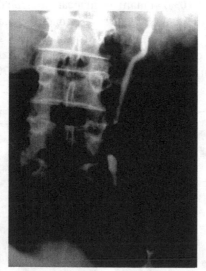

Fig. 14.5 IVU: difetto di riempimento dell'uretere iliaco, dilatazione sottostante a coppa

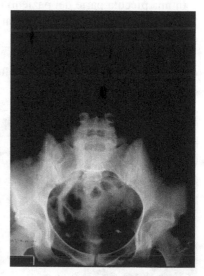

Fig. 14.6 IVU: difetto di riempimento dell'uretere pelvico prevescicale

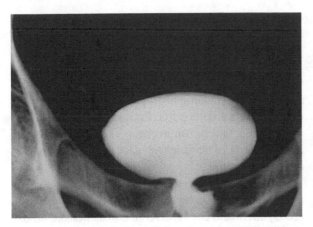

Fig. 14.7 IVU: piccoli difetti di riempimento multipli dell'uretere prevescicale

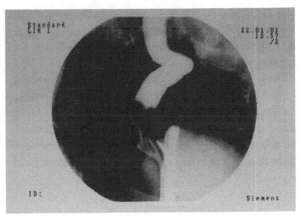

Fig. 14.10 RUP: segno di Bergman, il cateterino si arrotola sotto la neoplasia

volte può essere necessario esercitare una forte pressione per superare con il mezzo di contrasto l'ostruzione. È importante evitare perforazioni e stravasi.

La RUP può dimostrare un salto contrastografico del tratto occupato dalla neoplasia (Fig. 14.8) e difetti di riempimento più o meno estesi (Fi g. 14.9), con margini irregolari o erosi. Caratteristico il se gno di Bergman, consistente nel fatto che il cateterino ureterale a livello sottostante la lesione si arrotola (Fig. 14.10).

Per Murphy et al. (1981) questo esame ha un'accuratezza superiore al 75%. Secondo Paivansalo et

al. (1990), mentre con l'urografia si ha una percentuale d'individuazione della neoplasia del 61% (11/17), con la pielografia retrograda si sale all'89% (8/9).

14.6.1.3 USG

Anche se l'ecografia è spesso il primo esame richiesto di fronte a manifestazioni come l'ematuria, la sua debole sensibilità lo pone al di sotto delle altre metodi-

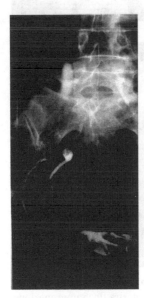

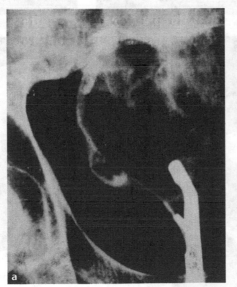

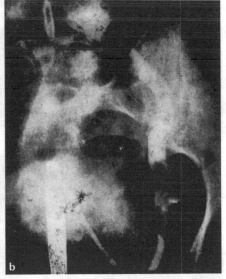

Fig. 14.8 RUP: salto ureterale per occupazione del lume del tratto ilio-pelvico, se gno della coppa

Fig. 14.9 a RUP: difetto di riempimento dell'uretere prevescicale; b RUP: esteso difetto di riempimento dell'uretere pelvico

che diagnostiche per immagini nella diagnosi e nella stadiazione delle neoplasie delle cavità pielocaliciale e dell'uretere. È possibile evidenziare le grosse lesioni , ma non le piccole.

Probabilmente può essere utile per fare diagnosi differenziale con un calcolo radio-trasparente, perché raramente una neoplasia può avere un'ecogenicità tale da simulare un calcolo (Janetschek et al. 1988). Tuttavia, alcune neoplasie possono essere ricche in depositi di cheratina, che provoca echi densi o avere microcalcificazioni.

14.6.1.4 CT

La CT ha un ruolo importante nello studio dell'apparato urinario. Tuttavia, il suo ruolo resta dubbio nella diagnosi e nella stadiazione delle neoplasie delle vie

escretrici, e il suo utilizzo non è esteso nella diagnostica di questa patologia anche se può fornire utili informazioni.

Scolieri et al. (2000) riportano risultati deludenti con la CT. In una casistica di 37 pazienti l'esame non ha identificato la malattia in 10 casi (27%), 9 neoplasie dell'uretere e 1 della pelvi. Erano tutte neoplasie di basso grado. Questi Autori ritengono che l'esame non sia utile nella diagnostica nei casi di sospetto tumore delle vie escretrici.

L'avvento della CT spirale e poi della MSCT sembra averne migliorato la capacità diagnostica. Caoili et al. (2005) affermano che la MDCTU può aumentare la possibilità di scoprire una neoplasia delle alte vie escretrici. Le piccole lesioni prima visibili solo con l'IVU possono essere evidenziate, grazie a particolari accorgimenti, con questa tecnica. In una casistica di 18 pazienti, sono stati in grado di fare diagnosi nell'89% dei casi.

Fig. 14.11 **a** CT: neoplasia occupante il bacinetto e l'uretere sottogiuntale sinistro; **b** CT: fine impregnazione del mdc da parte della neoformazione

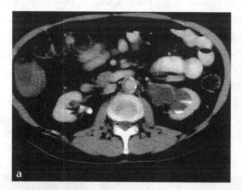 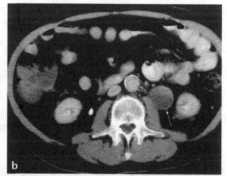

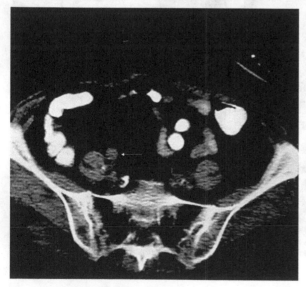

Fig. 14.12 MDCTU: uretere iliaco occupato da neoformazione che mostra fine impregnazione di mdc

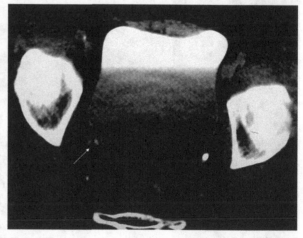

Fig. 14.13 MDCTU: neoformazione occupante il lume dell'uretere pelvico prevescicale che mostra fine impregnazione del mdc

Fig. 14.14 **a** MDCTU:
difetti di riempimento
del bacinetto e ureterali
multipli; **b** MDCTU:
lume ureterale parzialmente
occupato dalla neoplasia

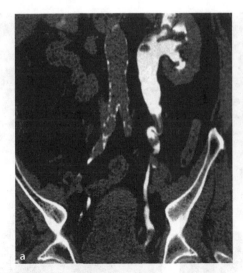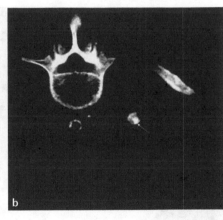

La MDCTU nella diagnosi di questa patologia sembra avere una sensibilità che oscilla tra il 67% e l'89%, e una specificità che va dal 96% al 98% (MuellerLisse et al. 2003). Tuttavia, la dose d'irradiazione richiesta da questo esame è nettamente superiore a quella richiesta dall'IVU: 6-17 mSv contro 1-4 mSv cosa di cui bisogna tener conto specialmente nel follow-up dell a malattia.

L'esame può dimostrare un ispessimento della parete, ma soprattutto l'occupazione del lume ureterale da parte del tessuto neoplastico (Fig. 14.11). Molto significativa, ai fini di determinare la natura della patologia, è la dimostrazione dell'impregnazione del mdc da parte della massa neoplastica (Figg. 14.12 e 14.13). La ricostruzione multiplanare fornisce, poi, spettacolari imma gini d'insieme in caso di localizzazion i multiple della malattia (Fig. 14.14).

La CT si dimostra di grande utilità nella diagnosi differenziale con i calcoli radio-trasparenti all'IVU, che appaiono opac hi con questo esame perc hé hanno un'alta radiodensità misurata in unità Hounsfield.

14.6.1.5 MRI

Questo metodica non sembra, al momento, di molta utilità nella diagnosi e nella stadiazione delle neoplasie delle alte vie escretrici, non offrendo alcun vantaggio rispetto alla CT. Anche con la MRI lo studio del sistema collettore non fornisce informazioni sufficienti, in maniera particolare sull'uretere per il quale, a causa del suo orientamento e della sua sinuosità, è dificile la scelta di un piano di taglio coronale che permetta di studiarne tutto il percorso.

Può essere utile in caso di un rene idronefrotico e poco funzionante. È quindi possibile, con tagli frontali evidenziare la via escretrice dilatata e il tumore responsabile dell'ostruzione.

14.6.2 Diagnosi endoscopica

14.6.2.1 Cistoscopia

È un esame indispensabile per lo studio della vescica e dell'uretra, al fine di escludere la possibile contemporanea presenza di neoplasie in queste sedi. Successivamente svolge un ruolo importante nel follow-up della malattia.

14.6.2.2 Ureteroscopia

Negli ultimi anni lo sviluppo di uretroscopi rigidi e flessibili sempre più raffinati ha fatto sì che l'URS venga sempre più utilizzata nella diagnostica delle neoplasie delle vie escretrici superiori, specialmente nei casi in cui l'imaging ponga dubbi diagnostici di fronte a un difetto di riempimento della vie escretrice.

Secondo Blute et al. (1989), permette una diagnosi corretta nel 90% dei casi di tumore dell'uretere e nell'86% dei tumori pielocaliciali. Streem et al. (1986) affermano che l'esame aumenta l'accuratezza diagnostica dal 58% all'83% dei casi.

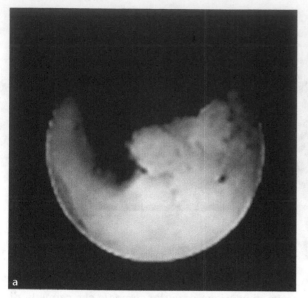 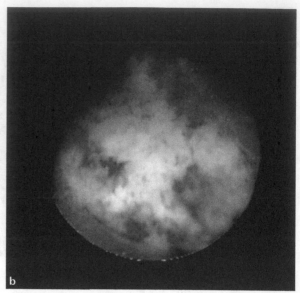

Fig. 14.15 a URS: tumore ureterale di tipo papillomatoso; b RS: tumore ureterale di aspetto sessile

I rischi di questa metodica sono: perforazione ureterale con disseminazione di cellule neo plastiche, lesioni della mucosa ureterale con possibile impianto di cellule tumorali, rotture dell'uretere e stenosi.

La tecnica permette, oltre a una visione diretta del tumore (Fig. 14.15), di poter eseguire sotto visione, mediante piccole pinze endoscopiche, prelievi di frammenti di tessuto per esame bioptico per avere informazioni sul grado della neoplasia, anche se i campioni spesso piccoli sono di difficile lettura per il patologo.

Guarnizo et al. (2000), valutando il valore diagnostico della biopsia in corso di URS, affermano che essa permette di stabilire la natura esatta della lesione nell'89% dei casi, il grado nel 78% e l'invasione della membrana nel 62%.

Andersen e Christensen (1994) riportano nel loro lavoro che l'esame patologico del pezzo asportato confermava nel 75% dei casi il grado rilevato dalla biopsia, ma che questa non permetteva di stabilirne lo stadio.

Messing (2002) afferma che, trattandosi di una procedura invasiva che richiede anche un'anestesia, questa metodica diagnostica va riservata a pazienti con esame citologico positivo in assenza di lesioni evidenti con altre indagini o che comunque abbiano una diagnosi dubbia o la cui terapia può dipendere dall'esito dell'URS.

14.6.2.3 Citopatologia urinaria

La ricerca di cellule anormali desquamate nelle urine dopo minzione spontanea o raccolte da cateterismo ureterale è una metodica semplice, poco invasiva, ripetibile, utile sia nell'individuazione delle neoplasie delle vie escretrici sia nel follow-up dei pazienti.

L'esame ha un'affidabilità che varia in rapporto alle modalità di raccolta e all'esperienza dell'operatore. Come riportano de Taille et al. (2001), si ha una positività corrispondente che va dal 3 5% al 6 5% con le urine vescicali, dal 60% al 70% nel caso di urine raccolte con cateterismo selettivo, e dall'80% al 90% nel caso di raccolta dei campioni con il lavaggio.

Non bisogna dimenticare la possibilità di falsi positivi dovuti a infiammazione da litiasi. Rubben et al. (1982) riportano un'incidenza di positività o di cellule sospette per malignità del 4% in pazienti con litiasi delle vie urinarie.

La sensibilità diagnostica della metodica è correlata al grado della neoplasia, come succede per i tumori ve scicali.

Murphy et al. (1981) riportano un'accuratezza del 45% nei tumori di grado 2, del 78% nelle forme di grado 3 e dell'83% nelle forme di grado 4, ma sottolineano che, in molti casi, era presente anche un tumore della vescica.

Zincke et al. (1976) riportano un'accuratezza superiore raccogliendo le urine mediante cateterismo ureterale, anche se riferiscono una sostanziale incidenza di falsi negativi (dal 22% al 35%) e di falsi positivi.

Secondo Messing e Catalona (1998) non c'è motivo di effettuare questo tipo di prelievo attraverso un catetere ureterale quando si ha in programma una URS che ci dà la possibilità di eseguire una biopsia a freddo sotto visione diretta.

Peraltro, lo sviluppo dell'endoscopia ha fatto cadere in disuso anche la biopsia a spazzola per l'ottenimento di materiale citologico.

14.6.3 Diagnosi differenziale

Il problema della diagnosi differenziale con altre patologie era relativamente frequente negli anni passati. Un rapporto dell'Associazione Francese di Urologia (AFU) del 1972 sulle neoplasie delle vie escretrici riportava che 1 tumore su 5 perveniva in sala operatoria con una diagnosi errata. Le cause maggiori di errore diagnostico sono rappresentate da:

- calcoli radio-trasparenti;
- coaguli;
- necrosi papillare;
- bezoario fungino;
- endometriosi;
- compressione estrinseca;
- tubercolosi;
- schistosomiasi urinaria;
- malacoplachia;
- polipi infiammatori;
- amiloidosi primaria;
- pielo-ureterite cistica e ghiandolare;
- colesteatomi.

I progressi della diagnostica per immagini e dell'endoscopia hanno fatto sì che oggigiorno i problemi di un errore di diagnosi siano quasi scomparsi.

14.7 Indici prognostici

Anche per le neoplasie delle vie escretrici superiori si è sviluppata sempre più negli ultimi anni la ricerca di marcatori biologici, con lo scopo non solo di migliorarne l'individuazione, ma di valutare soprattutto la prognosi con una influenza positiva e pratica sul trattamento terapeutico.

Fino a oggi, però, nella maggior parte dei casi nessuno di questi indici si è dimostrato superiore agli at-tuali fattori prognostici conosciuti (lo stadio, il grado, la multifocalità, le dimensioni, l'associazione di CIS), meno costosi e più affidabili.

In pratica, nella maggior parte dei casi, questi marcatori non sono in grado ancora di influenzare le indicazioni terapeutiche e perciò vengono poco utilizzati.

14.8 Terapia

14.8.1 Chirurgia demolitiva: nefroureterectomia

La nefroureterectomia, cioè una nefrectomia allargata con asportazione dell'uretere e di un collaretto vescicale che comprende il meato ureterale, è il trattamento di scelta delle neoplasie dell'uretere.

Tale atteggiamento è suggerito da studi (Mullen e Kovacs 1980) che dimostrano una percentuale di recidiva neoplastica nel moncone ureterale o intorno al meato ureterale dello stesso lato compresa tra il 30% e il 75% dei casi.

È un intervento che in genere si esegue con una duplice via di accesso: una prima per via lombotomica extraperitoneale o per via anteriore con liberazione del rene e dell'uretere fino ai vasi iliaci (Fig. 14.16); una seconda per via mediana, ilioinguinale o sovrapubica, che permette l'asportazione del tratto di uretere pelvico e del collaretto vescicale.

Komatsu et al. (1997) consigliano per le neoplasie del tratto superiore dell'uretere, così come per quelle

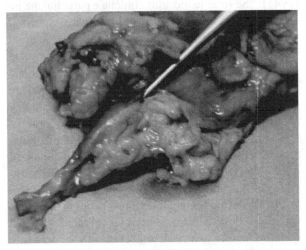

Fig. 14.16 Pezzo anatomico di nefroureterectomia totale

della pelvi renale, una linfadenectomia tra il peduncolo renale e la biforcazione aortica, per quelle del tratto medio una linfadenectomia che va dal peduncolo renale alla biforcazione dell'arteria iliaca comune, e per quelle del tratto inferiore una linfadenectomia iliac a esterna interna e otturatoria.

La questione sull'utilità della linfadenectomia resta ancora controversa. Secondo alcuni Autori, i benefici limitati ne sconsigliano l'esecuzione per i rischi connessi al prolungamento e alla morbilità dell'intervento. Batata et al. (1975) riportano una sopravvivenza a 5 anni del 23% per lo stadio T3, T4, N1 o N2, e dello 0% per lo stadio N3 o M1. Per altri, in pazienti con neoplasia scarsamente o moderatamente differenziata e/o di stadio avanzato che siano in grado di sopportare rischi connessi all'atto chirurgico, l'indicazione alla linfadenectomia può essere presa in considerazione.

Negli ultimi anni, anche per queste neoplasie è stato proposto il trattamento per via laparoscopica. Diversi studi ne dimostrano la fattibilità (Keeley e Tolley 1998, Salomon et al. 1999, Shalhav et al. 2000). Schulze et al. (2002) mostrano in un loro lavoro che, in confronto alla chirurgia aperta, la laparoscopia offre diversi vantaggi: minori perdite ematiche, minor dolore nel postoperatorio e quindi minore ricorso agli antidolorifici, minore durata della degenza ospedaliera.

14.8.2 Chirurgia conservativa: trattamento a cielo aperto

La terapia chirurgica conservativa per le neoplasie delle vie escretrici fu proposta per la prima volta da Vest (1945): "Se tutte le indagini cliniche e paracliniche indicano che il tumore è benigno e localizzato, la nefroureterectomia di routine è inutile. L'asportazione di un rene innocente per trattare un papilloma ureterale unico e benigno è senza nessun dubbio un ben crudele modo di trattamento. La nefroureterectomia non deve essere la procedura sistematica del trattamento di tutte le neoplasie dell'uretere".

Questa proposta venne ignorata fino agli inizi degli anni '70, quando vennero riportati i dati favorevoli di questo tipo di trattamento nei pazienti colpiti da nefropatia dei Balcani. Nel 1967, Gibson affermava che eseguire una nefroureterectomia totale per ogni neoplasia uroteliale delle alte vie escretrici era tanto illogico quanto eseguire una cistectomia radicale per ogni lesione solitaria resecabile della vescica. In seguito, i la-

vori di Murphy et al. (1980), Zoretic e Gonzales (1983) e Anderstrom et al. (1989) hanno evidenziato che in casi di neoplasie di basso grado e stadio la chirugia conservativa era in grado di garantire gli stessi risultati della nefroureterectomia totale.

Bloom et al. (1970) e Zungri et al. (1990), raffrontando la nefroureterectomia radicale con l'ureterectomia parziale per il trattamento delle neoplasie dell'uretere, hanno riscontrato a 5 anni una sopravvivenza equivalente nei due gruppi con la prognosi legata soprattutto al tipo istologico della neoplasia e al suo stadio. Tre serie di Bloom et al. (1970), Batata et al. (1975) e Mc Carron et al. (1982) dimostrarono che i pazienti con neoplasia uroteliale di grado 1 e 2 e di stadio Ta, T1 a 5 anni hanno una sopravvivenza superiore all'80%, percentuale che scende al 45-50% per i T2 e al 16-30% per i T3.

Anche Giannarini et al. (2007), in una recente casistica di 43 pazienti con neoplasia solitaria del tratto distale dell'uretere, sottoposti in 19 casi a resezione ureterale con escissione di pasticca vescicale e in 24 casi a nefroureterectomia radicale con un follow-up medio di 58 mesi (3-260), riportano valori simili con risultati sovrapponibili nei due gruppi di pazienti, sottolineando come la prognosi sia legata al tipo istologico di neoplasia e allo stadio.

Zoretic e Gonzales (1983), in 16 pazienti trattati con resezione segmentaria per neoplasie dell'uretere, riportano una sopravvivenza a 5 anni del 71% con una percentuale di recidiva pari al 6%.

Assimos et al. (2000) e Pohar e Sheinfeld (2001) affermano che una terapia chirurgica conservativa è indicata nelle neoplasie superficiali Ta, T1 e di grado 1 e 2, e che questa può essere eseguita anche per via laparoscopica.

L'incidenza delle recidive omolaterali dopo terapia conservativa riportata nei vari lavori varia dal 33% al 55%. In genere le recidive si sviluppano a valle della neoplasia primitiva, anche se sono stati riportati casi di recidiva a monte (Sagalowshy e Jarret 2002).

La terapia conservativa, quindi, può essere la terapia di scelta nelle neoplasie ureterali di basso grado e stadio, ma può esserla in pazienti selezionati anche nei casi di stadio elevato. L'indicazione principale resta, comunque, la neoplasia ureterale bilaterale sincrona (Fig. 14.17).

Il trattamento chirurgico conservativo a cielo aperto delle neoplasie ureterali va eseguito o con ureterectomia distale e ureterocistoneostomia o con ureterectomia segmentaria e anastomosi termino-terminale (Fig. 14.18).

Fig. 14.17 **a** IVU; **b** CT.
Neoplasia ureterale
bilaterale: a destra,
papilloma invertito
(ureterectomia
segmentaria); a sinistra,
carcinoma T1 G3 e Cis
(nefroureterectomia)

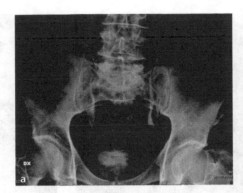

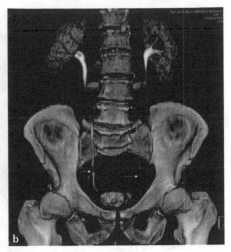

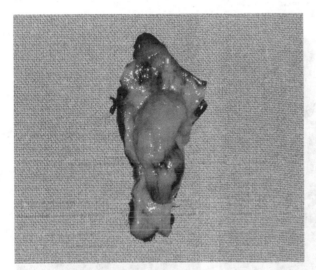

Fig. 14.18 Pezzo anatomico di ureterectomia segmentaria

Le neoplasie del tratto distale vengono trattate tramite ureterectomia distale con rimozione di una pasticca vescicale. Eseguito un esame istologico estemporaneo con controllo dei bordi di resezione, si procede all'anastomosi ureterovescicale, con o senza tecnica antireflusso. Nei casi di resezione più ampia si può rendere necessario il ricorso a una *psoas hitch* o all'utilizzo di un lembo di Boari.

Una neoplasia del tratto superiore o medio dell'uretere, se isolata e di grado e stadio bassi, si presta a un trattamento conservativo ricorrendo a una resezione segmentaria a 1 cm circa a monte e a valle della neoplasia e praticando, dopo esame istologico estemporaneo e una buona mobilizzazione dell'uretere, una uretero-ureterostomia. Il tratto di uretere resecato non deve superare i 4 cm.

La terapia conservativa di necessità può essere praticata anche in alcuni casi di ureterectomia totale per neoplasie diffuse o estese ricorrendo alla sostituzione dell'uretere con un tratto di intestino o con autotrapianto del rene.

14.8.2.1 Case report personale

Neoplasia ureterale bilaterale metacrona, recidiva. Il paziente, nato nel 1930, nel 1987 veniva sottoposto a ureterectomia segmentaria pelvica destra con ureterocistoneostomia in *psoas hitch* per carcinoma T1G2 (Fig. 14.19a). Nel 1995 veniva sottoposto a ureterectomia segmentaria iliaca sinistra e anastomosi ureterale termino-terminale per carcinoma T1G1 (Figg. 14.19b-c). Nel 1998, per una recidiva T1G2 in sede di anastomosi ureterovescicale destra (Fig. 14.19d-e) fu sottoposto a resezione della anastomosi e a nuova ureterocistoneostomia destra. Nel 2002, per persistenza di rilevazione di CTM positive nelle urine in assenza di altre localizzazioni, fu sottoposto a nefroureterectomia destra con esame istologico negativo del pezzo esaminato. L'IVU del 2009 è riprodotta nella figura 14.19f.

14.8.3 Tumore nel moncone ureterale

Per moncone ureterale s'intende l'organo disabitato lasciato in situ dopo una nefrectomia semplice per patologia tumorale del rene o per patologia diversa da quella tumorale. Esso può decorrere sano e ignorato per tutta la vita o andare incontro a patologie. Sono stati descritti casi di calcolosi, anche se di solito sono

Fig. 14.19 a IVU 1987:
difetto di riempimento
dell'uretere pelvico destro;
b IVU 1995: difetto di
riempimento dell'uretere
iliaco sinistro, evidenza
della *psoas hitch* destra
del primo intervento;
c RUP: conferma l'esteso
difetto di riempimento;
d IVU 1998: stop del mdc
a livello dell'anastomosi
ureterovescicale destra
per recidiva tumorale;
e RUP: difetto di
riempimento in sede
di anastomosi; **f** IVU 2009

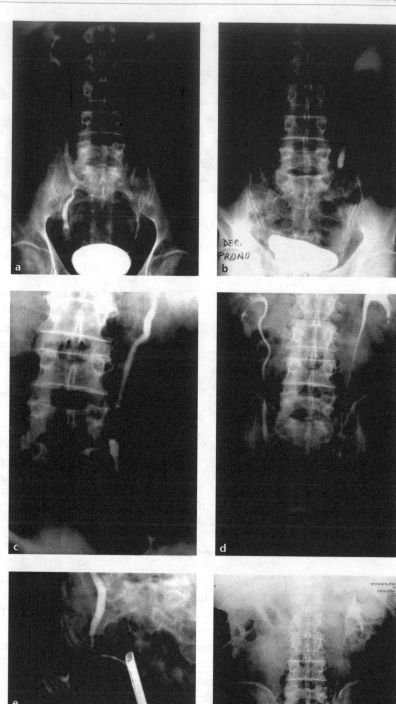

Fig. 14.20 **a** RUP:
moncone ureterale sano;
b RUP: moncone ureterale
con recidiva di neoplasia

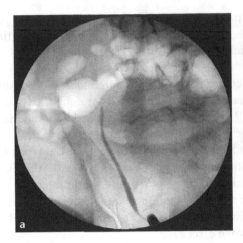

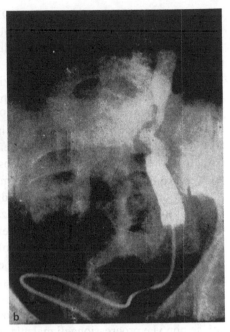

calcoli lasciati al momento della nefrectomia, e casi di empiema successivi a eminefrectomie dell'emidistretto superiore. La patologia più temibile è comunque la neoplasia della via escretrice, per il rischio di scarsa sintomatologia e quindi di trascurata, difficile e tardiva diagnosi. Nello studio di un paziente portatore di un moncone, pervenuto all'osservazione per ematuria, lo studio radiologico dello stesso con la RUP è d'obbligo soprattutto in presenza di anamnesi significativa. L'esame potrà dimostrare un moncone normale (Fig. 14.20a), o mettere in evidenza una neoplasia (Fig. 14.20b).

La terapia consiste nell'ureterectomia totale con asportazione del collaretto vescicale.

14.8.4 Trattamento endoscopico

Lo sviluppo delle tecniche di URS, grazie all'utilizzo delle fibre ottiche e al conseguente miglioramento della qualità delle immagini, alla disponibilità di uretroscopi flessibili e di calibro ridotto e all'uso del laser, ci consente di poter trattare in modo conservativo le neoplasie dell'uretere e delle cavità pielocaliciali.

Per avere rassicuranti percentuali di successo la conoscenza del grading e la stadiazione iniziale del tumore sono cruciali poiché, se nel trattamento dei

tumori di basso grado la metodica ha finalità curative, per i tumori di alto grado va considerata esclusivamente palliativa (Bader et al. 2009).

Nel corso della URS, eseguita con ureteroscopio semirigido o flessibile, raggiunta la neoplasia questa viene prima biopsiata alla base e poi elettroresecata o folgorata con laser o con elettrovaporizzazione. Se l'esame istologico evidenzia un tumore di alto grado e stadio o vengono riscontrati fattori prognostici negativi, è opportuno procedere alla nefroureterectomia immediata, se non vi sono fattori che giustificano un atteggiamento conservativo di necessità.

Con l'utilizzo del laser il pericolo di danno iatrogeno è consistente, maggiore con l'utilizzo dello Nd:Yag che ha una penetrazione di 5-6 mm, rispetto allo Ho:Yag che ha una penetrazione di 0,5 mm. Bisogna aver cura di visualizzare sempre la punta del laser fuoriuscita di pochi millimetri dallo strumento e di dirigerla dentro l tumore sotto visione diretta (Johnson e Grasso 2005).

Le complicazioni con questa metodica endoscopica si verificano in media nel 7% dei casi (Biserte e Mazeman 1996); in genere, come riportato in diversi lavori (Elliot et al. 1996, Gerber e Lyon 1993, Martinez-Pineiro et al. 1996), si tratta di stenosi (5-13%) e di perforazioni (0 - 12%). L'incidenza è la stessa con l'utilizzo di ureteroscopi sia rigidi sia flessibili.

I risultati riportati in letteratura sembrano essere soddisfacenti per le neoplasie di basso grado. Kaufman e Carson (1993) in una casistica di 9 pazienti non hanno osservato alcuna recidiva a 24 mes i. Blute et al. (1989) in una casistica di 13 pazienti hanno riscontrato una recidiva solo in 2 casi.

In uno studio retrospettivo di 110 pazienti trattati, 60 con nefroureterectomia e 50 con terapia conservativa per via endoscopica, Lee et al. (1999) riportano una sopravvivenza specifica di 54 mesi nei primi e d 53 nei secondi e riferiscono che, indipendentemente dalla tecnica utilizzata, il fattore prognostico più importante sembra essere lo stadio della malattia.

In considerazione dell'alta incidenza di recidiva e della multifocalità della neoplasia, i pazienti trattati con terapia endoscopica conservativa devono esser e sottoposti a controlli rigorosi: esame citologico cistoscopia ogni 3 mesi, urografia o MDCTU e ureteroscopia ogni 6 mesi. Tali controlli devono essere ripetuti ogni anno.

In caso di recidiva i pazienti possono essere trattati, se non vi è progressione di malattia, con la stessa tecnica.

14.8.5 Chemioterapia

Gli schemi terapeutici utilizzati nel trattamento delle neoplasie delle alte vie escretrici sono uguali a quelli utilizzati nel trattamento delle neoplasie vescicali.

I r isultati a lungo termine ottenuti con lo schema MVAC si sono mostrati deludenti, con ris poste complete in una bassa percentuale di casi.

Witjes et al. (1997) e Igawa et al. (1995) riferiscono di alcuni casi con metastasi trattati con MVAC ma con risultati poco favorevoli.

14.8.6 Trattamento radioterapico

La radioterapia, come terapia adiuvante, può essere utile in pazienti con neo plasie delle vie escretrici avanzate: neoplasia che si estende al grasso peri-ureterale, margini chirurgici positivi, metastasi linfonodali. Paz ienti qu indi ad alto r ischio di rec idiva locale. Non vi è però una differenza statisticamente significativa nella sopravvivenza a 5 anni: nei pa - zienti con una neoplasia T3 trattati soltanto con terapia chirurgica è del 40%, e del 45% in quelli ch e hanno usufruito di una radioterapia adiuvante (Hall et al. 1998).

Il campo da irradiare è in genere il tragitto dell'uretere dalla regione lombare fino alla vescica. La dose utilizzata è solitamente di 45 Gy con un supplemento di 10 G y in caso di mar gini positivi, di interessamento linfonodale o di residui tumorali È necessario limitare comunque il cam po d'irradiazione e utilizzare dosaggi ridotti, onde ridurre gli effetti secondari sugli organi vicini.

Per Mess ing e Cata lona (1998), ne l trattamento delle neoplasie delle alte vie escretrici invasive o di alto grado, la radioterapia come terap ia adiuvante, nonostante il suo ruolo non sia stato ben definito , sembra avere qualche beneficio nel controllo locale.

14.8.7 Radioterapia più chemioterapia

Diversi lavori riferiscono che l'associazione di radioterapia adiuvante e c hemioterapia (MVAC) mi gliora i risultati in pazienti con neoplasie a ce llule transizionali delle alte vie escretrici localmente avanzate.

Czito et al. (2004) riportano una casistica di 31 pazienti affetti da tumore delle alte vie escretrici sottoposti a terap ia c hirurgica, preva lentemente nefroureterectomia, con linfadenectomia a discrezione del chirurgo. In 28 casi su 31 si trattava di neoplasie di stadio T3-T4, di alto grado, in alcuni casi N+; 22 di questi pazienti sono stati sottoposti a solo a radioterapia adiuvante e 9 a radiotera pia in associazione a chemioterapia. Viene riportata una sopravvivenza a 5 anni del 27% nei casi trattati con sol o radioterapia contro il 67% dei casi trattati in associazione. La recidiva locale è del 45% nel primo gruppo contro il 22% nel secondo. La sopravvivenza specifica riportata è del 41% contro il 76%; la sopravvivenza libera da metastasi è del 38% contro il 67%.

14.9 Indicazioni terapeutiche

L'evidenza del fatto che queste neo plasie siano spesso multifocali, abbiano un alto tasso di recidiva e tendano a diffondersi dall'alto verso il basso, fa sì che la nefroureterectomia radicale sia il trattamento di scelta in accordo con le linee di guida della European Association of Urology. Tuttavia, i progressi nel campo della sorveglianza mediante la diagnostica per imma gini radiologica e diretta ci consen -

tono di prendere in considerazione in determinati casi e in pazienti selezionati un trattamento conservativo. Alcuni criteri guida, come la valutazione del grado e dello stadio della malattia, la sua localizzazione, la sua unicità o multifocalità, la sua mono- o bilateralità, la funzionalità del rene controlaterale, patologie concomitanti dell'apparato urinario, l e condizioni generali del paziente, ci possono aiutare a proporre l'opzione che riteniamo essere la migliore (Tabella 14.1).

Secondo le linee guida della National Comprehensive Cancer Network (2006), la terapia chirurgica conservativa può essere l'opzione preferibil e per le neoplasie dell'uretere in casi selezionati.

Una neoplasia diffusa o di grado medio o elevato va trattata con una nefroureterectomia totale.

Una neoplasia ureterale di basso grado e stadio può essere trattata in modo conservativo, a cielo aperto o per via laparoscopica, con una resezione segmentaria o con un'ureterectomia distale con resezione di un collaretto vescicale in base alla sede, oppure può usufruire di un trattamento per via endoscopica.

L'osservazione dei buoni risultati raggiunti con la terapia conservativa di necessità ha portato ad allargare questa indicazione anche alle neoplasie ureterali di basso grado con rene contro laterale integro, e questo alla luce anche di alcune considerazioni:

- che l'asportazione di un rene per un piccolo tumore ureterale può sembrare eccessiva;
- che vi è la possibilità dell'1,5-2% di recidiva controlaterale;
- che una chirurgia endoscopica e controlli endoscopici periodici possono essere ben accettati dal paziente ben informato.

Il trattamento chirurgico conservativo s'impone, o si rende opportuno, in alcune situazioni cliniche come: neoplasie bilaterali, neoplasia in rene unico, neoplasia in rene funzionalmente dominante, rene controlaterale portatore di patologie (calcolosi, idronefrosi) che possono comprometterne col tempo la funzionalità.

14.10 Follow-up

L'osservazione che il 15-40% dei soggetti colpiti da neoplasia delle alte vie escretrici presenterà una neoplasia vescicale, che vi è la possibilità dell'1,5-2% di recidiva controlaterale, che nei pazienti sottoposti a chirurgia conservativa nei vari lavori pubblicati la recidiva varia dal 7% al 60% (Gerber e Lyon 1993) e che la sopravvivenza è legata allo stadio anatomopatologico della malattia e al suo grado, rende necessario sottoporre i pazienti a stretto follow-up. Si veda in proposito quanto riportato in Tabella 14.2.

Tabella 14.1 Quadro delle indicazioni sul trattamento dei tumori della via escretrice superiore

Trattamento classico	Nefroureterectomia totale
Trattamento conservativo, di principio	Lesioni di grado e stadio bassi
Trattamento conservativo, di necessità	Insufficienza renale cronica Tumore bilaterale Tumore/i su rene unico o su rene funzionalmente dominante

Tabella 14.2 Schema per il controllo dei pazienti trattati per neoplasia delle alte vie escretrici (de Taille et al. 2001)

Dopo nefroureterectomia:	• controllo della funzionalità renale a 1, 3 e 6 mesi, e poi secondo le condizioni del paziente • citologia urinaria e cistoscopia a 3 mesi, poi ogni 6 mesi per 2 anni e ogni anno per 5 anni • IVU o CT dopo 1 anno e poi ogni 2 anni
Dopo terapia conservativa:	• controllo della funzionalità renale a 1 ,3 e 6 mesi, e poi secondo le condizioni del paziente • citologia urinaria e cistoscopia a 3 mesi, poi ogni 6 mesi per 2 anni e ogni anno per 5 anni • ureteroscopia ogni 6 mesi • IVU o CT a 3 mesi, ogni 6 mesi per un anno, poi ogni 12 mesi per 5 anni

Bibliografia

Andersen, J.R., Kristensen, J.K. (1994) Ureteroscopic management of transitional cell tumors. *Scand. J. Urol. Nephrol.* 28, 153-157.

Anderstrom, C., Johansson, S.L., Pettersson, S. et al.(1989) Carcinoma of the ureter: a clinicopathologic study of 49 cases. *J. Urol.* 142, 280-283.

Assimos, D.G., Hall, M.C., Martin, J.H. (2000) Ureteroscopic management of patients with upper tract transitional cell carcinoma. *Urol. Clin. North. Am.* 27, 751-760.

Auld, C.D., Grigor, K.M., Fowler, J.W. (1984) Histopatological review of transitional cell carcinoma of the upper urinary tract. *Br. J. Urol.* 56, 485-489.

Babaian, R.J., Johnson, D.E. (1980) Primary carcinoma of the ureter. *J. Urol.* 123, 357-359.

Bader, M.J., Sroka, R., Gratzke, C. et al. (2009) Laser therapy for upper urinary tract transitional cell carcinoma: indications and management. *Eur. Urol.* 56, 65-71.

Batata, M.A, Whitmore, W.F., Hilaris, B.S. et al. (1975) Primary carcinoma of ureter: a prognostic study. *Cancer* 35, 1626-1632.

Biserte, J., Mazeman, E. (1996) Comment je traite une tumeur de la voie excrétrice supérieure. *Prog. Urol.* 6, 16-25.

Blacher, E.J., Johnson, D.E., Abdul-Karim, F.W. et al. (1985) Squamous cell carcinoma of renal pelvis. *Urology* 25, 124-126.

Bloom, N.A., Vidone, R.A., Lytton, B. (1970) Primary carcinoma of the ureter. A report of 102 new cases. *J. Urol.* 103, 590-598.

Blute, M.L., Segura, J.W., Patterson, D.E. et al. (1989) Impact of endourology on diagnosis and management of upper urinary tract urothelial cancer. *J. Urol.* 141, 298-1301.

Boszormenyi-Nagy, G., Varga, A., Turzo, C. (1995) L'obstruction urétérale due à une metastase rétropér itonéale d'une carcinome gastrique. *Prog. Urol.* 5, 965-967.

Brenner, D.W., Shellhammer, P.F. (1987) Upper tract urothelial malignancy after cyclophosphamide therapy: a case report and literatur review. *J. Urol.* 137, 1226-1227.

Caoili, E.M., Cohan, R.H., Inampudi, P. et al. (2005) MDCT urography of upper tract urothelial neoplasms. *AJR* 184, 1873-1881.

Cohen, W.M., Freed, S.Z., Hasson, J.(1974) Metastatic cancer to the ureter: a review of the literature and case presentations. *J. Urol.* 112, 188-189.

Cohen, S.M., Garland, E.M., St. John, M. et al. (1992) Acrolein initiates rat urinary bladder carcinogesis. *Cancer Res.* 52, 3577-3581.

Czito, B., Zietman, A., Kaufman, D. et al. (2004)Adjuvant radiotherapy with and without concurrent chemotherapy for locally advanced transitional cell carcinoma of the renal pelvis and ureter. *J. Urol.* 172, 1271-1275.

de Taille, A., Meria, P., Mazeman., E. (2001)Tumeurs de la voie excretrice urinaire supérieur. *Encycl. Méd. Chir. Néphrologie-Urologie*, 18-098-A-10.

Elliot, D.S., Blute, M.L., Patterson, D.E. (1996) Long-term follow-up of endoscopically treated upper urinary tract transitional cell carcinoma. *Urology* 47, 819-825.

Fraley, E.E. (1978) Cancer of the renal pelvis. In: Skinner D.G., de Kernion, J.B. (eds) *Genitourinary Cancer*. Philadelphia, WB Saunders, p. 134.

Frisher, Z., Waltzer, W.C., Gonder, M.J. (1985) Bilateral transitional cell carcinoma of the renal pelvis in the cancer family syndrome. *J. Urol.* 134, 1197-1198.

Fuchs, E.F., Kay, R., Poole, R. (1981) Uroepithelial carcinoma in association with cyclophpsphamide ingestion. *J. Urol.* 126, 544-545.

Gerber, G.S., Lyon, E.S. (1993) Endourological management of upper tract urothelial tumors. *J. Urol.* 150, 2-7.

Giannarini, G., Schumacher, M.C., Thalmann, G.N. et al. (2007) Elective management of transitional cell carcinoma of the distal ureter: can kidney-sparing surgery be advised? *Journ. Comp. BJU Int.* 100, 264-268.

Gibson, T.E. (1967) Local excision in transitional cell tumors of the upper urinary tract. *J. Urol.* 97, 619-622.

Godec, C.J., Murrah, V.A. (1985) Simultaneous occurence of transitional cell carcinoma and urothelial adenocarcinoma associated with xanthogranulomatous pyelonephritis. *Urology* 26, 412-415.

Grainger, R., Gikas, P.W., Grossman, H.B. (1990) Urothelial carcinoma occuring within an inverted papilloma of the ureter. *J. Urol.* 143, 802-804.

Greenlee, R.T., Murray, T., Bolden, S. et al. (2000) Cancer statistics, 2000. CA. *Cancer J. Clin.* 50, 7-33.

Guarnizo, E., Pavlovich, C.P., Seiba, M. et al. (2000) Ureteroscopic biopsy of upper tract urothelial carcinoma: improved diagnostic accuracy and histopathological considerations using a multi-biopsy approach. *J. Urol.* 163, 52-55.

Hall, M.C., Womack, J.S., Roehrborn, C.C. et al. (1998) Advanced transitional-cell carcinoma of the upper urinary tract: patterns of failure, survival and impact of postoperative adjuvant radiotherapy. *J. Urol.* 160(3Pt 1), 703-706.

Hall, M.C., Womack, S., Sagalowsky, A.I. et al. (1998) Prognostic factors, recurrence and survival in transitional-cell carcinoma of the upper urinary tract: a 30-years experience in 252 patients. *Urology* 52, 594-601.

Heney, N.M. (1992) Natural history of superficial bladder cancer prognostic features and long-term disease course. *Urol. Clin. North. Am.* 19, 429-433.

Herr, H.V., Whitmore, W.F. jr (1987) Ureteral carcinoma in situ after successful intravesical therapy for superficial bladder tumors: incidence, possible pathogenesis and management. *J. Urol.* 138, 292-294.

Huben, R.P., Mounzer, A.M., Murphy, G.P. (1988) Tumor grade and stage as prognostic variables in upper tract urothelial tumors. *Cancer* 62, 2016-2020.

Igawa, M., Urakami, S., Shiina, H. et al. (1995) Long-term results with M-VAC for advanced urothelial cancer: high relapse rate and low survival in patients with a complete response. *Br. J. Urol.* 1995; 76, 321-324.

Jabbour, M.E., Smith, A. (2007) Traitement conservateur des tumeurs des voies extrétrices supérieures. *Ann. d'Urol.* 41, 37-46.

Janetschek, G., Putz, A., Feichtinger, H. (1988) Renal transitional cell carcinoma mimicking stone echoes. *J. Ultrasound Med.* 7, 83-86.

Jensen, O.M., Knudsen, J.B., Mc Laughlin, J.K. et al. (1988)The Copenhagen case-control study of renal pelvis and ureter cancer: role of smoking and occupational exposures. *Int. J. Cancer* 41, 557-561.

Johnson, D.E., Babaian, R.J. (1979) Conservative management for non invasive distal ureteral carcinoma. *Urology* 13, 365-367.

Johnson, G.B., Grasso, M. (2005) Ureteroscopic management of upper urinary tract transitional cell carcinoma. *Curr. Opin. Urol.* 15, 89-93.

Jones, P.A., Droller, M.J. (1993) Pathways of development and progression in bladder cancer: new correlations between clinical observation and molecular mechanisms. *Semin. Urol.* 11, 177-192.

Kakizoe, T., Fujita. J., Murase. T. et al. (1980) Transitional cell carcioma of the bladder in patients with renal pelvic and ureteral cancer. *J. Urol.* 124, 17-19.

Kaufman, R.P. Jr, Carson C.C. 3rd (1993) Ureteroscopic management of transitional-cell carcinoma of the ureter using the neodymium: YAG laser. *Laser Surg. Med.* 13, 625-628.

Keeley, F.X. Jr, Tolley, D.A. (1998) Laparoscopic nephroureterectomy: making management of upper-tract transitional-cell carcinoma entirely minimally invasive. J. Endourol. 12, 139-141.

Kenney, P.J., Stanley, R.J. (1987) Computed tomography of ureteral tumors. *J. Comput. Assist. Tomogr.* 11, 102-107.

Kenworthy, P., Tanguay, S., Dinney, C.P. (1996) The risk of upper tract recurrence following cystectomy in patients whit transitional cell carcinoma involving the distal ureter. *J. Urol.* 155, 501-503.

Komatsu, H., Tanabe, N., Kubodera, S. et al. (1997) The role of lynphadenectomy in the treatment of transitional-cell carcinoma of the upper urinary tract. *J. Urol.* 157, 1622-1644.

Lee, B.R., Jabbour, M.E., Marshall, F.F. et al. (1999) 13-year survival comparison of percutaneous and open nephroureterectomy approaches for management of trans itional cell carcinoma of renal collecting system: equivalent outcomes. *J. Endourol.* 13, 289-294.

Lehmann, J., Suttmann, H., Kovac, I. et al. (2007) Transitional cell carcinoma of the ureter: pro gnostic factors influencing progression and survival. *Eur. Urol.* 51, 281-1288.

Li, C.C., Chang, T.H., WU, W.J. et al. (2008) Significant predictive factors for prognosis of primary upper urinary tract cancer after radical nephroureterectomy in Taiwanese patients. *Eur. Urol.* 54, 1127-1135.

Linch, H.T., Ens, J.A., Linch, J.F. (1990) The Linch's sindrome II and urological malignancies. *J. Urol.* 143, 24-28.

Martinez-Pineiro, J.A., Matres, M.J., Martinez-Pineiro, L.(1996) Endourological treatment of upper tract urothelial carcinoma: analysis of a series of 59 tumors. *J. Urol.* 156, 377-385.

Mc Carron, J.P. jr, Chasko, S.B., Gray, G.F. jr (1982) Systematic mapping of nephroureterectomy specimens removed for urothelial cancer: pathological findings and clinical correlations. *J. Urol.* 128, 243-246.

Mc Credie, M., Stewart, J.H., Carter, J.J. et al. (1986) Phenacetin and papillary necrosis: independent risk factors for renal pelvic cancer. *Kidney Int.* 30, 81-84.

Mc Laughlin, J.K., Silverman, D.T., Hsing, A.W. et al. (1992) Cigarette smoking and cancers of the renal pelvis and ureter. *Cancer Res.* 52, 254-257.

Messing, E. (2002) Urothelial tumors of the urinary tract. In: Walsh, P.C., Retik, A.B., Vaughan Jr, E.D. (eds) *Campbell's urology.* Philadelphia, WB Saunders.

Messing, E.M., Catalona, W. (1998) Urothelial tumors of the urinary tract. In: Walsh, P.C., Retik, A.B., Vaughan Jr, E.D. (eds) *Campbell's urology.* Philadelphia, WB Saunders, pp. 2327-2410.

Mueller-Lisse, U.G., Mueller-Lisse, U.L., Hinterberger, J. et al. (2003) Tri-phasic MDCT in the diagnosis of urotelial cancer. *Eur. Radiol.* 13(Suppl 1), 146-147.

Mullen, J.B., Kovacs, K. (1980) Primary carcinoma of the ureteral stump: a case report and a review of the literature. *J. Urol.* 123, 113-115.

Murphy, D.M., Zincke, H., Furlow, W.L. (1980) Primary grade 1 transitional cell carcinoma of the renal pelvis and ureter. *J. Urol.* 123, 629-631.

Murphy, D.M., Zincke, H., Furlow, W.L. (1981) Management of high grade transitional-cell cancer of the upper urinary tract. *J. Urol.* 125, 25-29.

National Comprehensive Cancer Network Clinical Practice Guidelines in Oncology (VI 2006) Bladder Cancer Including Upper Tract Tumors and Urothelial Carcinoma of the Prostate www.nccn.org.

Oldbring, J., Glifberg, I., Mikulowski, P. et al. (1989) Carcinoma of the renal pelvis and ureter following bladder carcinoma: frequency risk factors and clinicopathological findings. *J. Urol.* 41, 1311-1313.

Ozsahin, M., Zouhair, A., Villa, S. et al. (1999) Prognostic factors in urothelial renal pelvis and ureter tumours: a multicentre Rare Cancer Network study. *Eur. J. Cancer* 35, 738-743.

Pagano, S., Ruggeri, P., Ghinolfi, G. et al. (1997) Spontaneous perinephric hemorrhage due to transitional cell carcinoma of the ureter. *Acta Urol. Ital.* 11, 87-89.

Paivansalo, M., Merikanto, J., Myllyla, V. et al. (1990) Radiological and cytological detection of renal pelvic transitional cell-carcinoma. *Rofo Fortschr Geb Rontgenstr Neuen Bildgeb Verfahr* 153, 266-270.

Palvio, D.H, Andersen, J.C., Falk, E. (1987) Transitional cell tumors of the renal pelvis and ureter associated with ca pillarosclerosis indicating analgesic abuse. *Cancer* 59, 972-976.

Park, S., Hong, B., Kim, C.S. et al. (2004) The impact of tumor location on prognosis of transitional cell carcinoma of the upper urinary tract. *J. Urol.* 171(2Pt1), 621-625.

Petersen, R.O. (1992) *Urologic Pathology.* 2nd ed., Philadelphia, JB Lippincott.

Petkovic, S.D. (1975) Epidemiology and treatment of renal pelvic and ureteral tumors. *J. Urol.* 114, 858-865.

Pohar, K.S., Sheinfeld, J. (2001) When is partial ureterectomy acceptable for cell carcinoma of the ureter? *J. Endourol.* 15, 405-409.

Radovanovic, Z., Krajinovic, S., Jankovic, S. et al. (1985) Family history of cancer among cases upper urothelial tumours in the Balkan nephropathy area. *J. Cancer Res. Clin. Oncol.* 110, 181-183.

Renfer, L.G., Kelley, J., Belville, W.D. (1998) Inverted papilloma of the urinary tract: histogenesis, recurrence and associated malignancy. *J. Urol.* 140, 832-834.

Ross, R.K., Paganini-Hill, A., Landolph, J. et al. (1989)Analgesics, cigarette smoking and other risk factors for cancer of the renal pelvis and ureter. *Cancer Res.* 49, 1045-1048.

Rubben, H., Hering, F., Dahm, H.H. et al. (1982) Value of exfoliative urinary cytology for differentiation between uric acid stone and tumor of upper urinar y tract. *Urology* 20, 571-573.

Sagalowshy, A.I., Jarret, T.W. (2002) Management of urothelial tumors of the renal pelvis and ureter. In: Walsh, P.C., Retik, A.B., Vaughan Jr, E.D. (e ds) *Campbell's U rology*. Philadelphia, WB Saunders, p. 2845-2875.

Salomon, L., Hoznek, A., Cicco, A. et al. (1999) Retroperitoneoscopic nephroureterectomy for renal pelvic tumors with a single iliac incision. *J. Urol.* 161, 541-544.

Schultz, R.E., Boyle, D.E. (1988) Inverted papilloma of renal pelvis associated with controlateral ureteral malignancy and bladder recurrence. *J. Urol.* 139, 111-113.

Schulze, M., Scidensticker, P., Frede, T. et al. (2002) Laparoscopic radical nephroureterectomy for the treatment of transitional cell carcinoma of the kidne y and ureter: an 8 year follow-up. *Eur. Urol.* Suppl. 1, 139 (abstract 545).

Scolieri, M.J., Paik, M.L., Brown, S.L. et al. (2000) Limitations of computed tomography in the preoperative staging o f upper tract urot helial carc inoma. *Urology* 56, 930-934.

Shalhav, A.L., Dunn, M.D., Portis, A.J. et al. (2000) Laparoscopic nephroureterectomy for upper tract transitional-cell cancer: the Washington university experience. *J. Urol.* 163, 1100-1104.

Solsona, E., Iborra, I., Ricos, J.V. (1997) Upper urinary tract involvement in patients with bladder carcinoma in situ (Tis): its impact on management. *Urology* 49, 347- 352.

Stein, A., Sova, Y., Lurie, M. et al. (1998)Adenocarcinoma of the renal pelvis: Report of two cases, one with simultane - ous transitional cell carcinoma of the bladder. *Urol. Int.* 43, 299-301.

Stower, M.J., MacIver, A.G., Gingell, J.C. et a l. (1990) Inverted papilloma of the ureter with malignant change. *Br. J. Urol.* 65, 13-16.

Streem, S.B., Pontes, J.E., Novick,   A.C. et al.   (1986) Ureteropyeloscopy in the evalutation of upper tract fillin g defects. *J. Urol.* 136, 388.

Vest, S.A. (1945) Conservative sur gery in certain benign tu - mors of the ureter. *J. Urol.* 53, 97-103.

Witjes, J.A., Wullink, M., Oosterhof, G.O. et al. (1997) Toxicity and results of MVAC (methotrexate, vinblastine, adriamycin and cisplatin) chemotherapy in advanced urothelial carcinoma. *Eur. Urol.* 31, 414-419.

Zincke, H., Aguilo, J.J., Farrow, G.M. et al. (197 6) Significance of urinar y cytology in the earl y detection of transi - tional cell cancer o f the upper ur inary tract. *J. Urol.* 116, 781-783.

Zoretic, S., Gonzales, J. (1983) Primary carcinoma of th e ureters. *Urology* 21, 354-356.

Zungri, E., Chechile, G., Algaba, F. et al. (1990) Treatment of transitional-cell carcinoma of the uretrer: is the controversy justified? *Eur. Urol.* 17, 276-280.

L'uretere nelle derivazioni urinarie

L'importanza dell'uretere nel contesto dell'apparato urinario, se ce ne fosse ancora bisogno, risalta con prepotente rilevanza quando si affronta il problema delle derivazioni urinarie. Queste s'impongono tutte le volte che si debba porre indicazione alla cistectomia semplice per gravi e irreversibili alterazioni della vescica o per finalità palliative, o alla cistectomia radicale per cancro infiltrante dell'organo.

Qualunque sia la tecnica di derivazione adottata, la procedura espone l'uretere a tre pesanti criticità:

- la perdita del suo naturale serbatoio e del suo sofisticato innesto che determina un meccanismo antireflusso;
- la collocazione in una nuova realtà anatomica scarsamente difensiva nei confronti dell'infezione;
- l'esposizione agli insuccessi delle tecniche chirurgiche di derivazione urinaria;

e il rene a una vitale criticità:

- il danneggiamento e la perdita parziale o totale della sua funzionalità.

La storia dello sviluppo delle tecniche di derivazione è stata così costellata dalla ricerca di soluzioni e innovazioni tecniche tese alla risoluzione di queste gravi problematiche.

Com'è noto, l'alto apparato urinario è un sistema di trasporto a bassa pressione. Originando dai pacemaker caliciali, l'attività peristaltica si trasmette alla pelvi renale che stabilisce una frequenza peristaltica costante; questa varia solo in presenza di modificazione improvvisa di pressione o flusso, come nel caso di assunzione di diuretici (Djurhuus et al. 1977). L'uretere può essere stimolato sia dalla distensione sia da impulsi elettrici. L'attività peristaltica in esso assume la formazione del bolo urinario e il suo trasporto propulsivo incontra una resistenza modulata che aumenta in maniera consistente solo a livello della giunzione uretero-vescicale per la funzione pseudovalvolare esercitata dalla mucosa ureterale intramurale e dalla guaina di Waldeyer (Coolsaet et al. 1982). In senso opposto il reflusso urinario, per verificarsi, deve superare questa resistenza, superata la quale la progressione verso la via escretrice intrarenale è piuttosto agevole. Ne deriva che qualsiasi soluzione che preveda lo sbocco degli ureteri in un serbatoio dove esista un'alta pressione possa forzare l'anastomosi e provocare reflusso e nefropatia da reflusso. D'altro canto, l'ostruzione dell'anastomosi ureterale uni- o bilaterale provoca aumento della pressione endoureterale e riduzione del flusso urinario, e conseguente riduzione del flusso ematico intrarenale e della GF per vasocostrizione renale.

Se, da un lato, va ricordato che la dilatazione non è equivalente a ostruzione, dall'altro va ribadito come, dopo derivazione urinaria, il deterioramento della funzione renale avvenga solo quale conseguenza dell'ostruzione o del reflusso.

Fino agli anni '50 le due tecniche di derivazione adottate sono state l'ureterocutaneostomia e l'ureterorettosigmoidostomia.

L'anastomosi esterna diretta degli ureteri alla cute dell'addome, per la sua semplicità, è stata sin da tempi antichi effettuata e la sua indicazione riservata a ureteri dilatati o a casi palliativi. Per le sue complicazioni intrinseche (retrazione con formazione di urinomi o di ascessi, necrosi distale, stenosi stomatiche con CRF ostruttiva) e per le sue caratteristiche di non fornire alcuna barriera protettiva nei riguardi delle infezioni esponendo i reni alla pielonefrite cronica, era ritenuta una derivazione a exitus infausto (Whitmore 1967).

Il miglioramento della tecnica con l'utilizzo di lembo cutaneo e l'utilizzo dei moderni stent autostatici hanno eliminato molte delle complicazioni rendendola una derivazione sostenibile (Kearney et al. 1992). L'applicazione della tecnica di Wallace alla ureterocutaneostomia ha consentito di poter anastomizzare alla cute con un'unica stomia i due ureteri.

L'anastomosi diretta degli ureteri nel sigma retto aveva il vantaggio di eliminare la stomia esterna, pur nella prospettiva di collegare direttamente le vie urinarie a un ambiente colonizzato da germi altamente patogeni, per cui le pielonefriti ascendenti rappresentavano la regola e le stenosi dell'anastomosi risultavano frequenti; inoltre, complicazioni concrete erano rappresentate dall'acidosi metabolica e dal rischio di neoplasie maligne in sede d'impianto. Tentativi di miglioramento, rappresentati dalle tecniche di vescica rettale e colostomia terminale definitiva di Mauclaire, di vescica rettale con colostomia perineale del sigma anteriormente al retto di Gersuny e di neovescica rettale con colostomia perineale del sigma posteriormente al retto di Heitz-Boyer e Hovelaque, hanno solo un valore storico.

La derivazione ebbe un'importante rivalutazione con l'introduzione di nuovi accorgimenti tecnici migliorativi delle anastomosi ureterointestinali.

Cominciò Coffey che, correggendo una sua prima tecnica, propose alla fine degli anni '20 di eseguire l'anastomosi ureterale attraverso un tunnel sottomucoso ponendo in sede dei tutori ureterali (cosiddetta Coffey II) (Murphy 1972).

Una netta riduzione delle complicanze fu conseguita con la tecnica proposta da Goodwin nel 1953 di eseguire l'anastomosi con tunnel sottomucoso, sotto visione diretta, sul segmento intestinale aperto (Goodwin et al. 1953). Un ulteriore miglioramento dei risultati viene riportato con l'esecuzione della tasca di Mainz II, cioè con la creazione di una tasca rettosigmoidea, attraverso la detubularizzazione del tratto di sigma sede di anastomosi senza interruzione della continuità intestinale, con l'intento di abbassare la pressione endoluminale e aumentare la capacità del tratto (Fisch et al. 1993).

Nel 1950 Bricker introdusse nella tecnica di derivazione urinaria l'uso di un segmento d'intestino isolato, proponendo il condotto ileale che da lui prende nome. Il principio era di eliminare il contatto diretto degli ureteri alla cute, frapponendo a difesa degli stessi un tratto

d'intestino ileo escluso, a cui gli ureteri venivano direttamente e singolarmente anastomizzati a livello distale, mentre la parte prossimale costituiva lo stoma cutaneo.

Nel 1966 Wallace introdusse la tecnica di suturare assieme i due ureteri spatolati ottenendo una racchetta e suturando poi la stessa al fondo prossimale del condotto.

La critica alla tecnica di Bricker è stata quella di prevedere anastomosi ureteroileali non antireflusso e quindi responsabili delle dilatazioni ureterali e delle pielonefriti croniche con evoluzione in CRF progressiva (Fig. 15.1).

Successivamente Richie e Skinner (1975) proposero di utilizzare il condotto sigmoideo, sostenendo che le onde peristaltiche in esso erano meno frequenti e meno elevate rispetto a quelle del condotto ileale, con un'incidenza nettamente minore delle pielonefriti da reflusso.

La ricerca di una derivazione continente portò Kock (1973) a proporre la sua tasca ileale a bassa pressione con meccanismo valvolare costituito da un cappuccio ileale invaginato. In epoca successiva Skinner utilizzò la tasca di Kock come neovescica ileale dopo cistectomia (Skinner et al. 1991).

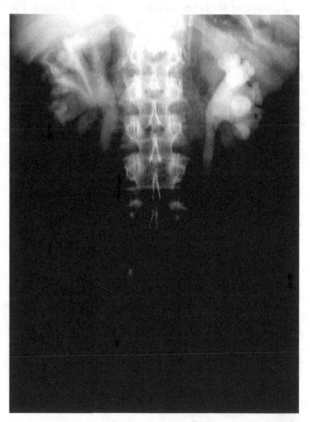

Fig. 15.1 IVU condotto ileale: ureteroidronefrosi moderata bilaterale

L'obiettivo più ambizioso era costituito dalla ricerca di una soluzione che, utilizzando l'intestino, potesse fornire una neovescica sistemata al posto della nativa, cioè ortotopica, per assicurare al paziente il mantenimento del naturale svuotamento delle urine. Naturalmente il problema maggiore da risolvere rimaneva sempre lo stesso: la salvaguardia della funzione renale. Pur rappresentando l'intestino un'ottima soluzione per questo scopo, esso si caratterizza per avere contrazioni peristaltiche continue e picchi pressori endoluminali elevati. Si era, così, osservato che questo tipo di derivazioni comportavano molto spesso alterata peristalsi ureterale, alte pressioni all'interno del serbatoio, ostruzioni delle anastomosi ureterointestinali, reflusso vescico-ureterale, residuo postminzionale con possibile grave distensione della neovescica e infezioni ricorrenti o croniche di difficile eradicazione (Fig. 15.2). L'insieme di queste complicazioni portò alla definizione di "uropatia da serbatoio".

Da queste considerazioni derivarono due fondamentali esigenze: ricorrere a tecniche d'anastomosi ureterointestinali antireflusso e utilizzare segmenti

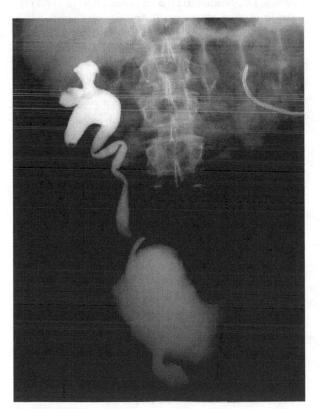

Fig. 15.2 VCUG neovescica ortotopica (vip): ritenzione cronica con distensione, rene sinistro escluso, reflusso ureterorenale 4° g destro

intestinali detubularizzati per migliorare la capacità e ridurre la pressione endoluminale (Wenderoth et al. 1990).

Pur annoverando vari tentativi precedenti, si riconosce a Camey (Camey e Le Duc 1979) il merito di aver proposto un'efficace neovescica ileale ortotopica. Egli propose in un primo tempo una neovescica tubulare con un segmento ileale conformato a U, detta Camey I, ma successivamente, attenendosi ai principi prima descritti, la modificò proponendo un serbatoio detubularizzato detto Camey II (Camey et al. 1991). L'anastomosi ureterointestinale veniva eseguita con la tecnica antireflusso di Le Duc (Le Duc e Camey 1979).

Successivamente sono stati proposti altri tipi di vescica ileale orto-topica, differenti tra loro per il diverso modo di configurare la stessa, dopo la detubularizzazione del segmento intestinale isolato.

Nel 1987 Hautmann propose la sua neovescica ileale ortotopica realizzata modellando il segmento a forma di piatto a W, anastomizzando gli ureteri in una prima fase direttamente, poi con la tecnica di LeDuc (Hautmann et al. 1988). In questa tecnica una brillante soluzione antireflusso delle anastomosi ureteroileali è stata introdotta da Abol-Enein e Ghoneim (1994) collocando gli ureteri nei due tunnel parietali rivestiti di sierosa che, automaticamente, si formano nella fase di configurazione a W.

In seguito arrivarono il contributo di Studer (Studer et al. 1992) con la sua neovescica ileale con un segmento tubulare isoperistaltico afferente, creato per anastomizzarvi gli ureteri, e quello di Pagano (Pagano et al. 1990) con la VIP (vescica ileale padovana) configurata con meccanismo spirale a chiocciola.

Collateralmente sono state proposte tecniche di neovesciche con l'utilizzo del colon come il reservoir ileo-colico con la tasca di Mainz (Thuroff et al. 1985) o quella tipo Le Bag (Light e Engelmann 1985), la neovescica ileocecale (Zinmann e Libertino 1986), la neovescica con colon destro detubularizzato (Goldwasser et al. 1986), la neovescica sigmoidea (Reddy et al. 1991).

La scelta del tipo di neovescica ortotopica dipende dagli indirizzi di scuola e dalle proprie propensioni personali. Per quanto riguarda la detubularizzazione si può dire che, in qualsiasi modo venga fatta, essa ottiene il risultato di offrire un serbatoio a bassa pressione. Invece, il nodo delle anastomosi ureterointestinali appartiene a tutti i tipi, come pure il rebus se la morbidità legata alle tecniche di anastomosi antireflusso sia inferiore alla morbidità del reflusso stesso. Se è indubbio che un reflusso in presenza di infezione possa provocare la nefropatia da reflusso, è altrettanto certo che le tecniche antireflusso comportano un rischio non basso di stenosi dell'anastomosi che, è es perienza di tutti, sono di difficile correzione.

La scelta del tipo di derivazione da adottare, oltre che dall'esperienza e dalla propensione del chirurgo, dipende innanzitutto dal tipo d'indicazione alla cistectomia. Se si prendono in considerazione tutte le variabili (come la stadiazione di malattia, l'età del paziente, le sue condizioni generali, il suo abito fisico, la sua disponibilità e abilità a gestire una derivazione urinaria complessa e a sopportarne i possibili effetti collaterali quali l'incontinenza notturna, le controindicazioni all'utilizzo dell'intestino per patolo gie o per pesanti esiti di chirur gia pregressa, il rischio di recidive ureterali e uretrali, il non risolto problema di trovare una tecn ica di anastomosi ureterointestinale sicura e quello di dover gestire complicazioni magg iori quan do insorte in derivazioni complesse, l'aumentato rischio operatorio e la prognosi), il condotto ileale risulta essere ancora oggi la migliore soluzione in circa metà dei pazienti (Montie et al. 1987, Benson e Olsson 1992, Williams et al. 1997).

Il condotto ileale è considerato la tecnica più semplice, la più facile da gestire, la meglio tollerata e quella con la percentuale minore di complicanze precoci e tardive rispetto alle derivazioni continenti (Frazier et al. 1992, Parekh et al. 2000).

Anche nella recente cas istica di Nieuwenhuijzen et al. (2008) di 281 casi di cistectomia, 118 pazienti hanno ricevuto un condotto ileale e ris petto alle derivazioni continenti, questo ha mostrato un minor rischio di complicazioni tardive.

L'aspetto critico dell'intervento è costituito dalla necessità del passaggio a destra dell'uretere sinistro che accorcia la sua lunghezza e lo espone al rischio di stenosi nel suo decorso sotto il mesosigma. Per annullare questo rischio abbiamo apportato una modifica personale, forse l'unica sostanziale modifica che la tecnica abbia subito in mezzo secolo : consiste nella colloca zione del condotto in posizione peristaltica, trasversale anteriore, anastomizzando così ciascun uretere nel proprio stesso lato, ottenendo una s ignificativa riduzione delle percentuali di complicazioni rispetto alla tecnica originale (Pagano et al. 2005).

Comunque, indipendentemente dal tipo di derivazione utilizzata, il problema delle complicazioni tardive, in particolar modo le stenosi delle anastomosi e la perdita della funzionalità renale, non può essere eliminato con nessun tipo di tecnica. Inoltre, poiché le percentuali di queste complicazioni aumentano in funzione lineare del tempo, i risultati vanno valutati e i confronti vanno fatti tra casistiche con follow-up significativo.

Bibliografia

Abol-Enein, H., Ghoneim, M.A. (1994) A novel uretero-ileal reimplantation technique: the serous lined extramural tunnel. A preliminary report. *J. Urol.* 151, 1193-1197.

Benson, M.C., Olsson, C.A. (1992) Urinary diversion. *Urol. Clin. North. Am.* 19, 779-795.

Camey, M., Le Duc, A. (1979) Le enteroplasty aprés cystoprostatectomie total pour cancer de la vesi. *Eur. Urol.* 13, 114-123.

Camey, M., R ichard, F., Botto, H. (1991) I leal replacement of bladder. In: King, L.R., Stone, A.R., Webster, G.D. (eds) *Bladder reconstruction and continent urinary diversio n*, 2nd ed., Chicago, Mosby Yearbook, pp. 398-410.

Coolsaet, B.L.R.A., van Venrooij, G.E.P.M., Blok, C. (1982) Detrusor pressure versus wall stress in relation to ureterovesical resistance. *Neurourol. Urodyn.* 1, 105-112.

Djurhuus, J.C., Nestrom, B., Iversen Hansen, R. et al. (1977) Dynamics of upper urinary tract. II. An electrophysiologic in vivo study of renal pelvis in pigs: analysis of the modality of pelvic activity during normal hydratation and diuresis. *Invest. Urol.* 14, 469-474.

Fisch, M., Wammack, R., Muller, S.C. et al. (1993) The Mainz pouch II (sigma rectum pouch). *J. Urol.* 149, 258-263.

Frazier, H.A., Robertson, J.E., Paulson, D.F. (1992) Complication of radical cystectomy and urinary diversion: a retrospective review of 675 cases in 2 decades. *J. Urol.* 148, 1401-1405.

Goldwasser, B., Barrett, D.M., Benson, A.C. (1986) Bladder replacement with the use o f a detubularized right colonic segment: pre liminary report o f a new tec hnique. *Mayo. C lin. Proc.* 61, 615-621.

Goodwin, W.E., Harris, A.P., Kaufman, J.J. et al. (1953) O pen transcolonic ureterointestinal anastomosis: a new a pproach. *Surg. Gynecol. Obstet.* 97, 295-300.

Hautmann, R.E., Egghart, G., Frohneberg, D. et al. (1988) The ileal neobladder. *J. Urol.* 139, 39-42.

Kearney, G.P., Docimo, S.G., Doyle, C.J. et al. (1992) Cutaneous ureterostomy in adults. *Urology* 40, 1-6.

Kock, N.G. (1973) Continent ileostomy. *Prog. Surg.* 12, 180-201.

Le Duc, A., Camey, M. (1979) Un procédure d'implantation uré-téro-iléal antireflux dans l'entérocystoplastie. *J. Urol. Nephrol.* 85, 449-454.

Light, J.K., Engelmann, U.H. (1985) Reconstruction of the lower urinary tract. Observations on bowel dynamics and the artificial urinary sphincter. *J. Urol.* 133, 594-597.

Montie, J.E., Pontes, J.E., Smith, E.M. (1987) Selection of the type of urinary diversion in con junction with radical c ystectomy. *J. Urol.* 137, 1154-1155.

Murphy, L.J.T. (1972) *Ureteric repairs and replacement, urinary diversion, artificial bladders and allied subjects. The History of Urology.* Springfield, Illinois, Charles C. Thomas, pp. 288-332.

Nieuwenhuijzen, J.A., de Vries, R.R., Bex, A. et al. (2008) Urinary diversions after cystectomy: the association of clinical factors, complications and functional results of four different diversions. *Eur. Urol.* 53, 834-844.

Pagano, F., Artibani, W., Ligato, P. et al. (1990) Vesica ileal padovana: a technique for total bladder replacement. *Eur. Urol.* 17, 149-154.

Pagano, S., Ruggeri, P., Rovellini, P., (2005) The anterior ileal conduit: results of 100 consecutive cases. *J. Urol.* 174, 959-962.

Parekh, D.J., Gilbert, W.B., Koch, M.O. et al. (2000) Continent urinary reconstruction versus ileal conduit: a contemporary single-institution comparison of perioperative morbidity and mortality. *Urology* 55, 852-855.

Reddy, P.K., Lange, P.H., Fraley, E.E. (1991) Total bladder replacement using detubularized sigmoid colon: technique and results. *J. Urol.* 145, 51-55.

Richie, J.P., Skinner, D.G. (1975) Urinary diversion: the physiological rationale for non-refluxing colonic conduits. *Br. J. Urol.* 47(3), 269-275.

Skinner, D.G., Boyd, S.D., Liekovsky, G. et al. (1991) Lower urinary tract reconstruction following cystectomy: experience and results in 126 patients using the Kock ileal reservoir with bilateral ureteroileal urethrostomy. *J. Urol.* 146, 756-760.

Studer, U.E., Gerber, E., Springer, J. et al. (1992) Bladder reconstruction with bowel after radical cystectomy. *World. J. Urol.* 10, 11-19.

Thuroff, J.W., Alken, P., Engelmann, U. et al. (1985) Der Mainz-pouch zur Blasenerweiterungsplastik und kontinenten Harnableitung. *Akt. Urol.* 16, 1-8.

Wallace, D.M. (1966) Ureteric diversion using a conduit: a simplified technique. *Br. J. Urol.* 38, 522-527.

Wenderoth, U.K., Bachor, R., Egghart, G. et al. (1990) The ileal neobladder: experience and results of more than 100 consecutive cases. *J. Urol.* 143, 492-497.

Whitmore, W.F. Jr. (1967) Ureteral diversion. In: Bergman, H. (ed) *The ureter.* New York, Harper Row.

Williams, O., Vereb, M.J., Libertino, J.A. (1997) Noncontinent urinary diversion. *Urol. Clin. North. Am.* 24, 735-744.

Zinmann, L., Libertino, J.A. (1986) Right colocystoplasty for bladder replacement. *Urol. Clin. N. Am.* 13, 321-329.

16.1 Cateterismo e stenting ureterale: disostruzione e tutoraggio

Diverse patologie possono determinare un'ostruzione ureterale che imponga la necessità di dover provvedere alla risoluzione transitoria o definitiva, pre- o postoperatoria, del problema, configurando così le indicazioni alla disostruzione economica con il cateterismo ureterale. In diversi tipi d'intervento sulle vie urinarie, l'utilizzo di un cateterismo ureterale strategico che serva a scopo di derivazione e abbia funzione di tutore favorente la guarigione ottimale è ormai esperienza consolidata. Inoltre la derivazione urinaria e/o il cateterismo ureterale sono stati proposti in alcuni tipi di patologia, come le fistole, quali possibili soluzioni terapeutiche.

I metodi di derivazione economica utilizzati sono la derivazione a livello renale con la nefrostomia percutanea, il cateterismo ureterale interno-esterno e il cateterismo interno con uno stent ureterale (stenting).

La scelta del tipo di derivazione utilizzata dipende dalla patologia e dalla situazione clinica del paziente. In linea di massima, lo stent interno è meno invasivo della nefrostomia e più gradito al paziente, perché non necessita di autogestione.

La nefrostomia si rende inevitabile nel caso in cui sia necessario drenare un rene con grave idronefrosi, specie se infetto, e naturalmente in tutti i casi d'insuccesso del cateterismo retrogrado.

Procedura abituale, il cateterismo interno-esterno è stato, grazie all'evoluzione tecnologica che ha fornito gli stent a doppio J, sostituito dal cateterismo interno, che assicura un drenaggio stabile, non necessita di gestione e non limita la mobilizzazione del paziente (Fig. 16.1).

Fig. 16.1 Presidi per esecuzione di manovra endourologica

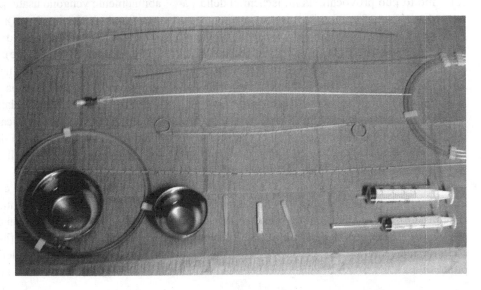

16.1.1 Cateterini ureterali

Sono in poliuretano, di lunghezza standard, di diverso calibro (da 3 a 9 Ch), con punta chiusa o aperta e naturalmente non autostatici. Per la loro discreta consistenza possono essere collocati direttamente, ricorrendo all'utilizzo di un filo guida solo in caso d i ostacolata risalita.

16.1.2 Stent ureterali

Gli stent ureterali a do ppio J o a *pig tail* sono così chiamati perché alle due estremità si arrotolano a ric ciolo per assicurare, una volta collocati, un effetto autostatico. Per questa caratteristica devono esser e collocati con l'uso di una guida rigida; pertanto, si impiegano quelli a punta aperta quando posti con procedura en doscopica, que lli a punta c hiusa quan do utilizzati in corso di intervento a cielo aperto.

Esistono stent di varia lunghezza, da 8 a 30 cm. I più utilizzati negli adulti sono quelli da 24-26 cm. La scelta della lunghezza opportuna dipende dall'altezza del paziente e deve essere ponderata, poiché l'utilizzo di uno stent troppo lungo darà luogo a notevo li disturbi irritativi vescicali.

Anche il loro calibro varia, da 4 a 10 C h. Ne esistono di calibro sino a 14Ch, da utilizzare nella terapia delle stenosi anastomotiche. La scelta del calibro dipende dal lume dell'uretere da trattare. Bisogna mortificare l'aspirazione inconscia di voler collocare uno stent ma ggiore possibile, perché uno stent ch e calza molto può provocare danni ischemici della parete, oltre che trasformarsi in un tutore ostruente.

Gli stent in poliuretano sono p iù rigidi, hanno un lume maggiore, resistono meglio a lle compressioni estrinseche. Hanno lo svantaggio di procurare, per la loro rigidità, una magg iore irritabilità vesc icale e di prestarsi più facilmente alle incrostazioni.

Gli stent in silicone sono più soffici, danno meno effetti irritativi e sono meno favorevoli alle incrostazioni. Hanno lo svantaggio di avere un lume più piccolo e di essere più difficili da collocare per la scarsa rigidità.

Sono disponibili con e senza fori lungo il proprio asse. Quelli con i fori drenano meglio e attenuano le ripercussioni del re flusso ch e la presenza dell'estremità vescicale dello stent determina. Quelli senza fori sono più sicuri per evitare gli stravasi di urina ne l punto di ureterotomia o di anastomosi.

Recentemente sono stati prodotti e utilizzati anche stent ureterali metallici.

Il loro impiego appare utile nel trattamento di que i pazienti con ostruzioni ureterali croniche, sia maligne sia beni gne, e nei casi in cui l'utilizzo di stent flessibili può favorire una com pressione ureteral e estrinseca (Schlick et al. 1998). Il loro utilizzo è , però, spesso assoc iato a magg iori complicanze per il paziente, quali sintomi irritativi, ematurie, infezioni e incrostazioni, lesioni iatrogene da migrazione (Chew et al. 2004).

Altro effetto indesiderato degli stent è quello di procurare reflusso vescico-ureterale. Tuttavia, questo effetto è ben compensato dai vantaggi offerti dal suo uso e può essere limitato istruendo i pazienti allo svuotamento frequente e a bassa pressione della vescica. Esistono in commercio stent a doppio J antireflusso.

16.1.3 Guide

La disponibilità di guide con varie caratteristiche, mutuando la tecnica an giografica di Seldinger, consente di poter a llocare gli stent ne lla corretta pos izione (indispensabile per ass icurare la stabilità e il buon funzionamento) ma, soprattutto, di poter superare stenosi o *kinking* dell'organo diversamente non transitabili.

Esistono guide di varia costituzione. Possono essere a punta diritta, o a punta a J, a punta rigida o flessibile o mandrinate. Il loro calibro varia da 0,028 a 0,03 5: abitualmente vengono usate quelle da 0,035 (0,89 mm) e quelle da 0,038 (0,97 mm). Sono tutte radiopache.

Le guide meta lliche sono di acc iaio r icoperte di PTFE (politetrafluoroetilene); il loro vantaggio è di offrire una maggiore stabilità nella spinta, anche se questo fattore ne determina una certa per icolosità per il maggiore rischio di lesioni iatrogene.

La tipica guida angiografica è una guida idrofilica in nitinol, nichel-titanio, molto flessibile. La possibilità di lesioni iatrogene è quasi nulla; offre, però, scarsa consistenza all'ostacolo.

La guida sensor dual flex coniuga splendidamente i vantaggi delle due precedenti, essendo una gu ida metallica ricoperta di PTFE con due estremità flessibili e la cui punta è per 5c m idrofilica in nitinol; in quest o modo fornisce la stabilità della guida metallica, e l a flessibilità e sicurezza della guida angiografica.

16.1.4 Tecnica di allocazione dello stent

16.1.4.1 Stenting retrogrado

Come già detto, è propedeutico il passa ggio di un a guida. Per far ciò ci si serve di un cateterino urete - rale a punta aperta di calibro 5-6 in siner gia con la guida. Il cateterino viene appena introdotto nella pa- pilla e la guida spinta nel suo lume sino al rene.

In presenza di un *kinking* o di un ostacolo endolu- minale, di tipo sia calcolotico sia stenotico, che non consenta alla guida il suo superamento, spesso è pos- sibile su perare il problema portando il cateterin o sino in prossimità dello stesso in modo che, ridu - cendo il gioco della guida all'interno del lume, ne possa supportare il tentativo di superamento del- l'ostacolo (Fig. 16.2).

Per sostituire lo stent, è necessar io riporre la gu ida al suo interno. Per via endoscopica bisogna recuperare la punta estrema dello stent, esteriorizzarla e farvi scor- rere la guida. Manovra abbastanza facile nella donna , diventa difficile e com plicata nel maschio per la lun - ghezza dell'uretra per il rischio di dislocamento dello stent. È sempre consigliabile usare il cistoscopio per il riposizionamento.

16.1.4.2 Stenting anterogrado

Quando lo stenting retrogrado non è possibile, come in caso di papilla non visibile o patologica, quando è presente stenosi ureterale non su perabile, o nelle si- tuazioni acquisite come le derivazioni urinarie, è ne- cessario ricorrere allo stenting anterogrado. Questo

Fig. 16.2 **a** RUP stenosi di ureteroileostomia destra in neovescica ortotopica: si osserva un marcato *kinking* ureterale contro cui si impunta la guida; **b** RUP: con il supporto del cateterino la guida riesce a superare il *kinking* raggiungendo le cavità renali; **c** RUP: la guida determina l'allineamento dell'uretere; **d** RUP: sistemazione dello stent

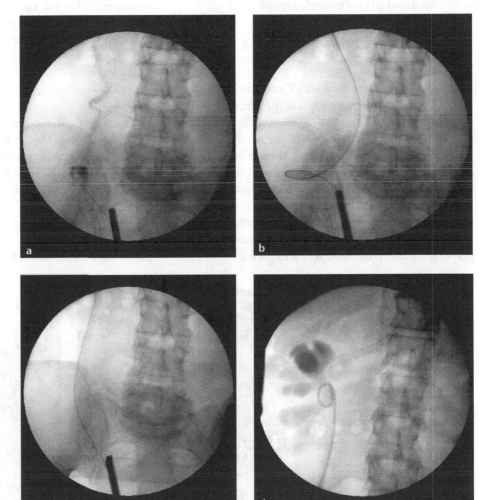

prevede come primo tempo la creazione di un tramite nefrostomico attraverso cui procedere, poi, al passaggio dello stent nella via urinaria sottostante.

16.1.4.3 Nefrostomia percutanea

Entrata nella pratica clinica all'inizio degli anni cinquanta, la nefrostomia è oggi una procedura routinaria nella pratica clinica urologica. Eseguita agli inizi solo con il supporto fluoroscopico, con risultati non sempre soddisfacenti, oggi con l'impiego degli ultrasuoni è divenuta metodica di facile e sicuro successo.

Gli scanner e le sonde moderni in tempo reale consentono di avere una continua imaging dinamica dei reni. Le sonde sono provviste di fori centrali o laterali per il passaggio dell'ago, e consentono di agire in condizioni stabilizzate e di monitorare costantemente il percorso mirato dello stesso sino alla via escretrice renale.

Tecnica di esecuzione

Si utilizzano in maniera combinata l'ecografia e la fluoroscopia. Il paziente può essere posizionato prono o sul fianco del rene interessato e l'accesso è sottocostale. Con accurate scansioni ecografiche longitudinali e trasversali viene localizzato il bacinetto o il calice più idoneo e vengono stimati la profondità e l'angolo di ingresso opportuno. Nel punto cutaneo individuato è praticata una anestesia locale superficiale e profonda. In una piccola incisione cutanea, attraverso il foro della sonda impiegata, con un ago mandrinato di 18-21 gauge, sotto monitoraggio ecografico, si perviene al punto prescelto della via escretrice.

A questo punto la corretta posizione viene accertata verificando la fuoruscita di urina dall'ago.

Si inietta nelle cavità del mdc per avere da quel momento anche il supporto fluoroscopio contrastografico e si introduce in esse laguida prescelta con tecnica mutuata dall'angiografia di Seldinger (1953). Verificata la corretta posizione di quest'ultima, si procede alla dilatazione del tramite e al posizionamento del catetere nefrostomico *pigtail* (Kumari e Phillips 1995).

16.1.5 Indicazioni allo stenting

16.1.5.1 Chirurgia aperta

Nel *preoperatorio*:

- per facilitare il riconoscimento dell'uretere o preservarne l'integrità, come in caso d'interventi per fibrosi retroperitoneale, per grossi tumori retroperitoneali o in caso d'interventi per patologie ginecologiche maggiori.

Nel *perioperatorio*:

- negli interventi d'interruzione della continuità dell'organo, come in caso di resezione del giunto o di resezione ureterale e rianastomosi;
- in presenza di un precario trofismo della parete;
- per prevenire fistolizzazione.

Nel *postoperatorio*:

- per ovviare a una fistolizzazione.

Fig. 16.3 **a** IVU postoperatoria di reimpianto ureterale bilaterale secondo Politano-Leadbetter, ottimo risultato a sinistra, stenosi della ureterocistoneostomia destra; **b** IVU: risoluzione della stenosi dopo 3 mesi di stenting

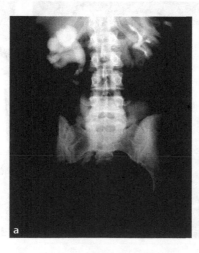
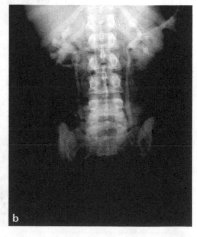

16.1.5.2 Chirurgia endourologica

- Dopo URS e tecniche di asportazioni di tumori o di calcoli, o di interventi per stenosi, per superare i problemi dell'edema o di eventuali lesioniparietali (vedi Fig.11.19).
- Trattamento di stenosi postchirurgiche (Figg. 16.3 e 16.4).
- Trattamento di fistole di varia natura dell'organo.
- Disostruttivo per ARF o per drenaggio di reni dilatati, coliche ribelli, per risolvere uno stato di shock settico da infezione renale ostruttiva.

Effetti collaterali: sintomi irritativi vescicali, ematuria, UTI, reflusso, incrostazioni, migrazione, ostruzione.

Va tuttavia sottolineato che il suo uso prolungato , specie se coesiste infezione, può portare all'occlusione dello stent. Inoltre, in presenza di stenosi di pendenti da processi patologici estrinseci, non è infrequente il caso che lo stent, anche se ben collocato, non risolv a l'ostruzione (Docimo e Dewolf 1989) a causa della compressione estrinseca che subiscono la parete e lo stent (Fig. 16.5). In questi casi l'ef fetto disostruttivo deve essere verificato attraverso il monitoraggio ecografico, della diuresi e della funzionalità renale.

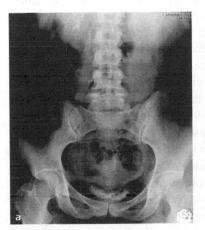
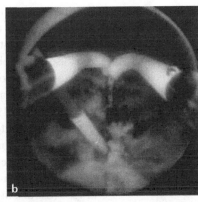
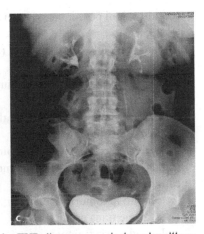

Fig. 16.4 **a** IVU: ureteroidronefrosi sinistra da stenosi dell'uretere intramurale secondaria aTUR di tumore vescicale peripapillare; **b** IE incisione parietale con ansa di Collins, recupero della guida ureterale introdotta per via antero grada e successivo stentin g; **c** IVU: risoluzione della stenosi dopo due mesi di stenting

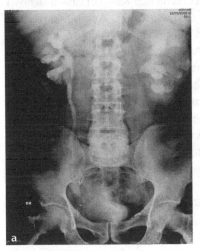
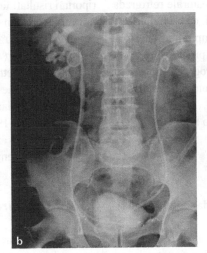
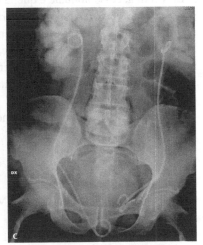

Fig. 16.5 **a** IVU: stenosi moderata di anastomosi ureteroileale destra in neovescica ortotopica, calcolosi a stampo polare inferiore sinistra; **b** IVU: si colloca uno stent ureterale destro nel corso dell'intervento di nefrectomia polare inferiore sinistra; **c** IVU: lo stent destro si dimostra a conseguenze ostruttive, portando a un aggravamento della ureteroidronefrosi destra

16.2 Ureterorenoscopia interventistica

La terapia mininvasiva ha trovato nell'ureteroreno-scopia un fertile terreno per lo sviluppo di tecniche terapeutiche sostitutive di quelle eseguite con chirurgia aperta.

Grazie soprattutto all'introduzione degli uretroscopi flessibili, che hanno consentito un approccio agevole alla via escretrice superiore a ogni livello, e allo sviluppo delle fonti di energia terapeutica, si è assistito alla definizione di tecniche interventiste per varie patologie diverse dalla calcolosi per il cui trattamento la URS operativa era stata prima sviluppata.

Le indicazioni possono così essere riassunte:

a) trattamento della litiasi urinaria (vedi capitolo specifico);
b) trattamento delle stenosi della giunzione pielourete-rale (*Endopielotomia*);
c) trattamento delle stenosi ureterali intrinseche ed estrinseche (*Endoureterotomia*);
d) trattamento delle stenosi ureterointestinali;
e) trattamento conservativo dei tumori ureterali (vedi capitolo specifico):
   – riservato ai tumori superficiali;
   – resezione trans ureterale;
   – elettrovaporizzazione;
   – laser-vaporizzazione;
f) rimozione di uno stent migrato all'interno o rotto.

La via di accesso abituale è quella naturale retrograda già descritta. In situazioni particolari, come nelle stenosi e nella calcolosi di ureteri reimpiantati (derivazioni urinarie, Cohen) si deve procedere alla nefrostomia e praticare la URS anterograda.

Controindicazioni sono rappresentate dalle anomalie di apparato e dalle infezioni in atto.

Le complicanze precoci consistono in:

• slaminamento della mucosa;
• perforazione della parete;
• stripping dell'uretere terminale;
• avulsione completa dell'organo (Martin et al. 1998).

Complicanze tardive: stenosi organiche. Geavlete et al. (2006) nella loro ampia casistica riportano percentuali del 5-9%, con l'1% di complicazioni definite serie.

16.2.1 Endopielotomia

Inizialmente è stata eseguita con accesso anterogrado percutaneo dalla scuola di Smith (Motola et al. 1993). Dopo la nefrostomia e il posizionamento del filo guida, viene allargato il tramite con i dilatatori di Amplatz e, utilizzando un endopielotomo con lama a uncino, è praticata un'incisione lungo la zona posterolaterale del giunto stenotico. Con questa tecnica riportano su un totale di 221 interventi un risultato favorevole nell'85% dei casi. Kuenkel e Korth (1990), utilizzando per l'incisione un uretrotomo di Sachse modificato, fatto scorrere lungo il filo guida, riportano percentuali di successo vicine all'80%.

Con il perfezionamento degli uretroscopi si è cominciato a eseguire l'intervento con accesso ureterale retrogrado. Clayman et al. (1990) riportano la prima significativa casistica di endopielotomie uretroscopiche con l'uso di elettrobisturi, sostenendo la minore invasività rispetto all'accesso anterogrado. Tuttavia la loro casistica è gravata da un'alta percentuale di stenosi ureterali (20%). Thomas (1992) pubblica i risultati con l'impiego di un ureteroresettoscopio con utilizzo di elettrobisturi per l'incisione, con successiva dilatazione forzata del giunto con palloncino. Anderson e Clayman (1995) riferiscono risultati favorevoli dal 67% (ostruzioni primarie) al 75% (ostruzioni secondarie) dei casi con l'uso del catetere Acucise dotato di un palloncino di 3 cm su cui è applicato un filo tagliente collegato con corrente monopolare; il palloncino viene posizionato a livello del giunto, gonfiato e il meccanismo di taglio attivato.

Più modernamente con l'utilizzo di sorgenti laser sono riportati risultati favorevoli nell'83% dei casi di stenosi primitive (Giddens e Grasso 2000). Addirittura risultati eccellenti nel 100% dei casi impiegandole nelle stenosi postpieloplastica (Acher et al. 2009).

Comunque effettuata, l'endopielotomia fallisce nel 14-30% dei casi e questo è da attribuirsi secondo Van Cangh (1994) a un arruolamento poco selettivo dei casi. Secondo lo stesso Autore (1998), invece, un'appropriata selezione del paziente può avvicinare i risultati della metodica a quelli dell'intervento gold standard di ureteroplastica.

16.2.2 Endoureterotomia

La terapia endourologica delle stenosi ureterali è risultata molto controversa a causa dei vari aspetti che le caratterizzano quali la causa, la durata, la differenza di lunghezza (lunghe o corte), la sede.

A questo proposito le stenosi più difficili da trattare sono quelle più lunghe di 2 cm, que lle secondarie a ischemia, e quelle dell'uretere medio (Van Cangh et al. 1994). Le endoureterotomie effettuate con lama fredda, con catetere di Acucise, sono efficaci nel 75% dei casi per le stenosi prossimali e distali, e nel 2 5% dei cas i per quelle dell'uretere medio (Meretyk et al. 1992).

Una più recente review di Razdan et al. (2005) di 50 pazienti riporta risultati favorevoli nel 75% dei casi di endoureterotomia ureteroscopica, comunque venga effettuata.

Recenti casistiche con l'utilizzo di sorgente laser non mostrano significative differenze. Bach et al. (2008) riportano una percentuale di successo del 61,2%. Gdor et al. (2008) riferiscono di una casistica di stenosi calcolotiche nella quale si è avuta una percentuale di suc - cesso del 56% se la stenosi era successi va a calcolo impattato e del 75% in assenza di tale fenomeno.

16.2.3 Trattamento delle stenosi ureterointestinali

La terapia delle stenosi ureterointestinali rappresenta la complicazione più severa delle derivazioni urinarie per le gravi conseguenze sull'unità renale interessata e per la notevole difficoltà intrinseca dell'atto chirurgico riparativo. È stato così naturale il tentativo di poter ri- solvere il problema in maniera economica e poco in- vasiva con tecnica endourologica.

La possibilità di una negoziazione retrograda della stomia stenotica è molto im probabile anche se, a volte, possibile con l'uso dei fili guida. Abitualmente si procede attraverso un accesso antero grado attra- verso la preliminare nefrostomia che consente il pas- saggio della guida e il suo success ivo recupero nel condotto o nella neovescica. Una volta posizionata la guida, è possibile procedere al trattamento della ste- nosi con il sistema preferito. Naturalmente va ribadito come questo tipo di stenosi di natura ischemica e ci- catriziale sono difficili da trattare e come il risultato dipenda direttamente dalla lun ghezza della stenos i stessa. Mihoua et al. (2009) riportano una percentuale di successo del 27%, nettamente inferiore a que lle della revisione chirurgica. In un con fronto similare, Laven et al. (2003) osservano una percentuale di suc- cesso del 50% con endoureterotomia e dell'80% con la revisione chirur gica. Kurzer et al. (200 5) riferi- scono di una percentuale di successo del 18% con la dilatazione con palloncino, del 63% con endoureterotomia e dell'83% con app licazione stent meta llico. Nella nostra es perienza con l'incisione dell'anasto- mosi e l'utilizzo di stenting rigido prolungato (almeno 3 mesi) abbiamo avuto un ottimo risultato nel 90 % dei casi.

Bibliografia

Acher, P.L., Nair, R., Abburaju, J.S. et al. (2009) Ureteroscopic holmium laser endopyelotomy for ureteropelvic junction ste- nosis after pyeloplasty. J. Endourol. 23, 899-902.

Anderson, K.R., Cla yman, R.V. (199 5) Endopyelotomy with Acucise. In Smith, A.D. (1995) Controversies in Endourology. W.B. Saunders Company, Philadelphia.

Bach, T., Geavlete, B., Hermann, T.W. et al. (2008) Retro grade blind endoureterotomy for subtotal ureteral strictures: a new technique. J. Endourol. 22(11), 2565-2570.

Chew, B.H., Knu dsen, B.E., Denste dt, J.D. (2004) The use of stents in contemporary urology. Curr. Opin. Urol. 14, 111-115.

Clayman, R.V., Basler, J.W., Kavoussi, L. et al. (1990). Uretero- nephroscopic endopyelotomy. J. Urol. 144, 246-251.

Docimo, S.G., Dewolf, W.C. (1989) High failure rate of indwel- ling ureteral stents in patient with extrinsic obstruction: expe- rience at 2 institutions. J. Urol. 142, 277-279.

Gdor, Y., Gabr, A.H., Faerber, G.J. et al.(2008) Success of laser en- doureterotomy of ureteral strictures associated with ureteral sto- nes is related to stone impaction. J. Endourol. 22(11), 2507-2511.

Geavlete, P., Georgescu, D., Nita, G. et al. (2006) Complications of 2735 retrograde semirigid ureteroscopy procedures: a sin - gle-center experience. J. Endourol. 20, 179-185.

Giddens, J.L., Grasso, M. (2000) Retrograde ureteroscopic en- dopyelotomy using the holmium:YAG laser. J. Urol. 164, 1509-1512.

Kuenkel, M., Korth, K. (1990) Endop yelotomy: long-term fol- low-up of 143 patients. J. Endourol. 4, 109-116.

Kumari-Subaiya, S., Phillips, G. (199 5) Percutaneous nephro- stomy. In Smith, A.D. (1995) Controversies in Endourology. W.B. Saunders Company, Philadelphia.

Kurzer, E., Leveille, R.J. (2005) Endoscopic management o f ureterointestinal strictures after radical cystectomy. J. Endou- rol. 19(6), 677-682.

Laven, B.A., O'Connor, R.C., Gerber, G.S. et al. (2003) Long- term results of endoureterotomy and open surgical revision for the management of ureteroenteric strictures after urinary diversion. J. Urol., 170, 1226-1230.

Martin, X., Ndoye, A., Konan, P.G. et al. (1998) Hazard of lum- bar ureteroscopy: a propos of 4 cases of avulsion of the ureter. Prog. Urol. 8, 358-362.

Meretyk, S., Albala, D.M., Clayman, R.V. et al. (1992) Endoure- terotomy for treatment of ureteral strictures. J. Urol. 147, 1502-1506.

Milhoua, P.M., Miller, N.L., Cookson, M.G. et al. (2009) Primary endoscopic management versus open revision of ureteroenteric anastomosis strictures after urinary diversion-single institution contemporary series. *J. Endourol.* 23(3), 551-555.

Motola, J.A., Badlani, G.E., Bush, W.H. et al. (1993) Results of 221 consecutive endopyelotomies: an 8-years follow-up. *J. Urol.* 149, 453-456.

Razdan, S., Silberstein, I.K., Bagley, D.H. (2005) Ureteroscopic endoureterotomy. *BJU Int.* 95, suppl 2, 94-101.

Schlick, R.W., Seidl, E.M., Kalem, T. et al. (1998) New endoureteral double-J resists extrinsic ureteral compression. *J. Endourol.* 12, 37-40.

Seldinger, S.I. (1953) Catheter replacement of the needle percutaneous arteriography. *Acta Radiol.* 39, 36-41.

Thomas, R. (1992) *Ureteroscopic retrograde endopyelotomy.* Video-Urology Times, vol. 5, program 1, New York, Video-Urology Times.

Van Cangh, P.J., Wilmart, J.F., Opsomer, R.J. et al. (1994) Long-term results and late recurrence after endoureteropyelotomy: a critical analysis of prognostic factors. *J. Urol.* 151(4), 934-937.

Van Cangh, P.J., Nesa, S. (1998) Endopyelotomy. Prognostic factors and patient selection. Urol. Clin. North Am., 25(2), 281-288.

17.1 "Tips and tricks"

Qualunque sia la tecnica adottata, alcuni principi specifici e particolari della chirurgia ureterale debbono essere costantemente tenuti presenti:

- la scelta del tipo d'incisione deve essere molto ponderata: ciò consente di praticare corte incisioni mirate al tratto di organo interessato che permettono di effettuare interventi anche complessi, così rispettando le moderne aspettative dei pazienti di avere cicatrici brevi ed estetiche;
- l'isolamento dell'organo, tenuto conto della particolarità della sua irrorazione, deve essere fatto nell'assoluto rispetto dell'avventizia in cui decorrono i vasi, per evitare di procurargli pericolosi danni ischemici;
- per lo stesso motivo durante le sue manipolazioni sono da evitare assolutamente stiramenti, prese con pinze traumatizzanti e l'uso di sorgenti di coagulazione a contatto con la parete;
- la sua sospensione deve evitare l'uso di ferri e fili grossolani ed essere praticata preferibilmente utilizzando sling vascolari;
- l'identificazione dell'organo di solito è agevole purché la sua ricerca, ad eccezione dei casi di documentata dislocazione, venga fatta nei tessuti che aderiscono al peritoneo posteriore;
- nei casi più complessi è conveniente identificarlo, anche se a distanza del tratto interessato dalla patologia, nei punti "più facili", in alto a livello della giunzione ureteropielica, nel punto intermedio al suo incrocio con i vasi iliaci;
- nei casi "drammatici" (quali le gravi fibrosi, le infiltrazioni neoplastiche o le gravi lesioni iatrogene secondarie a chirurgia maggiore addominale o

ginecologica), è opportuno un cateterismo preoperatorio che, seppure incompleto, facilita con la sua palpazione o con il suo movimento l'individuazione di un organo di difficile repere;
- le anastomosi uretero-ureterali e uretero-intestinali devono essere tipo muco-mucosa, impermeabili per evitare la filtrazione di urina e prive di tensione;
- le anastomosi uretero-ureterali devono essere eseguite su monconi spatolati, perché quelle su sezioni circolari hanno tendenza a stenotizzare;
- i fili di sutura impiegati devono essere di calibro sottile (3-0/4-0), perché i fili oggi disponibili hanno un tempo di riassorbimento maggiore rispetto al catgut usato in passato;
- gli stent utilizzati devono essere tenuti il giusto tempo, tenendo conto che dopo 28 giorni è stata documentata la conduzione di potenziali di azione e quindi della peristalsi a livello di una anastomosi (Caine e Hermann 1970);
- il drenaggio vicino a un'ureterotomia o a una anastomosi può creare un meccanismo aspirativo e va mantenuto lo stretto necessario;
- è indispensabile avere consapevolezza delle numerose malformazioni, varianti anatomiche, patologie intrinseche, facilità d'interessamento da parte delle varie patologie degli organi che lo circondano; ciò al fine di far precedere sempre all'intervento, di chirurgia urologica o di specialità diverse, uno studio diagnostico specifico, allorché si sospetti o si preveda il coinvolgimento dello o degli ureteri nel corso dello stesso;
- la mission di salvare a tutti i costi un rene non può prescindere da quella di salvare a tutti i costi anche un uretere.

S. Pagano, *L'uretere: malattie e sintomi.*
© Springer-Verlag Italia 2010

17.2 Vie di accesso

La particolare lunghezza dell'organo comporta che le vie di accesso chirurgiche varino in relazione al tratto di uretere interessato: lombare, iliaco, pelvico o intramurale (Fig. 17.1).

L'approccio all'uretere è abitualmente extraperitoneale, ma può essere anche transperitoneale; è stato eccezionalmente usato l'approccio transvaginale, mentre per il tratto intramurale l'accesso può essere transvescicale.

Nella scelta dell'incisione chirurgica, influiscono in maniera determinante anche il tipo di patologia da trattare e la consapevolezza che la stessa possa consigliare o imporre nel corso dell'intervento un cambiamento della strategia chirurgica iniziale.

Si eseguono incisioni addominali sottocostali anteriori o laterali extraperitoneali in cui, progressivamente, vengono incisi o divaricati i muscoli obliquo esterno, obliquo interno e trasverso, e la fascia trasversalis. Occorre ricordare che il peritoneo parietale aderisce strettamente alla fascia trasversalis; pertanto, va progressivamente scollato medialmente per evitare di aprirlo nell'incisione della fascia trasversalis. Nelle incisioni mediane si segue la linea alba e i muscoli sono risparmiati, l'accesso può essere basso extraperitoneale o più o meno alto o completo con approccio transperitoneale.

Per quanto riguarda l'anestesia, quella generale è indispensabile per tutti gli interventi maggiori. L'anestesia epidurale e quella spinale possono essere utilizzate negli interventi sull'uretere pelvico. Molte delle procedure endourologiche possono essere eseguite in anestesia locale o in sedazione, mentre per le più complesse è preferibile l'anestesia generale.

17.2.1 Uretere sottogiuntale e lombare alto

Il paziente è posizionato sul fianco. L'incisione utilizzata è uguale a quella per il rene, sottocostale sotto la 12ª costa; può essere anche eseguita partendo dall'apice dell'11ª costa e dirigendosi verso l'addome con decorso a "S".

L'incisione interessa progressivamente i piani muscolofasciali. Ove possibile, è preferibile la divaricazione dei fasci muscolari piuttosto che la loro sezione, per prevenire la fastidiosa formazione di lomboceli.

17.2.2 Uretere lombare basso e uretere iliaco

Sia per il tratto più basso dell'uretere lombare basso, L4-L5, sia per l'uretere iliaco, che si estende dalla 5ª vertebra lombare sino alla fine della giunzione ilio-sacrale, il paziente viene posto in posizione supina con il lato interessato sollevato da supporti e viene eseguita l'incisione ileo-inguinale di Gibson, dalla spina iliaca anteriore obliquamente sino al punto di McBurney o al margine del muscolo retto a sinistra. Può essere anche usata una via pararettale paraperitoneale.

17.2.3 Uretere pelvico

Si estende dalla fine della giunzione ilio-sacrale alla vescica. La via di accesso può essere inguinale bassa, pararettale, mediana ombelico-pubica o trasversale sovrapubica di Pfannenstiel.

17.2.4 Uretere intramurale

L'accesso è transvescicale.

17.2.5 Accesso transperitoneale

Per particolari patologie (come quelle traumatiche, quelle conseguenti a lesioni iatrogene derivanti da chirurgia addominale o ginecologica), per la fibrosi retroperitoneale

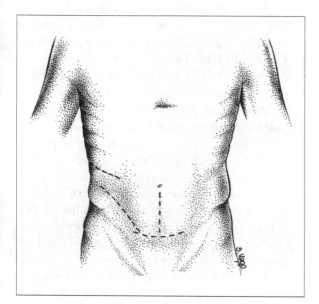

Fig. 17.1 Vie di accesso chirurgiche all'uretere

grave o quan do s i preve de di ut ilizzare l'intestino o l'omento, è necessario impiegare la via transperitoneale con incisione mediana di varia estensione.

L'incisione della parete addominale porta a contatto con il peritoneo. L'approccio abituale all'organo è di tipo extraperitoneale.

Si procede allo scollamento mediale del sacco peritoneale e s i ottiene accesso a l retroperitoneo dove si rinviene l'uretere.

Dopo lo scollamento peritoneale è abituale che l'uretere debba essere ricercato a stretto contatto del sacco peritoneale posteriormente.

Nell'approccio transperitoneale l'uretere viene ricercato dopo lo scollamento parietocolico sinistro o destro o dopo incisione del peritoneo posteriore in corrispondenza del tratto di uretere interessato.

L'isolamento dell'organo è più complesso nella donna per la presenza del legamento rotondo, che deve essere conservato o ricostituito in caso di sua necessaria sezione nella donna giovane quando costituisce ostacolo allo spostamento del sacco, per il suo decorso nel contesto del legamento largo e per l'incrocio dell'arteria uterina.

17.3 Ureterolisi

L'intervento consiste nella liberazione dell'organo dalla fibrosi retroperitoneale idiopatica o postflogistica secondaria a varie patologie intrinseche o estrinseche.

Risulta molto utile in parecchi casi il posizionamento preoperatorio di un cateterino ureterale per facilitare l'individuazione dell'organo

Nella fibrosi idiopatica è necessario un approccio anteriore mediano transperitoneale, esteso secondo le necessità del caso.

Attraverso l'incisione del peritoneo posteriore o dopo lo scollamento parietocolico, s'individua l'organo nel tratto dilatato e lo si sospende; se è possibile la sua individuazione in un tratto sottostante normale, è meglio iniziare dal basso la ureterolisi. È bene, comunque, aspettarsi un piano di clivaggio difficile.

Si libera per via smussa l'or gano dalla *couche* di tessuto fibroso che lo avvolge, non raramente per lo spessore e la tenacia del tessuto è necessario ricorrere all'uso delle forbici. È, comunque, necessaria molta cautela per la fragilità della parete ureterale a causa delle alterazioni ischemiche, per evitare di procurare danni parietali importanti che costringerebbero a resezioni e problematiche anastomosi termino-terminali.

Nella fibrosi retroperitoneale idiopatica è sempre consigliabile procedere alla intraperitoneizzazione dell'uretere con eventuale associazione a omentoplastica. Questa procedura deve essere eseguita bilateralmente, anche nei casi in cui un uretere sia in quella fase indenne.

In casi di fibrosi unilaterale di altro ti po l'intervento può essere eseguito con incisione anterolaterale per via extraperitoneale.

17.4 Ureterolitotomia

In passato, l'ureterolitotomia costituiva un intervento di pratica quasi quotidiana. Le sue indicazioni residu e sono oggi rappresentate dai calcoli di grosse dimensioni, impattati, associati ad altre anomalie che necessitano di un trattamento chirurgico, dai reiterati insuccessi di SWL o URS, dai casi in cui queste due ultime procedure sono impraticabili o controindicate e dalle riconversioni di URS complicatesi.

La via di accesso di pende dalla localizzazione del calcolo.

Identificato l'uretere, lo si isola cautamente in corrispondenza del tratto in cui il calcolo è indovato, si pone al di sopra di quest'ultimo una fettuccia vascolare per sospendere l'organo e soprattutto per evitare la migrazione verso l'alto del calcolo, essendo non infrequentemente la via escretrice a monte dilatata. S'incide la parete e si estrae il calcolo. In alcuni casi, può essere a questo punto necessaria la verifica della pervietà del sottostante tratto d'uretere con un cateterismo anterogrado sino in vescica.

Nei casi in cui sia ritenuto necessario, può essere posto uno stent ureterale doppio J.

Si sutura l'ureterotomia con punti di filo riassorbibile di calibro sottile 3-0/4-0, con punti extramucosi per prevenire l'erniazione della mucosa tra la linea di sutura, causa di possibile fistolizzazione.

17.5 Ureterectomia totale

Le indicazioni principali all'intervento di ureterectomia totale sono i tumori della via escretrice superiore e le ureteroidronefrosi marcate con distruzione del parenchima renale, secondarie a malformazioni o a patologia ostruttiva, le ureteroidronefrosi di emidistretti patologici.

Si tratta di nefroureterectomie totali o di eminefroureterectomie superiori o inferiori.

Abitualmente l'intervento comincia con la nefrectomia, che comporta anche l'isolamento del tratto lomboiliaco dell'uretere. Se si desidera asportare il pezzo intero, il rene viene affondato e successivamente recuperato attraverso la seconda incisione ileoinguinale o mediana sottombelicale, attraverso la quale si procede all'isolamento dell'uretere pelvico e iuxtavescicale e, quando indicato, alla cistotomia per la escissione del collaretto vescicale, e alla successiva asportazione del pezzo.

L'asportazione del pezzo intero, specie in presenza di un rene voluminoso, comporta ampi scollamenti. Pertanto, se non ci sono controindicazioni, è meglio asportare il rene e la porzione lombare dell'uretere dall'incisione lombotomica e procedere successivamente all'asportazione del moncone distale attraverso la seconda incisione.

17.6 Ureterectomia del moncone residuo

L'indicazione all'asportazione di un moncone residuo di precedente nefrectomia si pone:

• per neoplasia in un moncone residuo di nefrectomia per patologia diversa dal tumore della via escretrice superiore;

• per recidiva tumorale dopo nefroureterectomia parziale per tumore della via escretrice superiore;
• per complicanze infettive o calcolotiche del moncone stesso.

L'incisione è ileoinguinale o mediana sottombelicale.

17.7 Ureterectomia parziale

Le indicazioni principali all'ureterectomia parziale sono:

• asportazione di neoplasie;
• asportazione di polipi e valvole ureterali;
• resezione di stenosi postraumatiche o postattiniche;
• trattamento dell'uretere retrocavale;
• stenosi della giunzione pieloureterale.

Alla stessa stregua possono considerarsi tutte le lesioni di tipo iatrogeno che procurino direttamente una perdita di sostanza di un tratto dell'uretere o che comportino per le lesioni procurate la necessità di una resezione parziale dell'organo.

La tipologia dell'intervento dipende dal tratto di uretere interessato: uretere sottogiuntale, lombare e iliaco, pelvico.

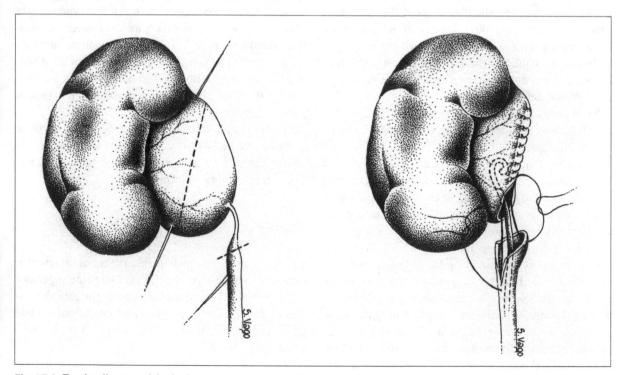

Fig. 17.2 Tecnica di ureteropieloplastica secondo Anderson-Hynes

Fig. 17.3 **a** IVU:
idronefrosi sinistra
da stenosi del giunto;
b IVU: risultato della
ureteropieloplastica

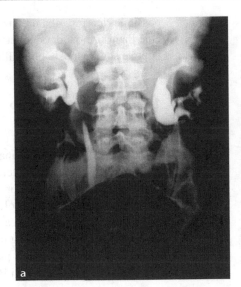
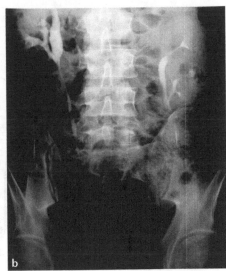

17.7.1 Uretere sottogiuntale

La patologia a questo livello è rappresentata principalmente dalle stenosi del giunto e dalle stenosi conseguenti a calcolosi. L'obiettivo è dare al giunto una nuova strutturazione anatomicamente armonica e funzionalmente efficace ad assicurare un drenaggio ottimale delle urine.

Sono state proposte numerose tecniche per raggiungere questo scopo. La più nota e più diffusamente eseguita è la **ureteropieloplastica** secondo Anderson-Hynes (Anderson e Hynes 1949)(Fig. 17.2). È una tecnica definita *dismembered pyeloplasty* in letteratura anglosassone, perché comporta la resezione completa della giunzione pielouretérale e la successiva uretero pielo-anastomosi. Ciò consente lo scrociamento di eventuali vasi anomali e permette la resezione plastica del bacinetto dilatato. L'accesso è per via lombotomica. Isolato il bacinetto e il tratto uretera le sottog iuntale, s i pone un punto di sospensione su ll'uretere, in mo do da identificare il su o asse, per evitare torsioni, e la faccia mediale della sua parete che deve essere risparmiata.

Si procede alla resezione ortotopica del giunto pielouretérale e alla resezione plastica necessaria del bacinetto renale dilatato, e si sutura il bacinetto con punti in vicryl 3-0, sino a residuare, nella sua parte inferiore, solamente la rima per l'anastomosi con l'uretere.

L'uretere viene spatolato, incidendolo in corrispondenza della sua parete laterale, e anastomizzato, su tutore doppio J di calibro consono, alla rima inferiore del bacinetto con lo stesso tipo di filo, in modo tale da risultare nell'auspicata conformazione a imbuto (Fig. 17.3)

Le tecniche alternative sono la *Y-plastica di Foley*, utilizzabile nei casi di alta inserzione dell'uretere e stenosi lunghe dell'uretere sottogiuntale; quelle di *Culp e Scardino*, utilizzabili nei casi di inserzione bassa dell'uretere in presenza di un bacinetto extrarenale e nellequali viene utilizzato un lembo di bacinetto a spirale o verticale per allargare, dopo la ureterotomia, l'uretere stenotico.

In casi particolari può essere eseguita una ureterocalicoanastomosi e, in presenza di un doppio distretto con idronefrosi di uno di essi per stenosi del giunto, può essere praticata un'anastomosi uretero-uretérale latero-laterale.

17.7.2 Uretere lombare e iliaco

In questi tratti l'intervento riparativo consiste nella ricostituzione della continuità dell'organo con una **anastomosi uretero-uretérale**.

L'intervento è in linea di principio possibile quando la perdita di sostanza o la resezione necessaria non superino i 3-4 cm, per garantire l'irrinunciabile principio di avere una sutura senza tensione. È tuttavia possibile ese guirlo anche con perdita di sostanza ma ggiore attuando alcuni accorgimenti come la *mobilizzazione del rene* e/o la mobilizzazione e il raddrizzamento dell'uretere pelvico.

Effettuata la resezione del tratto di organo interessato dalla pato logia o constatatane la per dita di sostanza provvedendo al recupero dei suoi due monconi, le due estremità vengono spatolate a becco di flauto, sovrapposte e suturate con filo di vicryl 3-0, possibilmente con punti che includono solo l'avventizia e la musco -

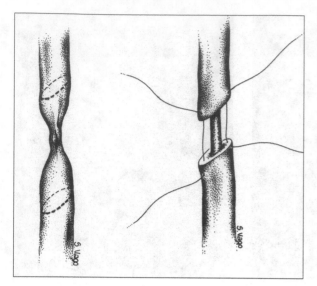

Fig. 17.4 Tecnica di ureterectomia segmentaria e anastomosi termino-terminale

lare, evitando in ogni modo che la mucosa protruda nella linea di sutura (Fig. 17.4). Lo stent utilizzato è di solito un doppio J di calibro consono (vedi Fig. 14.19d).

In casi particolari, allorquando non sia possibile eseguire una anastomosi che dia le necessarie garanzie, è possibile ricorrere alla uretero-ureterostomia trasversa, cioè l'anastomosi dei due terzi superiori di un uretere, dopo la sua trasposizione, all'uretere contro laterale.

17.7.3 Uretere pelvico

Anche per l'uretere pelvico è possibile procedere alla resezione e uretero-ureteroanastomosi (Fig. 17.5). Nei casi un cui il tratto di uretere pelvico mancante sia esteso per demolizione di principio, come può avvenire per neoplasie o per fistole complicate o per situazioni di necessità come in caso di gravi lesioni iatrogene, è preferibile eseguire una *ureterocistoneostomia*, adottando tecniche particolari come la *psoas hitch* o la tecnica a lembo di Boari.

17.8 "Psoas hitch"

È una tecnica proposta da Turner-Warwick (Turner et al. 1969). Consiste nella mobilizzazione della vescica, nel suo sollevamento verso l'alto e nel suo ancoraggio al muscolo psoas. Ne consegue il suo allungamento verso l'alto, che consente di colmare il difetto tra uretere e vescica.

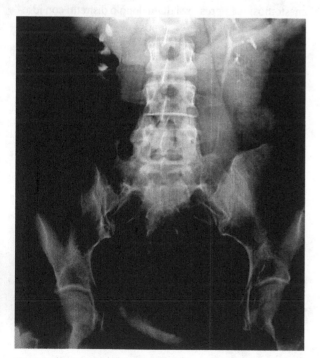

Fig. 17.5 IVU: risultato in caso di endometriosi pelvica (caso della Figura 10.22)

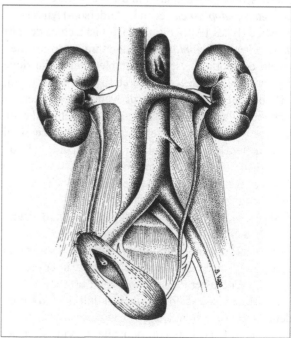

Fig. 17.6 Tecnica di *psoas hitch*

Nel corso della mobilizzazione della vescica si procede allo sviluppo delle tasche retroperitoneali e alla dissezione della riflessione peritoneale posteriore per ottenere una maggiore mobilità dell'organo. Quando necessario, si può procedere alla sezione dell'arteria ombelicale e dell'arteria vescicale superiore controlaterale.

Una volta mobilizzata, la vescica può essere stirata lateralmente e superiormente e fissata, con alcuni punti in vicryl 1-0 a pieno spessore, al muscolo psoas, avendo cura di rispettare il vicino nervo genitofemorale (Fig. 17.6).

A questo punto si procede alla cistotomia e al successivo reimpianto diretto o con tunnel sottomucoso o antireflusso dell'uretere. È importante, ai fini di una sutura senza tensione, verificare che l'uretere e la vescica fissata si sovrappongano per almeno 5 centimetri.

Con questa tecnica Middleton (1980) riporta percentuali di successo del 95%.

17.9 Lembo di Boari

Per colmare il gap tra uretere e vescica viene utilizzato un lembo di vescica tubularizzato. L'esposizione e la mobilizzazione della vescica sono identiche a quelle della *psoas hitch* (le due tecniche possono anche essere associate), evitando il sacrificio delle arterie vescicali superiori.

Sulla faccia superolaterale della vescica si opera una cistotomia, ricavando una striscia di parete che viene ribaltata all'insù a costituire un lembo.

La base del lembo deve essere almeno di 4 cm, per assicurare una sufficiente irrorazione vascolare che eviti ischemia dell'apice del lembo. La parete vescicale e il flap vengono ancorati al muscolo psoas (Fig. 17.7). Si esegue a questo punto l'anastomosi ureterovescicale con la tecnica preferita provvedendo allo stenting ureterale.

Si completa con la chiusura a tubulo del lembo (Motiwala et al. 1990).

17.10 Transureteroureterostomia

Nei casi di perdita importante dell'uretere pelvico è possibile procedere alla anastomosi dell'uretere interessato al controlaterale.

Controindicazione assoluta a questo tipo d'intervento è il fatto che l'uretere sia troppo corto per poter assicurare una anastomosi senza tensione; controindica-

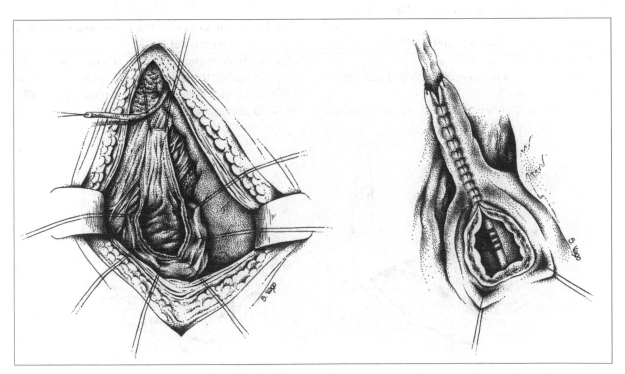

Fig. 17.7 Tecnica di ureterocistoneostomia secondo Boari

zione relativa è la prospettiva di possibili patologie che possano interessare entrambi gli ureteri.

Si incide bilateralmente il peritoneo posteriore lateralmente al colon lungo la linea avascolare di Toldt. Qualora l'uretere donatore sia il destro, l'incisione viene estesa attorno al cieco e lungo la radice del mesentere per permettere una più facile mobilizzazione dell'organo e un suo tragitto più breve dietro al peritoneo posteriore.

Si isolano e mobilizzano i due ureteri: quello ricevente quanto basta; quello donatore, invece, sino al polo inferiore del rene col sacrificio dei vasi gonadici, se ritenuto necessario.

Si crea un tunnel peritoneale posteriore ampio e con curvatura graduale, identificando l'arteria mesenterica inferiore per evitare che l'uretere destro donatore vi passi sotto, causa di possibile stenosi da compressione. L'uretere donatore viene fatto passare nel tunnel e successivamente spatolato e suturato con anastomosi termino-laterale all'incisione longitudinale opportuna praticata sulla parete dell'uretere ricevente. Lo stent posto nell'uretere donatore perviene in vescica attraverso l'uretere ricevente (Hodges et al. 1980).

17.11 Ureterocistoneostomia

Il reimpianto dell'uretere in vescica s'impone per:

- patologia della giunzione uretero-vescicale, consistente in stenosi o reflusso;
- in conseguenza a resezioni di principio dell'uretere pelvico distale;
- per lesioni dell'uretere pelvico di natura iatrogena.

Abitualmente l'intervento viene eseguito con una tecnica antireflusso. In alcuni casi, però, come nei pazienti anziani, o quando l'intervento ha finalità palliative, o quando non ci sono le condizioni anatomiche per eseguire una plastica antireflusso (uretere molto corto, vescica molto retratta o ampiamente resecata), si procede alla *ureterocistoneostomia diretta semplice*. In questo caso la vescica viene mobilizzata e incisa; al di sopra della cistotomia attraverso una breccia compatibile si porta l'uretere all'interno della vescica, l'uretere viene poi spatolato, viene posto in esso uno stent consono e viene suturato alla mucosa vescicale con punti staccati di filo vicryl 3-0.

17.12 Tecniche di reimpianto vescico-ureterale antireflusso

Numerose sono le tecniche di reimpianto vescico-ureterale antireflusso basate sul principio di ristabilire il naturale meccanismo antireflusso attraverso il rifacimento del percorso sottomucoso dell'uretere e il suo reimpianto.

17.12.1 Tecnica di Politano-Leadbetter

È indubbiamente la tecnica più conosciuta e adottata descritta dagli Autori nel 1958.

Attraverso un'incisione mediana si procede alla cistotomia. L'uretere interessato viene incannulato con un cateterino ureterale che viene fissato con un punto alla papilla. Quest'ultima è incisa per tutta la sua circonfe-

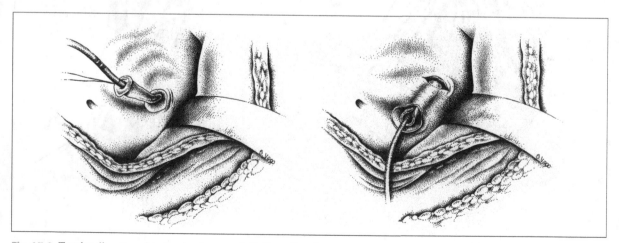

Fig. 17.8 Tecnica di ureterocistoneostomia secondo Politano-Leadbette

renza e si procede alla dissezione e mobilizzazione dell'uretere intramurale che viene, così, attratto in vescica.

Si passa, quindi, un clamp curvo nello spazio creatosi attorno all'uretere sino allo spazio paravescicale e successivamente lo si rintroduce in vescica 3-4 cm sopra l'orifizio papillare originale, incidendo la parete vescicale sulla punta del clamp utilizzato. A questo punto l'uretere viene reintrodotto in vescica attraverso questa breccia superiore. Da quest'ultima e l'originale sede papillare si crea un tunnel sottomucoso in cui si fa scorrere l'uretere riportando la sua estremità nella sua sede primitiva. Viene resecato il centimetro distale dell'uretere e lo stesso viene suturato alla mucosa vescicale circostante con punti staccati di vicryl 3-0, avendo accortezza con un paio di punti di prendere anche la muscolatura trigonale per finalità di ancoraggio (Fig. 17.8).

A volte, negli adulti, la tecnica esclusivamente transvescicale non risulta agevole e bisogna ricorrere alla dissezione combinata con una fase extravescicale, proseguendo nell'identica maniera per la neoanastomosi. Lo stent utilizzato è del tipo doppio J, mantenuto per 2-3 settimane.

17.12.2 Tecnica di Glenn-Anderson

È una tecnica transvescicale. Consiste nell'allunga - mento del tunnel sottomucoso naturale. Liberato l'uretere intramurale così come nel primo tempo della tecnica di Politano, viene creato un tunnel sottomucoso distale verso il collo vescicale (Glenn eAnderson 1978).

La parete vescicale al di sopra della papilla primitiva viene incisa a tutto spessore e suturata dietro l'uretere.

L'uretere viene passato nel tunnel sottomucoso distale e suturato alla mucosa vescicale nella nuova sede distale alla precedente (Fig. 17.9).

17.12.3 Tecnica di Cohen

È una tecnica transvescicale definita cross-trigonale (Glassberg et al. 1985). L'uretere intramurale viene liberato. La mucosa vescicale è incisa verticalmente appena sopra e lateralmente alla papilla controlaterale. Si crea da qui un tunnel sottomucoso sino alla papilla originale, dove viene fatto passare l'uretere che viene successivamente spatolato e suturato, in questa nuova sede, alla mucosa con dei punti che comprendono anche la muscolare per assicurarne il fissaggio (Fig. 17.10). Con questa tecnica vengono riportati percentuali di successo del 97,8% (Burbige 1991).

17.12.4 Tecnica di Lich-Gregoir

È una tecnica extravescicale. Consiste nel creare un tunnel antireflusso nella parete muscolare vescicale in cui è adagiato l'uretere, al di sopra del quale viene suturata la parete vescicale (Fig. 17.11). Marberger et al. (1978) riferiscono di successi nel 97,7% dei casi.

17.12.5 Tecnica di Barry

È una tecnica usata nel reimpianto dopo trapianto renale. Si praticano sulla faccia anterosuperiore della vescica

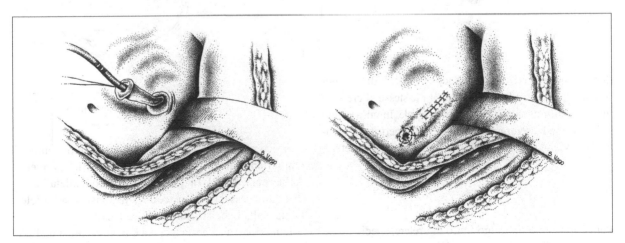

Fig. 17.9 Tecnica di ureterocistoneostomia secondo Glenn

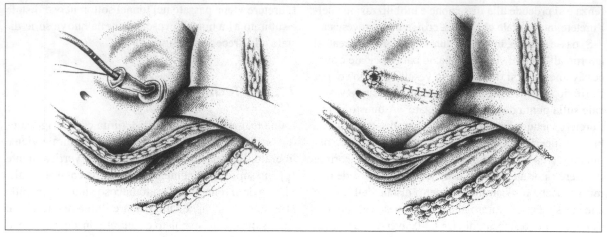

Fig. 17.10 Tecnica di ureterocistoneostomia secondo Cohen

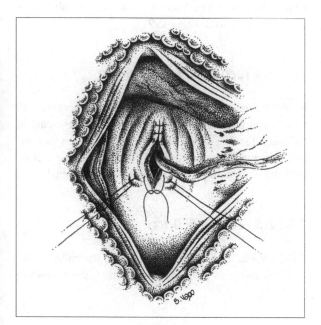

Fig. 17.11 Tecnica antireflusso di Gregoir

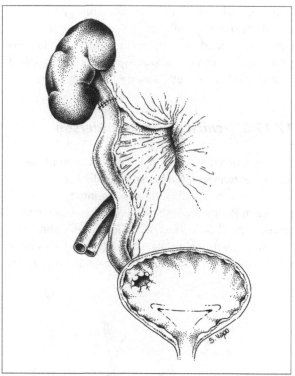

Fig. 17.12 Tecnica di ureteroileoplastica sostitutiva

due incisioni parietali extramucose verticali di 2,5 centimetri distanti tra loro 4-5 cm. Tra le stesse si crea un tunnel sottomucoso a decorso trasversale. In un'apertura si introduce l'uretere nel tunnel e nell'apertura controlaterale viene aperta la mucosa a cui si sutura l'uretere.

17.13 Ureteroileoplastica

Per rimpiazzare un lungo tratto di uretere, specie quelb prossimale (lesioni iatrogene da uretroscopia), è possi-

bile ricorrere alla sua sostituzione parziale o completa con un'ansa ileale isoperistaltica (Schmitz-Drager e Ackermann 1998). In quest'ultimo caso, isolata l'ansa di ileo necessaria, si procede alla anastomosi pielo-ileale e alla ileocistostomia (Fig. 17.12).

L'alternativa a questa tecnica è rappresentata dall'autotrapianto renale.

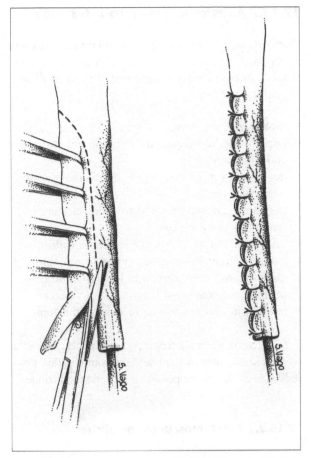

Fig. 17.13 Tecnica di ureteroplastica rimodellante secondo Hendren

17.14 Ureteroplastica di modellamento secondo Hendren

In presenza di megauretere associato a reflusso o a stenosi della giunzione uretero-vescicale, prima della ureterocistoneostomia si deve procedere al rimodellamento riduttivo dell'organo secondo la tecnica di Hendren (1969).

Dopo aver inciso la papilla, si esegue la dissezione intravescicale dell'uretere e si attira l'organo fuori dalla vescica, continuando il suo isolamento in alto. Nella maggior parte dei casi non è necessario procedere al di sopra dell'incrocio dei vasi iliaci, a meno che l'uretere non sia molto tortuoso e sia necessario il suo raddrizzamento.

Nell'isolamento è fondamentale rispettare tutto il tessuto periureterale.

Il rimodellamento, consistente nell'eliminazione di una striscia di parete che non deve mai essere superiore a 1/3 della circonferenza presentata dall'organo, deve interessare la faccia posterolaterale, dove poi corrisponderà la linea di sutura, perché il principale apporto vascolare perviene all'organo lungo la faccia mediale della sua parete (Fig. 17.13). Nel passaggio dell'uretere in vescica bisogna curare che la linea di sutura sia posteriore, in modo tale che essa poggi posteriormente contro la muscolatura vescicale. Si esegue a tal punto l'anastomosi ureterovescicale con tecnica antireflusso (Fig. 17.14).

La plicatura di Starr e la embricatura di Kalicinski rappresentano le alternative alla plastica di Hendren.

Fig. 17.14 **a** IVU: megauretere completo sinistro; **b** IVU postoperatoria dopo plastica secondo Hendren

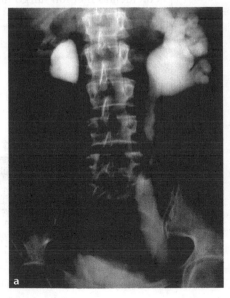
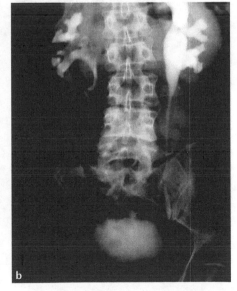

17.15 Derivazioni ureterali

Le derivazioni urinarie necessitano allorquando, per deprivazione chirurgica della vescica o per grave patologia della stessa che la rende non più funzionale, si rende indispensabile derivare gli ureteri, anastomizzandoli alla cute o all'intestino attraverso un condotto o dopo aver con fezionato con lo stesso una tasca o un neoserbatoio.

17.15.1 Anastomosi uretero-cutanea

L'ureterocutaneostomia consiste nell'anastomosi diretta degli organi alla cute. È la derivazione più semplice, di solito eseguita in pazienti a bassa prognosi e in quelli ad alto rischio, resa oggi compatibile grazie alla disponibilità dei moderni stent. Può essere eseguita con due distinte anastomosi, oppure con la tecnica di Wallace (Fig. 17.15) in un'unica anastomosi, dopo aver congiunto tra loro i due ureteri (Fig. 17.16).

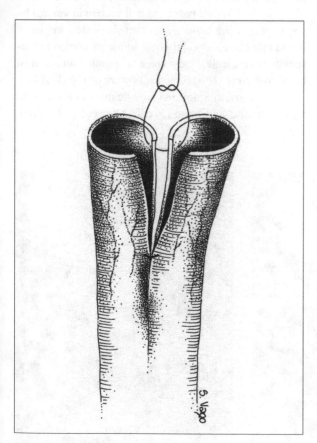

Fig. 17.15 Tecnica di Wallace

17.15.2 Anastomosi uretero-intestinali

Come in precedenza descritto, questa nuova situazione espone l'uretere a notevoli criticità che vanno contenute osservando scrupolosamente i principi di salvaguardia dell'organo:

- mobilizzazione limitata al minimo indispensabile;
- rispetto dell'avventizia dell'organo nel corso del suo isolamento;
- accuratezza di portare l'intestino verso l'uretere e non viceversa;
- assicurare un percorso virtuoso dell'uretere evitando torsioni e *kinking*;
- utilizzo di fili di sutura sottili e riassorbibili;
- suture tipo muco-mucosa, evitando erniazion i della mucosa stessa lungo la linea di sutura;
- utilizzo sistematico di stent;
- extraperitoneizzazione della sede di anastomosi.

Tutto ciò concorre a ri durre al minim o la temibile complicazione della stenosi dell'anastomosi, grave conseguenza clinica anche perché di difficile risoluzione.

17.15.2.1 Anastomosi uretero-coliche

Ureterosigmoidostomia.
Tecnica transcolica di Goodwin

È una tecnica di anastomosi antireflusso ese guita incidendo il colon lun go una tenia (Goodwin et al. 1953). Si praticano due incisioni sulla mucosa; attra-

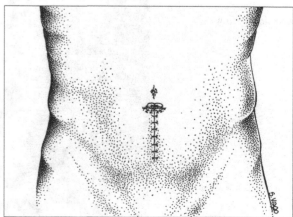

Fig. 17.16 Ureterocutaneostomia con tecnica di Wallace

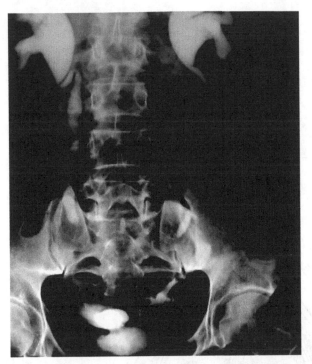

Fig. 17.17 IVU: ureterosigmoidostomia secondo Goodwin

verso ciascuna di esse si crea un tunnel sottomucoso di 3-4 cm, alla fine del quale con la punta del ferro utilizzato si perfora la parete colica per prendere l'uretere e attrarlo all'interno del lume, facendolo scorrere nel tunnel. L'estremità dell'uretere viene allora spatolata e suturata alla mucosa colica con qualche punto che comprenda anche la muscolare a scopo di fissazione. Nel punto d'ingresso dell'uretere si pone qualche punto di fissaggio tra lo stesso e la sierosa colica, e l'area viene extraperitoneizzata (Fig. 17.17).

17.15.2.2 Anastomosi uretero-ileali

Condotto ileale di Bricker

È una tecnica di derivazione eseguita da Bricker (1950) con lo scopo di evitare la stomia diretta alla cute degli ureteri, interponendovi un tratto di intestino ileo.

A 20 cm dalla congiunzione ileocecale viene scelto un segmento di ileo di 15-20 cm, viene resecato, la

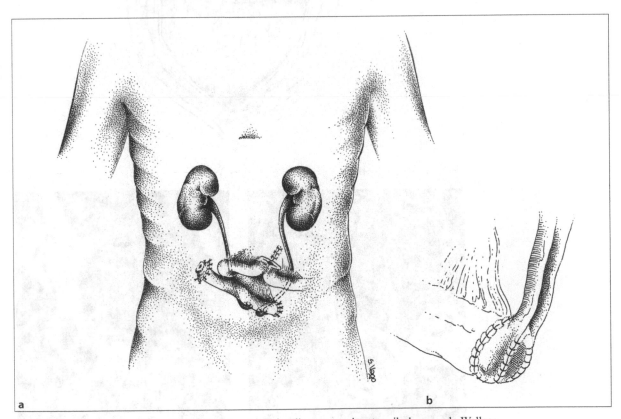

Fig. 17.18 a Tecnica di condotto ileale di Bricker, b tecnica di anastomosi uretero-ileale secondo Wallace

continuità intestinale ricostituita. Il condotto è chiuso nella sua parte pross imale, mentre la parte distale aperta costituirà la stomia cutanea.

L'uretere di sinistra viene portato nel lato destro facendolo decorrere dietro il mesosigma e anastomizzato, come il destro, al condotto verticalizzato attraverso la breccia del peritoneo posteriore.

È un'anastomosi uretero-ileale diretta refluente termino-laterale. Viene praticata una piccola incisione della parete ileale, rimossa la mucosa erniata, l'uretere spatolato e suturato a pieno spessore evitando le erniazioni della mucosa; può essere posto qualche punto tra l'avventizia ureterale e la sierosa ileale.

Fig. 17.19 a Tecnica di condotto ileale anteriore sec. S. Pagano; **b** CT risultato; **c** particolare

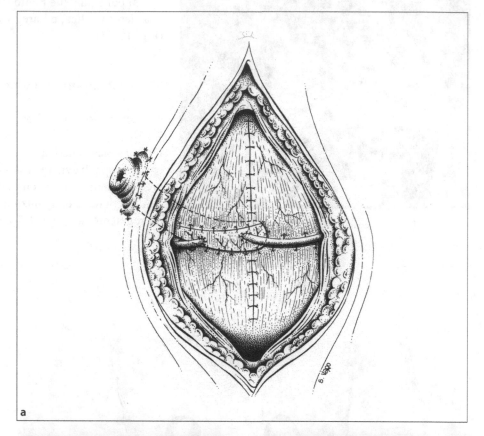

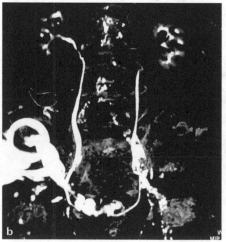

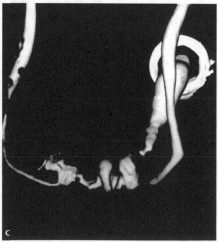

È consigliabile apporre qualche punto di deten - sione della sutura pochi centimetri prima dell'anastomosi tra l'uretere e la parete ileale (Fig. 17.18).

Condotto ileale anteriore di Pagano

In questa variante della Bricker, descritta da Pagano S. (2005), il condotto viene lasciato nella posizione in cui si trova dopo la sua resezione, quindi anteriore, superficiale e isoperistaltica (Fig. 17.19).Gli ureteri vi pervengono naturalmente e pertanto viene evitato il passaggio dell'uretere sinistro sotto il mesosi gma; inoltre, sfruttando tutta la lun ghezza dell'uretere di sinistra, è possibile confezionare un condotto molto corto.

L'anastomosi uretero-ileale è di tipo diretto termino laterale. La super ficialità delle strutture anatom iche consente di eseguire accuratamente e facilmente le suture. La tecn ica permette di eliminare alcune cr iticità dell'intervento originale e di avere un netto m iglioramento delle percentuali di complicazioni nel follow-up prolungato.

Anastomosi ureterale di Wallace

L'anastomosi proposta da Wallace (1970) è un'anastomosi re fluente diretta in cui, prima di proce dere alla stessa, i due ureteri spatolati vengono suturati tra di loro nel loro mar gine posteriore e successivamente con i loro due mar gini anteriori suturati all'intestino. Nell a variante a Y gli ureteri vengono suturati tra loro anche con il mar gine anteriore e l'estremità circolare risultante suturata poi direttamente all'intestino.

Anastomosi ureterale secondo Le Duc

A differenza delle precedenti, è una tecnica di anastomosi uretero-ileale antireflusso basata sul concetto di allocare l'uretere nel contesto della parete intestinale, confidando nel tunnel sottomucoso che si costituirà ad avvenuta ep itelizzazione dell'incisione mucosa (L e Duc et al. 1987). È una tecnica trans ileale; l'intestino è aperto sul suo bordo antimesenterico.

La mucosa è incisa per 3 cm e i margini scollati bilateralmente creando, così, un letto a diretto contatto con la muscolatura parietale. Nel punto d'inizio d i questa incisione si pratica una piccola breccia parie-

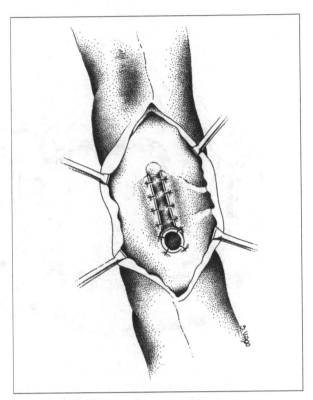

Fig.17.20 Tecnica di anastomosi uretero-intestinale secondo Le Duc

tale attraverso la quale s'introduce l'uretere nel lume, adagiandolo nel letto formato in precedenza. Si procede alla sutura dell'uretere s patolato con punti che comprendono la mucosa e la muscolare dell'intestino. La mucosa laterale non viene ria pprossimata, ma solo fissata con qualche punto alla vicina parete ureterale. La r iepitelizzazione copr irà, success ivamente, il tratto di uretere intraileale. All'esterno qualche punto di fissaggio tra avvent izia uretera le e sierosa ileale (Fig. 17.20).

17.16 Neovescica ileale ortotopica

La neovescica ortotopica di sostituzione rappresenta in epoca mo derna, quando es istono tutti i requisiti clinici e prognostici favorevoli, il gold standard terapeutico di derivazione dopo c istectomia. Non è compito di questo vo lume descrivere i vari tipi di neovesciche, con ut ilizzo sia dell'ileo sia del colon, sin qui proposti e in cui le varie tecniche di uretero-enteroanastomosi sono state variamente a pplicate.

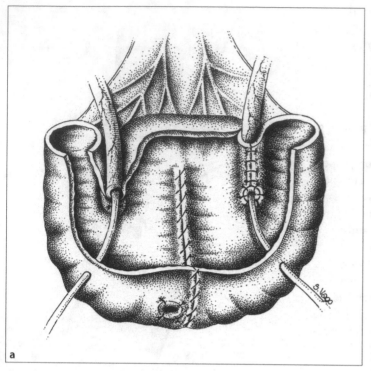

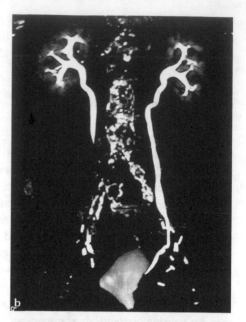

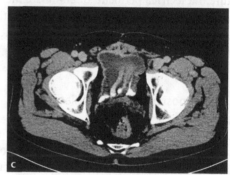

Fig. 17.21 Tecnica di neovescica ortotopica ileale secondo Hautmann con reimpianto ureterale in tunnel sieroso extramurale di Abol-Enein e Ghoneim; **b** CT risultato; **c** CT: ben evidente il percorso dei due ureteri nel tunnel extramurale

Ci limiteremo, pertanto, alla descrizione della tecnica da noi abitualmente utilizzata, ancheperché si coniuga con una tecn ica di ureteroenteroanastomos i antireflusso che oseremmo definire geniale.

17.16.1 Neovescica ortotopica ileale di Hautmann con reimpianto ureterale in tunnel sieroso extramurale di Abol-Enein e Ghoneim

Hautmann (1988) ut ilizza un se gmento d'ileo isolato di 40-45 cm che viene riconfigurato a "W" con dei punti di ancoraggio; tutto il versante antimesenterico dell'ansa è inciso con e lettrobisturi, avendo l'accortezza di seguire una linea di incisione no n mediana che lasci meno parete dalla parte superiore che risulterà poi interna. Si suturano i due lembi mediali con una sutura continua (acido poli glicolico 3/0). I lembi laterali vengono poi accostati con sutura s ieromuscolare (seta 3/0), con punt i staccat i ravvicinati, in modo da ottenere due tunnel sierosi. Si procede a lla chiusura della parte inferiore della parete anteriore della neovescica e s i crea un foro circolare di 1,5 cm nel punto più caudale alla destra della sutura dell'anastomosi dei due lembi mediali. Si pon gono dei punti di eversione della mucos a ileale. Si portano i due ureteri verso la neovescica, eventualmente attraverso una breccia mesenteriale, avendo mo lta cura di ass icurare loro un decorso senza angolazioni. Gli ureteri vengono adagiati nel loro rispettivo tunnel sieroso, spatolati e anastomizzati alla mucosa intestinale all'estremità del tunnel. Quest'ultimo viene, poi, chiuso al di sopra dell'uretere con sutura continua (Abol-Enein e Ghonei m

1994) (Fig. 17.21). Punti di fissazione degli ureteri al loro ingresso nel tunnel. Gli stent ureterali vengono fatti uscire da apposite piccole brecce. Confezionamento dell'anastomosi uretero-ileale, su catetere 20 ch di silicone, con otto   punti con annodamento esterno. Il tempo finale consiste nella sutura della faccia anteriore della neovescica.

Bibliografia

Abol-Enein, H., Ghoneim, M.A. (1994) A novel uretero-ileal reimplantation technique: the serous lined extramural tunnel. A preliminary report. *J. Urol.* 151:1193.

Anderson, J.C., Hynes, W. (1949) Retrocaval ureter: case diagnosed preoperatively and treated successfully by plastic operation. *Br. J. Urol.* 21, 209-212.

Bricker, E.M. (1950) Bladder substitution after pelvic evisceration. *Surg. Clin. North. Am.* 30, 1511-1521.

Burbige, K.A. (1991) Ureteral reimplantation: a comparison of results with the cross-trigonal and Politano-Leadbetter techniques in 120 patients. *J. Urol.*,146,1352-1353.

Caine, M., Hermann, G. (1970) The return of peristalsis in the anastomosed ureter: a cine-radiographic study. *Br. J. Urol.* 42, 164-170.

Glassberg, K.I., Laungani, G., Wasnick, R.J. et al. (1985) Transverse ureteral advancement technique of ureteroneocystostomy (Cohen reimplant) and a modification for difficult cases (experience with 121 ureters). *J. Urol.* 134, 304-307.

Glenn, J.F., Anderson, E.E. (1978) Technical considerations in distal tunnel ureteral reimplantation. *J. Urol.*, 119, 194-198.

Goodwin, W.E., Harris, A.P., Kaufman, J.J. et al. (1953) Open transcolonic ureterointestinal anastomosis. *Surg. Gynecol. Obstet.* 97, 295-330.

Hautmann, R.E., Egghart, G., Frohneberg, D. et al. (1988) The ileal neo-bladder. *J. Urol.*,139, 39-42.

Hendren, W.H. (1969) Operative repair of megaureter in children. *J. Urol.* 101, 491-507.

Hodges, C.V., Barry, J.M., Fuchs, E.F. et al. (1980) Transureteroureterostomy: 25-year experience with 100 patients.*J. Urol.* 123, 834-838.

Le Duc, A., Camey, M., Teillac, P. (1987) An original antireflux ureteroileal implantation technique: long-term follow-up. *J. Urol.* 137, 1156-1158.

Marberger, M., Altwein, J.E., Straub, E. et al. (1978) The Lich-Gregoir antireflux plasty: Experiences with 371 children. *J. Urol.* 120, 216-219.

Middleton, R.G. (1980) Routine use of the psoas hitch in ureteral reimplantation. *J. Urol.* 123, 352-354.

Motiwala, H.G., Shah, S.A., Patel, S.M. (1990) Ureteric substitution with Boari bladder flap. *Br. J. Urol.* 66, 369-371.

Pagano, S., Ruggeri, P., Rovellini, P. (2005) The anterior ileal conduit: results of 100 consecutive cases. *J. Urol.*, 174, 959-962.

Politano, V.A., Leadbetter, W.F. (1958) An operative technique for the correction of vesicoureteral reflux. *J. Urol.* 79, 932-941.

Schmitz-Drager B.J., Ackermann, R. (1998) In: Graham, S.D. Jr. *Chirurgia Urologica di Glenn.* I ed. italiana,vol. I, pp. 169-172.

Turner-Warwick, R.T., Worth, P.H.L. (1969) The psoas bladder-hitch procedure for the replacement of the lower third of the ureter. *Br. J. Urol.* 41, 701-709.

Wallace, D.M. (1970) Uretero-ileostomy. *Br. J. Urol.* 42, 529-532.

Seppur in maniera meno eclatante rispetto agli altri organi di apparato, anche per l'uretere vengono eseguiti numerosi interventi per patologie varie con chirurgia laparoscopica.

La via di accesso seguita può essere di tipo sia intraperitoneale sia extraperitoneale. Per l'accesso alla fossa lombare, la via extraperitoneale è ormai ritenuta la migliore perché, anche se offre un campo ristretto, l'approccio al giunto e all'uretere lombare è diretto e non comporta la gestione degli organi intraperitoneali.

La via intraperitoneale comporta la necessità di dover eseguire lo scollamento parieto-colico, difficile in presenza di esiti o patologie aderenziali.

In ogni caso il tipo di patologia da trattare, il livello interessato e la scelta della tecnica d'intervento giocano un ruolo significativo nella scelta della via di accesso.

Nell'accesso intraperitoneale il paziente è sistemato in posizione supina e la creazione del pneumoperitoneo con l'uso dell'ago di Veress rappresenta la prima fase.

Nell'accesso extraperitoneale la posizione è lombotomica e attraverso una minilombotomia. Deve essere creato lo spazio operativo nell'atmosfera pararenale posteriore con un clivaggio digitale, eventualmente utilizzando per la dissezione un palloncino, o per motivi di economicità gonfiando un guanto chirurgico.

Il tipo e il numero dei trocar utilizzati dipendono poi dalla propensione individuale dell'operatore.

Il repere fondamentale per l'uretere è il muscolo psoas e la sua ricerca va fatta sempre a contatto del peritoneo posteriore.

Numerosi sono ormai i tipi d'intervento riportati.

Nefroureterectomia Quando vi è indicazione all'asportazione di tutto l'uretere assieme al rene (malformazioni, neoplasie della via escretrice), l'accesso per la nefrectomia può essere intra- o extraperitoneale; in seguito l'uretere viene liberato sino all'incrocio dei vasi iliaci. Attraverso un'incisione ilioinguinale si libera l'uretere pelvico e, se necessario, la pastiglia vescicale e si asporta il pezzo (Dubernard e Abbou 2003).

Ureteropieloplastica Anche questo intervento viene ormai eseguito con accesso extraperitoneale posteriore.

Ureteropieloplastica per uretere retrocavale La dismembered pieloplastica è stata eseguita con accesso intraperitoneale.

Ureterolitotomia Per le rare indicazioni rimaste, come i grossi calcoli impattati, è eseguito con accesso extraperitoneale.

Anastomosi ureteroureterale Eseguita sia con indicazione di principio (in cui è utilizzata la via extraperitoneale posteriore) sia per indicazioni di necessità, come nel caso di lesione iatrogena in corso di intervento laparoscopico per altra patologia, nel cui caso la via di accesso è intraperitoneale.

Ureterocistoneostomia Numerosi i casi riportati di esecuzione del reimpianto ureterale in vescica anche con associazione a *psoas hitch* e lembo di Boari.

Recentemente l'intervento è stato anche eseguito con tecnica E-NOTES (embryonic natural orifice transumbilical endoscopic surgery).

Ureteroplastica di megauretere La plastica di modellamento di un megauretere, seguita dal reimpianto, è stata confezionata in laparochirurgia sia con tecnica intracorporea sia con tecnica transportale.

S. Pagano, *L'uretere: malattie e sintomi.*
© Springer-Verlag Italia 2010

Nell'ultimo decennio, numerosi sono stati i case report di interventi chirurgici sull'uretere eseguiti con tecnica di chirurgia videolaparoscopica sostitutivi di quelli della tradizionale via chirurgica e di certo si può prevedere che altri ne perverranno. Naturalmente bisognerà attendere casistiche consistenti e follow-up significativamente lun ghi per poter decretare l   a videolaparochirurgia come valida alternativa o addirittura come sostitutiva delle tecniche di chirurgia open dell'organo.

Certo l'avvento della chirurgia videolaparoscopica ha introdotto l'era della endo-oncologia e stimolato molti di noi alla sfida di rivedere il punto di vista su alcuni fondamentali interventi sin qui eseguiti con procedura chirurgica (de la Rosette e Gill 2005).

Bibliografia

de la Rosette, J., Gill, I.S. (2005) *Laparoscopic urologic surgery in malignancies*. Springer Berlin Heidelberg.

Dudernard, J.M., Abbou, C. (2003) *Chirurgia urologica*. Milano, Masson, vol. 2, p. 33.

Indice analitico

Finito di stampare nel mese di marzo 2010

ISBN 978-88-470-1520-3
€ 72,95